Maria Schäfgen

Kommen Sie doch, wie Sie wollen ...

Homöopathische Wege zur weiblichen Lust

Für meine Schwestern Monika und Ursula

Maria Schäfgen

Kommen Sie doch, wie Sie wollen ...

Homöopathische Wege zur weiblichen Lust

Orlanda

Die Deutsche Bibliothek – CIP-Einheitsaufnahme
Schäfgen, Maria: Kommen Sie doch, wie Sie wollen ... : Homöopathische Wege zur weiblichen Lust / Maria Schäfgen. – Berlin : Orlanda, 2003
ISBN 3-936937-05-2

1. Auflage 2003

Lektorat & Überarbeitung: Ekpenyong Ani
Umschlaggestaltung: suedstern, Birgit Lukowski
Umschlagfotos: Anja Müller
Autorinnenfoto: Ralf Lutter
Satz & Layout: Nicole Baude
Herstellung: Anna Mandalka
Druck: Druckhaus Köthen

Dank

Bedanken möchte ich mich vor allem bei meinen kreativen Verlegerinnen Anna Mandalka und Ekpenyong Ani vom Orlanda Verlag, Ekpenyong Ani speziell für die inspirierende Zusammenarbeit beim Lektorieren des Textes. Mein Dank gilt ebenfalls Meike Angelika Hünefeld, Heilpraktikerin und Leiterin des AHAM-Yoga-Zentrums in Berlin, für die Geduld und die Offenheit, mit der sie mich in die Grundlagen des Tantra-Yogas eingeführt hat, sowie Andrea Kammer und Diana Jankowa für die schönen Yoga-Fotos. Besonderer Dank gilt an dieser Stelle auch Gregorian Bivolaru für seine liebevolle Inspiration und die Erlaubnis zur Veröffentlichung.

Ein herzliches Dankeschön auch an Dr. med. Achim Kürten, Chefarzt des Zentrums für Traditionelle Chinesische Medizin in Berlin, für seine kollegiale und menschliche Unterstützung.

Ganz besonders bedanke ich mich jedoch bei meinen Patientinnen, meinen Interviewpartnerinnen, meinen Zuhörerinnen und Schülerinnen für ihr entgegengebrachtes Vertrauen.

Inhalt

Sexualität –
Abenteuer Selbsterfahrung

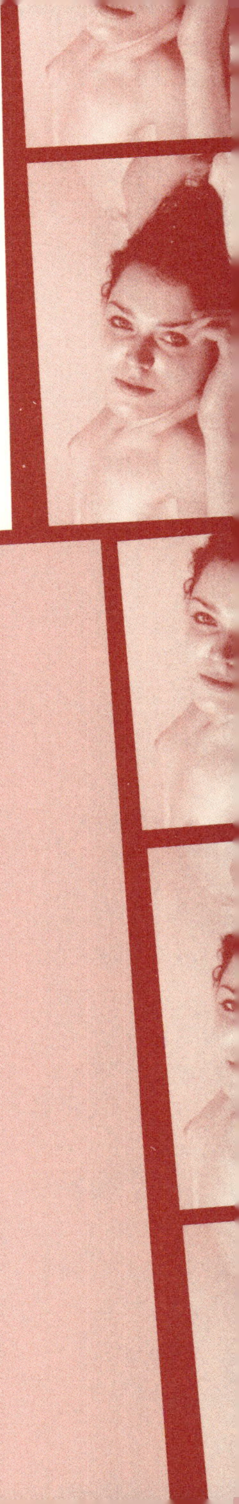

Es erscheint vielleicht unüblich, dass sich eine Heilpraktikerin mit sexuellen Problemen bei Frauen und Männern befasst und sie mit klassischer Homöopathie behandelt. Wie es dazu kam, ist eine längere Geschichte, die ich an dieser Stelle mit Ihnen teilen möchte.

Als ich 19 war und gerade mein Abitur gemacht hatte, dachte ich mir, dass ich »das« mit dem Sex ja jetzt auch mal angehen könnte. Eigentlich war ich katholisch erzogen worden, und meine Mutter war der Meinung, ich sollte als Jungfrau in die Ehe gehen. Ich sah das jedoch völlig anders und schlief mit meinem damaligen Freund, den ich wirklich gerne mochte und bei dem ich mich auch gut aufgehoben fühlte. Und was passierte dabei? Gar nichts. Ich fand es langweilig! Mir tat nichts weh, aber es war auch nicht schön, sondern einfach nur langweilig. Ich war zutiefst enttäuscht und sehr wütend! Gleichzeitig fühlte ich mich betrogen. Ich konnte nicht verstehen, warum so viel Tamtam um das Thema veranstaltet wurde. Es galt allgemein die Vorstellung, dass Sex mit einem geliebten Mann das Allerbeste wäre, was einer Frau widerfahren könne. Auch die meisten meiner heterosexuellen Freundinnen und Freunde waren der Ansicht, dass es regelmäßig dazu kommen müsse. Aber warum nur, wenn es so langweilig und nichts sagend war? Wie kam es, dass sich meine Empfindungen so grundlegend von der anscheinend allgemeingültigen Norm unterschieden? Ich hatte meinen ersten Orgasmus mit 11 Jahren gehabt und wusste, was ich anstellen musste, um mit mir selbst glücklich zu sein. Aber Geschlechtsverkehr schien etwas völlig anderes zu sein.

So begann ich, Fragen zu stellen. Ich fragte alle Frauen, die ich kannte, einschließlich meiner Mutter. Die war zuerst fürchterlich sauer, aber ich ließ nicht locker und fragte immer wieder: »Wie ist das bei dir? Bei mir ist es langweilig. Ich spüre nichts. Wieso sollte ich Jungfrau bleiben? Was soll das?« Irgendwann erzählte sie mir dann ihre Geschichte, und die verwunderte mich dermaßen, dass ich das Bedürfnis hatte, noch viele andere Frauen nach ihrer Geschichte zu fragen.

Ich stellte fest, dass viele der Frauen, die in den 60ern jung gewesen waren, trotz sexueller Revolution und Hippie-Phase wenig beim Sex empfanden. Außerdem waren ja längst nicht alle Frauen Hippies gewesen, für viele war Sex weiterhin moralisch belastet, sie waren prüde erzogen worden.

Ich war in den 80er-Jahren Anfang 20 und studierte Psychologie. Die Frauen in meinem Alter hatten mehr Interesse am Zusammensein mit Männern als am Sex selbst, und dann fanden sie das Vorspiel interessanter als das Vögeln. Einige meiner Freundinnen waren sehr erstaunt, dass ich genau wissen wollte, ob sie beim Sex, vor dem Sex, nach dem Sex oder ohne Sex einen Orgasmus bekamen, aber dennoch antworteten sie mir auf meine neugierigen Fragen. Die meisten hatten einen Orgasmus beim Vorspiel, manche auch erst beim Nachspiel. Die Penetration erfüllte eher den Zweck der Partnerbindung, die meisten Frauen ließen sie zu, weil sie ihrem Freund mit der Bereitschaft zum Geschlechtsverkehr ihre Liebe zeigen wollten. Manche schätzten auch die Nähe zum Partner während des Verkehrs und nahmen es als gegeben hin, dass sie dabei wenig orgiastische Lust empfanden.

Einige meiner Kommilitoninnen waren damals schon Ende 30 und erzählten mir erstaunlicherweise ganz andere Dinge über ihr Sexleben. Ich erklärte mir dieses Phänomen damit, dass Frauen den Höhepunkt ihrer sexuellen Erlebnisfähigkeit mit Mitte 30 erreichen, und freute mich aufs Älterwerden.

Von den Ergebnissen meiner laienhaften Umfrage und meinen eigenen lauen Sex-Versuchen ernüchtert, widmete ich mich in den folgenden zwei Jahren intensiv meinem Psychologiestudium, statt mich um Sex zu kümmern.

Später bekam ich heraus, wie ich Sex mit einem Mann wirklich genießen konnte und fand die ganze Sache damit schon viel spannender. Mehr durch Zufall entdeckte ich immer mehr Details, veränderte beim Sex einige Kleinigkeiten, wodurch letztendlich meine sexuelle Empfindungsfähigkeit viel intensiver wurde.

Was war passiert? Da gab es einerseits anatomische und sexualwissenschaftliche Neuigkeiten, die mein Selbstverständnis veränderten. Hinzu kam, dass ich schon sehr früh in Behandlung bei einem homöopathisch arbeitenden Heilpraktiker war. Die homöopathischen Arzneien bewirkten tief greifende Veränderungen, ich wurde immer freier und lebendiger und konnte auch meine Sexualität frei und lebendig genießen.

Ein vielseitiger Ratgeber

Dieser Ratgeber kann Ihnen Information und Motivation bieten und wird Sie darüber hinaus vielleicht auch berühren. Sie werden etwas über die weibliche Sexualität sowie über wissenschaftliche und populärwissenschaftliche Thesen erfahren. *Kommen Sie doch, wie Sie wollen …* liefert Anregungen, Neues auszuprobieren und Altes zu hinterfragen. Das Buch soll Sie dazu ermutigen, Sexualität nicht länger als »von Gott gegeben« hinzunehmen, sondern sie als einen Teil Ihres Lebens anzusehen, den Sie, ebenso wie Ihre Persönlichkeit oder Ihre sozialen Fähigkeiten, ständig weiterentwickeln können. Der Ratgeber vermittelt Ihnen die Strategien und das Handwerkszeug für die entsprechenden Entwicklungsschritte. *Kommen Sie doch, wie Sie wollen …* ist schließlich auch ein Arbeitsbuch, mit dem Sie Ihre eigenen Erkenntnisse dokumentieren und erweitern können.

Weibliche Sexualität als Zeitphänomen

Während Emanzipation und Frauenrechte für ältere Frauen, die sich ihre Freiheiten sowohl im Privat- als auch im Berufsleben hart erkämpfen mussten, bis heute einen wichtigen Stellenwert haben, mögen diese Themen den heute 20-Jährigen weniger brisant, ja sogar absurd und komisch erscheinen. Für feministische Frauen der älteren Generation, die durch ihre Arbeit den Grundstein für die heute selbstverständlicher gewordene Freiheit von Frauen gelegt haben, kann die sexuelle Befreiung eine der wichtigsten Errungenschaften ihres Lebens darstellen. Das gesellschaftlich erkämpfte Recht auf eigene sexuelle Bedürfnisse, die Möglichkeit, offen in lesbischen Beziehungen zu leben, sich aus unglücklichen Ehen zu lösen oder im Laufe ihres Lebens mehrere Partner oder Partnerinnen zu haben, sind für viele ältere Frauen auch heute noch Privilegien, auf die sie sehr stolz sind.

Heterosexuelle Frauen in den 30ern haben vielleicht weniger Probleme damit, ihre Sexualität freizügig zu leben, als damit, berufliches Karrierestreben und Sehnsucht nach Geborgenheit und Liebe in einer Partnerschaft so zu verbinden, dass sie einerseits von Männern ernst genommen werden und andererseits ihre Weiblichkeit leben können. Viele lesbische Frauen in den 30ern denken darüber nach, wie sie Mutterschaft in ihre lesbische Lebensform integrieren können. Die sexuelle Präferenz und das Ausleben weiblicher Sexualität werden in Grenzen bereits von der Gesellschaft akzeptiert. Ausnahmen stellen beispielsweise sexuell sehr aktive Frauen oder lesbische Politikerinnen und Lehrerinnen dar. Sexuell sehr aktive Frauen werden auch heute noch leicht als »Hure« oder »Schlampe« abgestempelt, in der Politik und im Schulwesen können die Konsequenzen sehr drastisch sein, wenn jemand als lesbisch oder schwul »geoutet« wird.

Auch wenn Frauen inzwischen offener als früher ihre Sexualität leben können und der weibliche Orgasmus dazugehört, findet sich doch häufig eine Diskrepanz zwischen der augenscheinlichen Offenheit und dem tatsächlichen Wissen über die eigene Sexualität. So lassen sich Frauen durchaus ein Intimpiercing verpassen, ohne zu wissen, was eigentlich gepierct wird und was genau sich im Innern der gepiercten und rasierten Pussy abspielt.

Auf dem Weg zur eigenen sexuellen Freiheit

Egal wie alt Sie sind: Was immer Sie heute über Ihren Körper, Ihre Sexualität und ganz allgemein über die Geschichte von Frauen wissen, hat einen maßgeblichen Einfluss auf Ihr Sexualerleben. Heute haben wissenschaftliche Veröffentlichungen und Ratgeber eine Schlüsselrolle für die Weiterentwicklung weiblicher Sexualität. Einerseits halten viele Halbwahrheiten und längst überholte Forschungsergebnisse Frauen davon ab, spielerisch Neues auszuprobieren und ihr sexuelles Potenzial voll und ganz zu leben. Andererseits wird Sexualität in vielen Ratgebern darauf reduziert, bestimmte Techniken und Stellungen anwenden zu können und sich gegenüber dem Partner/der Partnerin auf eine bestimmte Weise zu verhalten. Die spirituelle Dimension, die Frauen in der Lust mit ihrer einzigartigen schöpferischen Kraft verbindet, bleibt dabei meist unerwähnt. Sexualität kann eine wichtige Ressource sein, die uns bedeutende, tief greifende und bewusstseinserweiternde Erfahrungen ermöglicht.

Eigenschaften wie Neugierde und Verspieltheit sind wichtige Verbündete auf dem Weg zur eigenen sexuellen Freiheit. Neben der Aufnahme von Informationen geht es darum, den eigenen Forscherinnengeist wiederzuerwecken und sich auf die Suche nach der eigenen sexuellen Wahrheit zu machen. Es ist wichtig, Halbwahrheiten als solche zu enttarnen und tradierte Glaubenssätze zu entmystifizieren. So hat die wissenschaftliche Konzentration auf die Klitoris als hauptsächlichem weiblichen Sexualorgan zwar dazu beigetragen, das Freud'sche Märchen vom reifen und unreifen Orgasmus zu entmachten, doch das dadurch geprägte Vorurteil, jeder Orgasmus sei immer und nur klitoral bedingt, hat sich negativ auf das weibliche Orgasmuserleben ausgewirkt. Viele Frauen haben gar nicht erst begonnen, den »Rest« ihrer Sexualorgane zu erkunden und neue Erfahrungen in ihr Sexualleben miteinzubeziehen. Die rationale Ausrichtung der Naturwissenschaften hat die spirituelle und bewusstseinserweiternde Komponente von Sexualität, die seit Tausenden von Jahren beschrieben wird, ignoriert und sich auf oberflächliche Fakten konzentriert. So kommt es, dass sehr viele Frauen trotz aller Emanzipation und sexueller Aufklärung nicht mit ihrer sexuellen Kraft verbunden sind.

Therapeutische Ansätze sind häufig nur am Verhalten und an dem ihnen zugrunde liegenden intellektuellen Wissen ausgerichtet und werden so weder der Frau in ihrer Ganzheit noch der Sexualität gerecht. Dabei sollte jeder ganzheitliche Ansatz immer auch eine spirituelle, geistige Ebene mit einbeziehen. Durch Yoga kann diese Ebene auch in das Liebesleben integriert werden. Deshalb finden Sie in diesem Buch eine Einführung in das Tantra-Yoga, Berichte von Frauen, deren Sexualität und Liebesfähigkeit sich durch tantrisches Yoga radikal erweitert hat, und Hinweise auf bestimmte Übungen, die Ihnen auch ohne die Unterstützung einer Yoga-Lehrerin einen Vorgeschmack Ihres Potenzials geben können.

Mit der klassischen Homöopathie steht uns eine therapeutische Methode zur Verfügung, die einerseits emotionale und körperliche Probleme in Zusammenhang mit der Sexualität auflösen, und andererseits die göttliche Dimension von Sexualität initiieren oder erweitern kann. Durch die Darstellung bestimmter homöopathischer Arzneimittelbilder können

Sie sich als Leserin von der initiatorischen Dimension dieser Heilmethode inspirieren und berühren lassen.

Maria Schäfgen September 2003

Teil I

Von der Sexualforschung bis zur sexualtherapeutischen Praxis

1. Kapitel

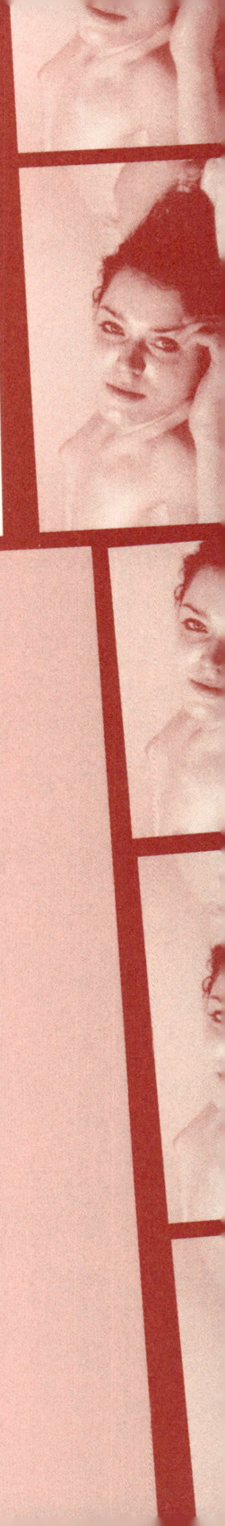

Grundlagen der Sexualforschung: Wer, warum, wozu?

Im folgenden Teil möchte ich Ihnen einen Überblick zur Geschichte und zu Schlüsselfiguren der Sexualforschung geben, da sie immer noch einen maßgeblichen Einfluss auf unsere sexuellen Verhaltensweisen haben.

Sexualität ist eine grundlegende Voraussetzung für den Fortbestand der Menschheit. Sie ist außerdem ein multidimensionales Phänomen, das viele wissenschaftliche Disziplinen berührt. Sexualverhalten und Sexualnormen sind neben ihren medizinischen und biologischen Aspekten auch historisch, soziokulturell und interkulturell bedingt. Sexuelle Verhaltensweisen sind einerseits in einer individuellen Lerngeschichte entstanden, andererseits auch an sozialen Normen ausgerichtet – also an gesellschaftlich vermittelten Regeln, die festlegen, was als richtig und schicklich gilt.

Verhaltenspsychologische und medizinische Ergebnisse aus der Sexualforschung können Einsichten in sinnvolle Sexualerziehung und Aufklärung liefern oder für die Beurteilung sexueller Aktivitäten bei Schwangerschaft, drohender Fehlgeburt, Herzinfarkt, Schlaganfall und weiteren Ausnahmesituationen und Krankheiten wichtig sein. Die soziokulturelle Erforschung des Sexualverhaltens, also die Erforschung der Zusammenhänge zwischen kulturellem und sozialem Hintergrund und Sexualverhalten ist wichtig, um bestehende Normen zu erkennen und diese zu anderen Faktoren wie z.B. Geburten- und Scheidungsrate, Bildungsstand etc. in Bezug zu setzen.

Das Thema Sex wirft viele Fragen auf, beispielsweise: Was ist überhaupt »normale« Sexualität? Welche Rolle spielt die Sexualität im Bindungsverhalten von Paaren? Wie funktioniert Sex? Was macht einen Orgasmus zum Orgasmus? Wie muss ein Orgasmus sein, damit man/frau ihn als befriedigend erlebt? Wie ist es mit Homosexualität bei Frauen und Männern, mit Transsexualität, mit Transvestizismus? Spätestens beim Thema »sexuelle Gewalt« wird klar, wie wichtig wissenschaftliche Erkenntnisse auch für die Gesetzgebung sind. Wann ist abweichendes Sexualverhalten eine sexuelle Vorliebe, und wann ist es krankhaft? Sind sadistische Praktiken strafbar, auch wenn sie auf gegenseitigem Einverständnis beruhen? Auf diese und viele weitere Fragen sollte die Sexualforschung Antworten geben können.

Absurditäten und Realitäten der männlichen Forschung

Die Geschichte der Sexualforschung spiegelt den historisch bedingten wissenschaftlichen Umgang mit Sexualität und die zur Verfügung stehenden Untersuchungs- und Forschungsmethoden dieses Gebietes wieder. Waren es zunächst Philosophen, später Kirchenväter, welche die Normen und Standards für sexuelles Verhalten vermittelten, machten es sich später Mediziner zur Aufgabe, Sexualität anhand von Perversionen und forensischen Fällen[1] zu interpretieren und zu pathologisieren. Erst in der nächsten Phase entwickelte sich die Sexualforschung zu einer Wissenschaft, die Sexualität nicht mehr unter ethisch-moralischen, sondern unter therapeutischen und schließlich biologischen und sozialpsychologischen Aspekten erforschte[2]. Diese Entwicklung soll im Folgenden näher ausgeführt werden.

Die Geschichte der Sexualforschung zeigt, dass es in einer Gesellschaft viele verschiedene Ebenen bezüglich der Aneignung und Verwaltung von Wissen gibt. Die je nach Epoche unterschiedlich definierte wissenschaftliche Vorgehensweise schloss beispielsweise das traditionelle Frauenwissen über Sexualität und Fortpflanzung einfach aus. Das hatte zur Folge, dass Tatsachen, die für Frauen schon immer selbstverständlich waren, in den frühen wissenschaftlichen Ansätzen überhaupt keine Beachtung fanden und erst später als wissenschaftliche Neuigkeiten propagiert wurden.

Vorläufer, erste Erkenntnisse und die Psychopathologisierung der Sexualität

Sexualität existiert, seitdem die Menschheit existiert. Obwohl es viele Gründe für die Erforschung dieser zentralen menschlichen Funktion gibt, erfolgte diese aufgrund der gesellschaftlichen Tabuisierung von Sexualität zunächst nur sehr zögerlich und heimlich, später unter heftigen Anfeindungen und Schwierigkeiten.

Frühe Ansätze der Sexualforschung sind in schriftlichen Zeugnissen von Menschen zu finden, die erstmals versuchten, geschlechtliche und sexuelle Vorgänge sowie anatomische Details vor dem Hintergrund ihres eigenen Weltbildes oder des Weltbildes ihrer Zeit zu beschreiben – mal sachlich und objektiv, mal wertend. Die Untersuchung der Sexualfunktionen, auch unter sozialen Gesichtspunkten, reicht bis ins Altertum zurück. Die bekannten griechischen Philosophen Aristoteles und Platon setzten sich beispielsweise auf rationaler Ebene mit sexuellen Krankheiten und Störungen respektive Fragen der Sexualerziehung auseinander.[3] Im Mittelalter fanden diese Ansätze angesichts der Vorherrschaft der Kirche und der Dämonisierung der menschlichen Sexualfunktion in Europa ein jähes Ende. Das Interesse der Wissenschaft an der Erforschung der Sexualität der Menschen bestand dennoch weiter und zog sich wie ein roter Faden durch die kommenden vier Jahrhunderte. Themen sind Anatomie, Funktion und Stimulation der Geschlechtsorgane oder die Entdeckung des Eifollikels. Masturbation und die Krankheiten, die von der »Selbstbefleckung« herrühren, sind weitere Schwerpunkte.

1882 veröffentlicht der nordamerikanische Arzt Knowlton *The Fruits of Philosophy, or the Private Companion of Adult People.* Auch wenn es ausgesprochen nüchtern und reichlich moralistisch geschrieben war, bot dieses Handbuch eine sehr umfassende Beschreibung von Verhütungsmethoden seit der Zeit des Soranus.[4] Knowlton wurde daraufhin mit Freiheitsentzug bestraft. In den nächsten Jahrzehnten verhindern Kirche und Staat systematisch die sexuelle Aufklärung der Bevölkerung. Diese Haltung greift auf die Wissenschaft über, und die diesbezügliche Forschung stagniert.

Ende des 19. Jahrhunderts blühte die Sexualforschung dann vor allem in Wien. Zunächst publiziert der Völkerkundler Salomon Krauss in einem umfassenden Werk Fakten und Mythen zur Sexualität, gefolgt von den sexualtheoretischen Abhandlungen zur Sexualentwicklung von Sigmund Freud. Im folgenden Abschnitt geht es um jene frühen Pioniere, die in ihre Fußstapfen traten.

Pioniere der historischen Sexualforschung

Richard von Krafft-Ebing (1840-1902)

Der österreichische Psychiater veröffentlichte 1868 *Psychopathia sexualis*, ein medizinisches Fachbuch in lateinischer Sprache – das Erste seiner Art. Krafft-Ebing prägte Begriffe wie Sadismus, Masochismus und Sadomasochismus und gilt noch heute für viele Wissenschaftler als der Begründer der modernen Sexualkunde. Auffallend ist, dass er sich vor allem mit der Pathologie unter moralischen Aspekten befasst hat.[5] Sadomasochistische Praktiken wurden von Krafft-Ebing pathologisch interpretiert.

Sigmund Freud (1856-1939)

Es ist unmöglich, über Sexualität und Sexualforschung zu schreiben, ohne den Wiener Psychiater Freud zu erwähnen – auch und gerade, weil er der weiblichen Sexualität mehr geschadet als genutzt hat.

Sigmund Freud veröffentlichte 1905 *Drei Abhandlungen zur Sexualtheorie.* Sein Menschenbild war von der Auffassung geprägt, dass die Sexualität die primäre menschliche Motivationskraft und Hauptursache aller menschlichen Neurosen sei. Darüber hinaus stellte er die These auf, dass auch Säuglinge und Kleinkinder sexuelle Wesen seien. Seine eher sachliche Einstellung zur Sexualität stand im Kontrast zur Prüderie und Heuchelei seiner Zeit und trug maßgeblich dazu bei, dass die Sexualität erneut zum Gegenstand wissenschaftlicher Untersuchungen wurde. Wenn Sigmund Freud auch fortschrittlicher als die meisten anderen Forscher seiner Zeit war, legte er doch für weibliche und männliche Sexualität sehr unterschiedliche und wissenschaftlich nicht fundierte Maßstäbe an. Zwei nie bewiesene Thesen Sigmund Freuds über weibliche Sexualität sind:

1. Weibliche Sexualität ist tendenziell masochistisch.
2. Der klitorale Orgasmus ist Ausdruck unreifer Weiblichkeit, während der vaginale Orgasmus ein reifer und deshalb erstrebenswerter Orgasmus ist.

Diese Thesen wurden immer wieder von Forscher/innen angefochten und gelten heute als widerlegt.

Havelock Ellis (1859-1939)

Der US-Amerikaner Havelock Ellis war einer der ersten Ärzte, der Sexualität weniger unter moralischen als unter therapeutischen Aspekten untersuchte. Sein Hauptwerk ist das sechsbändige *Studies in the Psychology of Sex* (1897-1910). Ellis' Ansichten, für seine Zeit revolutionär, sind an seinen Hauptthesen zu erkennen:

Ellis ging davon aus, dass Selbstbefriedigung bei beiden Geschlechtern in allen Altersgruppen gleichermaßen vertreten ist. Er gestand Frauen eine eigene Libido zu, womit er der viktorianischen Vorstellung widersprach, dass »anständige« Frauen kein Sexualverlangen besäßen. Er trat als entschiedener Verfechter der Sexualerziehung und der Frauenemanzipation auf. Bei vielen Sexualproblemen suchte er die Ursachen in der Psyche, konzentrierte sich also weniger auf physiologische Faktoren. Mit seinen Thesen stieß er weitgehend auf Unverständnis und Abneigung, was dazu führte, dass seine Werke in England und den USA bis 1935 nur für Ärzte legal zu erwerben waren.[6]

Albert Moll (1862-1939)

Dieser Berliner Psychiater gilt aufgrund seiner Veröffentlichungen – *Die konträre Sexualempfindung* (1891), *Untersuchungen über die Libido sexualis* (1897) und *Sexualleben des Kindes* (1909) – als einer der wichtigsten Pioniere der Sexualforschung. Er war einer der ersten, der über Homosexualität und kindliche Sexualität schrieb. Er soll Sigmund Freud beeinflusst haben, verfeindete sich jedoch mit ihm. Moll lehnte die Psychoanalyse generell ab. Er gründete die Internationale Gesellschaft für Sexualforschung und organisierte 1929 den ersten Internationalen Kongress zum Thema.[7] Durch Albert Moll wurden sexualpsychologische Themen zum ersten Mal einer breiteren Öffentlichkeit zugänglich gemacht.

Iwan Bloch (1872-1922)

Ebenfalls ein Berliner Arzt, der sich auf Geschlechtskrankheiten spezialisiert hatte. Er forschte und veröffentlichte mehrere Werke, die große Anerkennung fanden, u.a. *Das Sexualleben unserer Zeit* (1907) und das von ihm herausgegebene *Handbuch der gesamten Sexualwissenschaft in Einzeldarstellungen* (1912-1925). Der Begriff der Sexualwissenschaft wurde von

Bloch eingeführt. Sein Ausgangspunkt war, »dass eine rein medizinische Auffassung des Geschlechtslebens, obgleich sie immer den Kern der Sexualwissenschaft bilden wird, nicht ausreiche, um den vielseitigen Beziehungen des Sexuellen zu allen Gebieten des menschlichen Lebens gerecht zu werden.«[8] Iwan Bloch wurde im Dritten Reich als Jude geächtet, er starb in Berlin.[9]

Magnus Hirschfeld (1868-1935)

Dieser Berliner Arzt hatte sich auf die Sexualwissenschaft spezialisiert. Er setzte sich besonders für die Entpathologisierung der Homosexualität ein und stellte sich auch gegen die gesetzliche Sanktionierung Homosexueller. In seinem »wissenschaftlich-humanitären Comitée«, in dessen Namen er auch die »Jahrbücher für sexuelle Zwischenstufen« herausgab, bot er Homosexuellen individuelle Hilfe an und untersuchte die wissenschaftlichen Grundlagen der Definition von Homosexualität. Er veröffentlichte u.a. *Die Transvestiten* (1910) und *Die Homosexualität des Mannes und des Weibes* (1914). Hirschfeld gründete das erste »Institut für Sexualwissenschaft« in Berlin und richtete mehrere große Kongresse aus.

Kurze Zeit nach der Machtübernahme Hitlers im Mai 1933 verwüsteten die Nationalsozialisten das Berliner Institut, zerstörten die Datensammlung und verbrannten die Bücher. Hirschfeld war schon vorher ins Ausland emigriert und starb zwei Jahre später in Frankreich.[10]

Die Begründer/innen der modernen Sexualforschung

Alfred C. Kinsey (1894-1956)

Wie dieser Zoologe und Insektenforscher, der sich auf die Gallwespe spezialisiert hatte, dazu kam, die US-amerikanische Doppelmoral der 50er-Jahre aufzudecken, ist eine ebenso interessante wie amüsante Geschichte. Kinsey wollte einen Kurs über die Ehe abhalten und war auf der Suche nach Informationen für seine Vorträge. Da er nicht fündig wurde, begann er, selbst Daten zu sammeln. Seine wissenschaftlich akribischen Befragungen von Studenten und Kollegen weitete er mit der Zeit so aus, dass er schließlich Material aus über 15.000 mündlichen Interviews hatte. 1948 wurde der erste Teil der *Kinsey-Reporte* zum Sexualverhalten von Männern veröffentlicht, fünf Jahre später erschien dann der zweite Teil zum Sexualverhalten von Frauen. Der erste Band hielt sich 27 Wochen in den Bestsellerlisten. Beim zweiten Band war es ganz anders. Es hieß, die Resultate seien unmoralisch und richteten sich gegen die Familie. Tatsächlich standen die Ergebnisse des Kinsey-Reports im Konflikt mit vorherrschenden traditionellen Wert- und Moralvorstellungen.

Die »unmoralischen und antifamiliären« Umfrageergebnisse brachten erstaunliche Dinge zutage: 60% der Frauen berichteten von Erfahrungen mit Masturbation; 90% hatten vorehelichen Geschlechtsverkehr; 50% hatten außerehelichen Geschlechtsverkehr und fühlten sich dafür weniger schuldig als erwartet. Die Mehrzahl der befragten Frauen gab an, dass die Masturbation die verlässlichste Art sei, einen Orgasmus zu erlangen. Das ist kaum verwunderlich, denn die durchschnittliche Dauer des Koitus der von Kinsey Interviewten lag bei zwei Minuten. Insgesamt lag die Orgasmusrate der Frauen deutlich unter der der Männer. Im Alter von 22 Jahren hatten so gut wie 100% der Männer bereits einen Orgasmus erlebt, jedoch nur 60% der Frauen. Diese Ergebnisse deckten auf, dass die Amerikanerin dieser Zeit alles andere als eine asexuelle, brave Hausfrau war und dass der eheliche Sex weniger bedeutsam für die sexuelle Befriedigung der meisten Frauen war, als gemeinhin angenommen wurde.

William H. Masters (1915-2001) und Virginia Johnson (geb. 1925)

In den 60er-Jahren gingen der US-Amerikaner William Masters und seine Kollegin und spätere Frau Virginia Johnson davon aus, dass die menschliche Sexualität in ihrer Komplexität nur verstanden werden kann, wenn neben den psychologischen und soziologischen Aspekten auch Anatomie und Physiologie genauestens erforscht werden. Dabei hielten sie wenig davon, Ergebnisse aus der Zoologie auf den Menschen zu übertragen. So ist zu verstehen, dass sie das Thema Sexualität sehr direkt und schonungslos angingen. Ihre Ergebnisse wurden 1966 in dem Werk *Human Sexual Response* veröffentlicht. 1970 markierte ihre Veröffentlichung von *Human Sexual Inadequacy* den Beginn einer neuen Ära der Behandlung sexueller Störungen.

Masters und Johnson entwickelten Instrumente, mit denen sie die Veränderungen in der Vagina beobachten und messen konnten, ebenso wie die Durchblutung des Penis im Ruhezustand und während der Erektion, und das sowohl bei homo- wie heterosexuellen Aktivitäten. Sie beobachteten und filmten ihre Proband/innen beim Masturbieren allein oder mit Partner/in, beim Geschlechtsverkehr und Orgasmus. Diese Vorgehensweise war einmalig und revolutionär.

Die beiden Forscher räumten mit vielen Mythen und Trugschlüssen in Bezug auf die Sexualität auf und stellten traditionelle Lehrmeinungen in Frage.[11] Für Masters und Johnson war Sex etwas Positives, Konstruktives, nicht länger verwerflich oder nur auf die Reproduktion beschränkt.[12] Viele ihrer Forschungsergebnisse sind heute noch ebenso gültig wie ihre Therapieprogramme für Paare und Einzelpersonen.[13] Einige Thesen von Masters und Johnson wurden jedoch längst widerlegt oder erweitert. So kann ein Mann nach Masters und Johnson nur dann einen Orgasmus haben, wenn eine Ejakulation stattfindet. Es gibt jedoch immer mehr Männer, die z.B. im Rahmen des Tantra-Yoga sexuelle Kontinenz praktizieren und Orgasmen ohne Ejakulation erleben, weil sie den Samenerguss zurückhalten können. Ein weiterer Irrtum besteht in der Annahme, dass ein Orgasmus immer nur auf eine Erektion folgt. Bei Frauen ist die Bandbreite sexuellen Erlebens ebenfalls viel breiter als von Masters und Johnson angenommen. Manche Frauen können auch ohne genitale Stimulation einen Orgasmus erleben, z.B. durch Küssen und durch Stimulation der Brüste und Brustwarzen. Auch die These, dass es bei Frauen nur einen nervösen Reflexweg für die sexuelle Reaktion gebe, wurde mittlerweile widerlegt. Forscherinnen wie Beverly Whipple haben gezeigt, dass die Klitoris zu Unrecht als das allein selig machende Organ propagiert wurde. Durch die Ergebnisse von Masters und Johnson war der klitorale Orgasmus legitimiert und gesellschaftsfähig geworden. Er hörte auf, ein heimliches Schattendasein zu führen und trat ins Licht des gesellschaftlichen Bewusstseins. Frauen waren nicht länger gezwungen, ihr orgiastisches Glück in der Penetration zu suchen. Männer mussten sich mit der Tatsache abfinden, dass ihr »bestes Stück« für den weiblichen Orgasmus gar nicht zwingend vorhanden sein muss. Frauen durften darauf bestehen, einen Orgasmus vor der Penetration oder unabhängig davon zu haben. Die Anerkennung des klitoralen Orgasmus wertete die Komplexität weiblicher Sexualität auf und die Bedeutung des Geschlechtsverkehrs für weibliches Sexualerleben herab. Dies war ein wichtiger Schritt, doch inzwischen wissen wir, dass die Klitoris viel größer ist als zuvor angenommen und dass es durch Stimulation der innen liegenden Klitoristeile (G-Zone) ebenfalls zu Orgasmen kommen kann (s. S. 35).

Mit ihrer rein mechanischen und hydraulischen Definition des Orgasmus schlossen Masters und Johnson emotionale und psychologische Aspekte aus. Befriedigung entsteht jedoch nicht nur durch körperliche Erregung und Entladung, sondern auch durch emotionalen Kontakt. Die meisten Frauen erleben einen rein mechanischen, lieblosen Orgasmus als unvollständig und unbefriedigend.

Shere Hite (geb. 1942) und der Hite-Report

Shere Hite legte bei ihrer Forschung den Schwerpunkt auf qualitative Aussagen, da sie der Meinung war, dass man Sexualität nicht quantifizieren könne. Sie wollte Sexualität und sexuelles Verhalten vor allem nachvollziehen können. Deshalb verwendete sie bei ihren Befragungen größtenteils offene Fragen. Ihre Bücher *The Hite Report* (1976) zur weiblichen Sexualität und *The Hite Report on Male Sexuality* (1978) zur männlichen Sexualität basieren auf den Befragungen von 3.019 Frauen und 7.239 Männern.

In der Form von Shere Hites Studie liegt auch die große Stärke ihrer Arbeit: In den Berichten sind sehr persönliche Beschreibungen sexueller Gedanken, Gefühle, Phantasien und Praktiken zu finden. Dadurch wird Sexualität nicht, wie in vielen anderen wissenschaftlichen Arbeiten, auf unpersönliche Zahlen reduziert, sondern auf vielfältige Weise verbalisiert und einer breiten Öffentlichkeit zugänglich gemacht. Und so liegt der Verdienst von Shere Hite wohl vor allen Dingen darin, Sexualität zu enttabuisieren, indem sie darüber informiert, wie andere Menschen Sex erleben und handhaben.

Männliche Sexualforschung: Weibliche Sexualität ist bis heute wenig erforscht

Für die Erforschung der weiblichen Sexualität waren Havelock Ellis, Alfred Kinsey, William Masters und Virginia Johnson sowie Shere Hite bedeutsam. Die beiden letzteren bildeten als Frauen die Ausnahme unter den Forscher/innen. Auch wenn wir uns heute darüber freuen können, dass sie mit Vorurteilen wie dem weiblichen Masochismus und der weiblichen Asexualität aufgeräumt und Frauen eine eigene Libido, den Orgasmus im Allgemeinen und den klitoralen Orgasmus im Besonderen zugestanden haben, dürfen wir nicht vergessen, dass die weibliche Sexualität bis heute viel weniger erforscht ist als die männliche.

Regelmäßig zu lesende Schlagzeilen über den angeblichen Prozentsatz frigider Frauen in westlichen Gesellschaften täuschen vor, dass es allgemeingültige wissenschaftliche Erkenntnisse über die »normale« weibliche Sexualität gibt. Doch es macht keinen Sinn, ein von der »Norm« abweichendes Verhalten zu beschreiben, wenn diese »Norm« noch unbekannt ist. Fakt ist, dass der weibliche Orgasmus in seinen Facetten und Details bis heute ein Mysterium darstellt und dass es bis heute keine klare Definition für den weiblichen Orgasmus gibt. Man weiß bis heute weder, auf welche Weise der Orgasmus genau entsteht und welche Kriterien erfüllt sein müssen, damit ein Lustgefühl ein Orgasmus ist. Wenn frau sich fragt, warum diese Erkenntnisse überhaupt notwendig sind, möge sie bitte bedenken, dass die wissenschaftliche Anerkennung von vielleicht längst bekannten Tatsachen häufig erst zur gesellschaftlichen Akzeptanz und damit der Information der breiten Öffentlichkeit führt.

Der weibliche Orgasmus hat im Gegensatz zur männlichen Ejakulation nach bisherigen Erkenntnissen keine *direkte* Bedeutung für die Fortpflanzung. Es könnte sein, dass hierin einer der Gründe für das eher geringe Forschungsinteresse der überwiegend männlichen Sexualforscher liegt. In den letzten Jahren tauchten immer wieder neue Erkenntnisse auf, die unter großem Medienrummel veröffentlicht wurden. Leider wurden sie nur allzu schnell und ohne wissenschaftliche Absicherung zur Norm erklärt, womit Frauen wieder unter Druck gesetzt werden.

Die Tatsache, dass so wenig geforscht, aber dennoch so viel pseudowissenschaftlich und medienwirksam veröffentlicht wird, ist ein Indiz für eine in ihren Paradigmen und Methoden entwicklungsbedürftige Sexualforschung.

Anmerkungen

1 Krafft-Ebing, 1868; Tissot, 1758.

2 Beier, Bosinski, Hartmann & Loewitt: *Sexualmedizin*. München, Jena 2001; Meyer, Heinz: *Sexualität und Bindung*, Weinheim 1994.

3 Aristoteles (384-322): *Von der Zeugung und Entwickelung der Thiere*, Neudruck Aalen 1978; Platon (427-347): Protagoras. Dt. Übers. in: Platon: *Sämtliche Werke*, Bd. 1. Hamburg 1957.

4 Vgl. Haeberle, Erwin: *Anfänge der Sexualwissenschaft*. Berlin 1985, S. 510.

5 Vgl. Haeberle, 1985.

6 ebd.

7 ebd.

8 Bloch 1907, zit. nach Beier S. 37.

9 Haeberle, 1985.

10 ebd.

11 Vgl. Haeberle, S. 517.

12 Masters, Johnson: *Liebe und Sexualität*. Frankfurt/M., Berlin 1987.

13 Vgl. Haeberle, 1985.

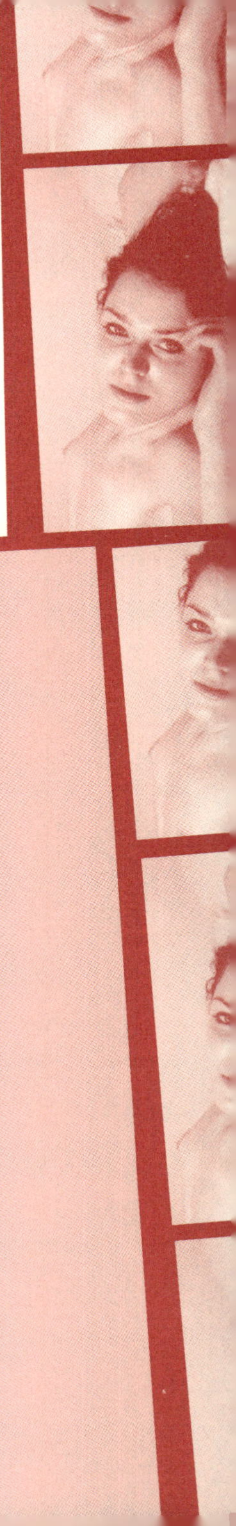

2. Kapitel

Neuere Sexualforschung: Die Frau als sexuelles Wesen

Die Frau als sexuelles Wesen zu begreifen, wurde besonders durch die Untersuchungen von William Masters und Virginia Johnson zu einer Selbstverständlichkeit, die die neuere Sexualforschung maßgeblich prägte. Das ist gerade mal 50 Jahre her und deshalb ist es wichtig, sich immer wieder daran zu erinnern, dass weibliche Sexualität immer auch gesellschaftlich mitbestimmt wurde und wird.

Als die US-Amerikanerin Nancy Friday in den frühen 70ern begann, Frauen nach ihren sexuellen Fantasien zu befragen, wussten viele Frauen gar nicht, dass sie solche Fantasien hatten. Männer und Frauen glaubten von Frauen, dass sie keine sexuellen Gedanken hätten, geschweige denn ein Bedürfnis nach Sex. Von daher konnten Frauen sich selbst gar nicht als sexuelle Wesen wahrnehmen. Da sie dies nicht taten, konnten sie ihre sexuellen Gedanken auch nicht als solche identifizieren.

Heute wissen wir, dass Frauen als ebenso sexuelle Wesen wie Männer nicht nur sexuelle Gedanken und Fantasien haben, sondern diese teilweise auch bewusst einsetzen, um ihren sexuellen Genuss zu steigern.(s. S. 109)

Der G-Punkt – Wendepunkt und Anhaltspunkt

Bereits im 3. Jahrhundert wurden im indischen Sex-Klassiker *Kamasutra* die G-Zone und die weibliche Ejakulation erwähnt. Spätere indische Texte wie das *Pañcasayaka* (11. Jahrhundert), *Jayamangala* (13. Jahrhundert), *Ratirahasya* (13. Jahrhundert) beschreiben G-Zone und weibliche Ejakulation sehr detailliert.

Der niederländische Anatom Reignier de Graaf (1641-1673) beschrieb den G-Punkt als ein sensibles Gewebe an der vorderen Scheidenwand. Er war auch der erste Europäer, der die weibliche Ejakulation schriftlich festgehalten hat. Seine Beobachtungen fanden unter den Wissenschaftlern jedoch kaum Beachtung.

1950 beschrieb der deutsche Gynäkologe Ernst Gräfenberg eine Zone in der vorderen Scheidenwand, die für besonders intensive Lustempfindungen verantwortlich sein soll. Er lokalisierte diese Zone entlang der Harnröhre. Gräfenberg ging zu diesem Zeitpunkt davon aus, dass allein die Stimulierung der Klitoris beim vaginalen Geschlechtsverkehr für den Höhepunkt nicht ausreiche. Seine Beobachtungen wurden damals jedoch ebenfalls ignoriert.

Ende der 70er-Jahre griffen die US-amerikanischen Psycholog/innen Alice Kahn Ladas und Dr. John Perry sowie die Verhaltensforscherin Dr. Beverly Whipple die Spekulationen um den G-Punkt auf und entschlossen sich, ihn zu suchen. In einem in der wissenschaftlichen Forschung relativ unüblichen Verfahren setzten sie ihre Zeigefinger ein und tasteten bei einer Gruppe von weiblichen Versuchspersonen die obere Vaginalwand ab – sie wurden bei allen fündig.

Mit der Veröffentlichung[1] ihrer Forschungsergebnisse über den G-Punkt lösten die beiden Sexualforscher Whipple und Perry 1980 eine kontroverse Diskussion aus. Letztendlich revolutionierten ihre Ergebnisse jedoch die bisherigen Erkenntnisse über die weibliche Sexualität.

Whipple und Perry präsentierten interessante Neuigkeiten: In der Vagina existiert eine Zone, die besonders auf festen Druck reagiert. Diese Stelle liegt etwa fünf Zentimeter vom Scheideneingang entfernt in der oberen Scheidenwand. Sie kann von innen ertastet werden. Die Stelle heißt G-Punkt oder Gräfenberg-Punkt, benannt nach ihrem Entdecker Dr. Gräfenberg. Bei angemessener Stimulation schwillt der G-Punkt an und löst bei vielen Frauen einen Orgasmus aus. Es ist wahrscheinlich, dass jede Frau einen G-Punkt hat, er wird aus entwicklungsgeschichtlicher Sicht als Gegenstück zur männlichen Prostata gesehen. Im Augenblick des Orgasmus ejakulieren viele Frauen eine Flüssigkeit durch die Skenedrüsen, die chemisch bis auf die Samenzellen dem männlichen Ejakulat ähnelt. Bei richtiger Stimulation eines sensiblen G-Punktes haben Frauen oft mehrere Orgasmen nacheinander. Diese Erkenntnisse widersprachen der gängigen Vorstellung, dass der weibliche Orgasmus ausschließlich über die Klitoris ausgelöst werden könne. Erst durch die Untersuchungen von Whipple und Perry kam der vaginale Orgasmus wieder ins Gespräch und wurde »salonfähig«. Nun wurden G-Punkt wie auch die weibliche Ejakulation zumindest in Fachkreisen als Fakten akzeptiert.

Heute steht fest, dass jede Frau einen G-Punkt hat, aber nicht jede Frau dessen Stimulation als erregend empfindet. Wenn Sie wissen möchten, warum das so ist und ob das auch so bleiben muss, lesen Sie weiter auf Seite 126.

Die weibliche Ejakulation

Wenn bei einer Frau mit sensibler G-Zone die Scheidenvorderwand stimuliert wird, schwillt das Gewebe rund um die Harnröhre an. Wenn die Stimulation als besonders lustvoll empfunden wird, kommt es bei vielen Frauen zu einer Flüssigkeitsabsonderung aus den so genannten Skenedrüsen, die sich rechts und links der Harnröhre befinden. Das weibliche Ejakulat kann in seiner Farbe von wässrig über milchig bis hellgelb schwanken. Bei manchen Frauen spritzt es, bei anderen fließt es heraus. Auch die Flüssigkeitsmenge ist unterschiedlich und variiert von einigen kaum auffallenden Tropfen bis zu einigen Millilitern im Messbecher. Ob Frauen lernen können, zu ejakulieren, ist bisher nicht erwiesen. Auch die genauen physiologischen Abläufe sind noch unbekannt.

Als die Informationen über die weibliche Ejakulation veröffentlich wurden, waren viele Frauen erleichtert, die zuvor eine Blasenschwäche befürchtet hatten, wenn sie beim Sex ejakulierten. Manche glaubten, dass sie zu »nass« seien oder beim Orgasmus urinierten und hatten deshalb Schamgefühle entwickelt, die häufig sogar dazu führten, dass sie ihren Orgasmus unterdrückten. Anderen Frauen wurde erst bewusst, dass sie schon immer ejakulierten, als sie hörten, dass es so etwas gab.

Von den Medien wurde das Thema »weibliche Ejakulation« enthusiastisch aufgegriffen, jedoch so hochgeschaukelt, dass Frauen, die nicht ejakulieren konnten, unter Leistungsdruck gerieten und wieder einmal an ihrer »Normalität« zweifelten.

Die einseitige, unvollständige und verallgemeinernde Berichterstattung über neue Erkenntnisse der Sexualforschung hat leider häufig zur Folge, dass frau zwischen der verzweifelten Suche nach ihrem immer noch unauffindbaren G-Punkt und dem Warten auf die weibliche Ejakulation oder vor lauter Frust darüber, dass ihr gemütlicher Orgasmus keine Stunde dauert, völlig vergisst, dass es bei der Sexualität weniger um Quantität als um Qualität gehen sollte.

So ist es wichtig, die Geschichte vom G-Punkt als Zeitphänomen zu sehen. Durch die von Masters und Johnson wissenschaftlich untermauerte Behauptung, der weibliche Orgasmus könne nur durch Klitorisreizung entstehen, schien es dazu keine Alternativen zu geben. Doch was war mit den Frauen, die Orgasmen durch vaginale Stimulation erlebten und diese bisher auch als vaginal bezeichneten? Einerseits brachten Masters und Johnson vielen Frauen die wissenschaftliche »Erlaubnis« zum klitoralen Orgasmus und befreiten sie von der auf Freud zurückgehenden »Vorgabe« des reifen vaginalen Orgasmus, andererseits gab es keine Alternativen mehr. Die Folge war, dass viele Frauen aufhörten, nach Alternativen zu suchen und Neues auszuprobieren. Als dann die Informationen über den G-Punkt propagiert wurden, machten sich Frauen auf die Suche nach ihrem G-Punkt. Manche suchen bis heute, Andere haben die Suche erfolglos aufgegeben und wieder Andere finden den ominösen Punkt langweilig. Der G-Punkt hat es trotz des ganzen Hypes bis heute nicht geschafft, dem klitoralen Orgasmus den Rang abzulaufen.

Die Klitoris – größer, länger, erotischer

Trotz intensiver Beschäftigung mit der Klitoris – spätestens seit Freud – hat man(n) in all den Jahren scheinbar versäumt, die weibliche Anatomie detailliert zu untersuchen bzw. entsprechende Informationen breit zu veröffentlichen. Während man heute über den Penis bestens Bescheid weiß, fehlen über die weibliche Physiologie scheinbar noch viele Informationen. Die australische Chirurgin und Urologin Dr. Helen O'Connell füllte angeblich 1998 die Lücken in den Anatomiebüchern mit Ergebnissen, die die wahren Ausmaße der Klitoris zeigen. Ausgangspunkt ihrer Untersuchungen war die detaillierte Erforschung der Blutbahnen und Nervenstränge des weiblichen Urogenitalbereiches, um die notwendigen Kenntnisse für chirurgische Eingriffe zu haben. Chirurgische Eingriffe, bei denen die Klitoris betroffen ist, werden vor allem bei Krebserkrankungen im Urogenitaltrakt und bei Geschlechtsumwandlungen nötig. Aber auch bei der Hysterektomie, der Entfernung der Gebärmutter, sind diese Informationen wichtig. O'Connell untersuchte zehn Frauenleichen aus unterschiedlichen Altersgruppen, sezierte und fotografierte sie. Dabei fand sie heraus, dass die Klitoris viel größer und komplexer ist, als jemals angenommen wurde.

Enthusiastisch greift seinerzeit die Zeitschrift *Der Spiegel* die Thematik auf: »Bestätigen sich die Erkenntnisse der jungen Chirurgin, geht der von außen sichtbare Teil der Klitoris auf der Innenseite in eine pyramidenförmige Masse von Schwellgewebe, so groß wie ein Daumenglied, über.«[2] Heute müssen wir entweder davon ausgehen, dass die australische Chirurgin ein Händchen für gute PR-Maßnahmen hatte oder dass australische Mediziner/innen ein anderes Verhältnis zur weiblichen Anatomie haben als europäische oder amerikanische. Wie sonst ist zu erklären, dass den Anatomen die Ausmaße der Klitoris Lehrbüchern zufolge auch 1998 zwar längst bekannt waren, dass jedoch diese tatsächlich hochbrisanten Informationen der breiten Öffentlichkeit vorenthalten werden? Wie ist zu erklären, dass US-amerikanische Feministinnen bereits in den 70ern die unsichtbaren Teile der Klitoris unter dem Aspekt weiblicher Lust beschrieben und abbildeten, wenn in den 90ern behauptet wird, dass Helen O'Connell diejenige ist, die die genaue Größe der Klitoris entdeckt hat?[3] Wie ist zu erklären, dass diese Details in den Anatomiebüchern zwar größtenteils abgebildet, häufig jedoch gar nicht benannt werden? Wen wundert es da, dass so eine »unbedeutende Nebensächlichkeit« wie die tatsächliche Größe der Klitoris von den breiten Medien bis heute konsequent und »sehr erfolgreich« ignoriert wird? Diese kollektive Verleugnung einer für die weibliche Sexualität bedeutenden Tatsache hat ungefähr die gleichen Folgen wie die Verbreitung des Irrglaubens, die Erde sei eine Scheibe. Frauenzeitschriften, die in regelmäßigen Abständen auch »Sex-Specials« veröffentlichen, oder Talkshows, in denen Sex ein beliebtes Thema ist, sollten sich dieser brisanten Informationen endlich annehmen!

Der Name Klitoris stammt vom griechischen »kleitoris«, was so viel wie »kleiner Hügel« bedeutet. Die Analogie hinkt jedoch, denn der »kleine Hügel« hat die Form eines Schmetterlings, dessen Flügel bis zu neun Zentimeter lang sein können. Der Klitorisschmetterling ist ein ausgedehntes, komplex vernetztes System von sexuell hochsensiblem Gewebe, das sich tief in das Innere der Vagina erstreckt. Bis vor relativ kurzer Zeit ging man

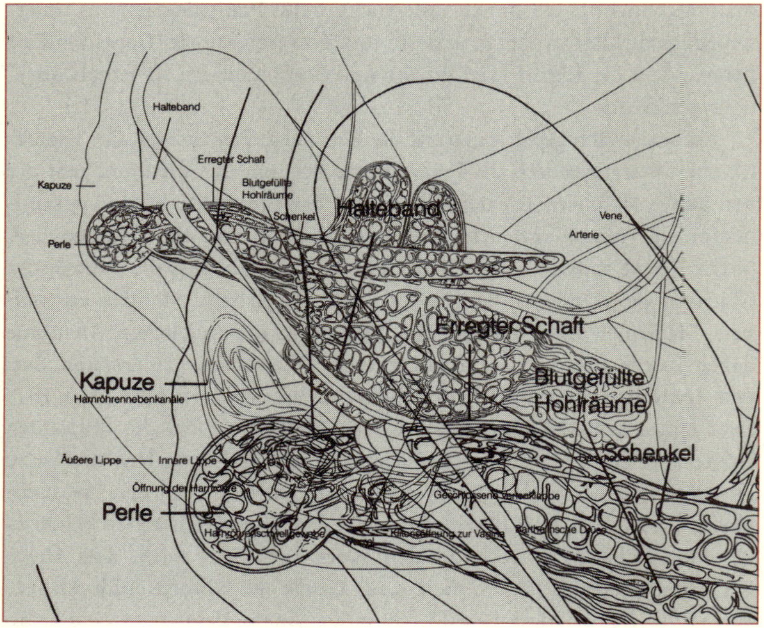

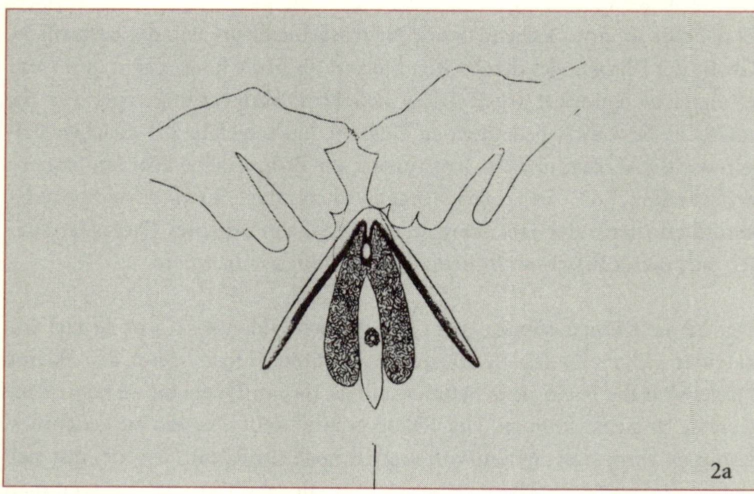
2a

Alle Abbildungen von Suzanne Gage, aus: *Frauenkörper – neu gesehen*, 1997.

1 Querschnitt der Klitoris bei sexueller Erregung
2a Die nichterregte Klitoris von innen
2b Die Klitoris von innen während der Erregungsphase
2c Die Klitoris von innen während der Orgasmusphase

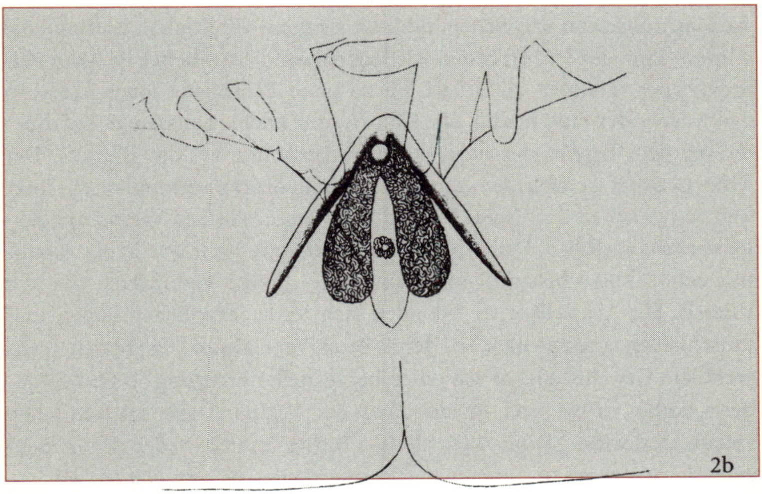

2b

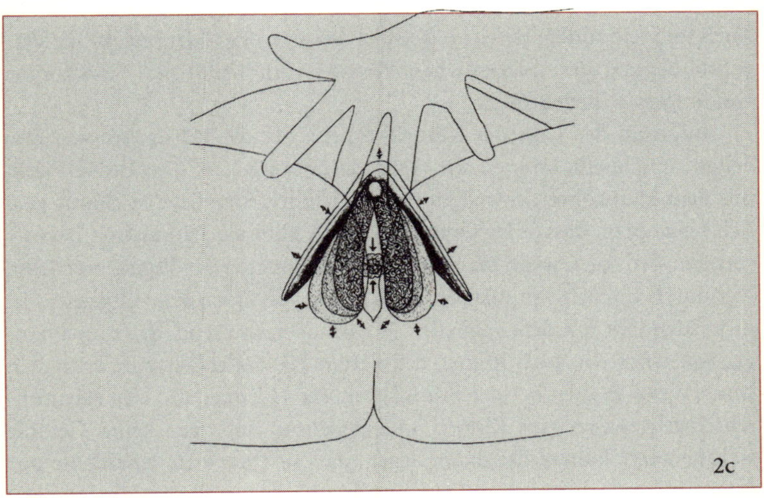

2c

davon aus, dass nur der von außen sichtbare Teil, die glans clitoris, also der Kopf des Schmetterlings für den Lustgewinn von Bedeutung ist. Der Körper des Klitorisschmetterlings liegt – von Gewebe verborgen – unter dem Schambein. Der Klitoriskopf geht ins Körperinnere der Frau über und verläuft dort dicht entlang der Harnröhre. Der Klitoriskörper umfasst die Harnröhre von drei Seiten, umhüllt sie quasi von hinten, während die vordere Seite der Harnröhre in die Vaginalwand eingebettet ist. Vom Klitoriskörper verlaufen die Flügel, bis zu neun Zentimeter lange Arme, in den Körper der Frau hinein. Die Klitorisarme enden nur wenige Zentimeter vor dem Beginn der inneren Oberschenkelmuskel des Damms. Der Klitoriskörper ist außerdem mit zwei Schwellkörpern verbunden, die links und rechts neben der Vagina liegend den Raum zwischen Vagina und Klitorisarmen ausfüllen. Die Existenz dieser Schwellkörper war in der Anatomie schon lange bekannt, nicht aber ihre direkte Verbindung mit der Klitoris. Die Schwellkörper befinden sich hinter den Schamlippen und umschließen einen großen Teil der äußeren Vaginalwand. Sie bestehen aus erektilem Gewebe, d.h. sie schwellen bei sexueller Erregung an und verändern damit Größe und Ausdehnung der Vagina. Diese anatomischen Details sind umso spannender, als frau bisher immer wieder gehört oder gelesen hat, dass es im Inneren der Vagina keine sensiblen Nerven gäbe.

Auch für viele andere Bereiche, beispielsweise in der Chirurgie, ist die Vervollständigung des anatomischen Wissens vom weiblichen Sexualorgan von immenser Bedeutung.

Aufgrund der Lage des Klitoriskörpers, der die Harnröhre von drei Seiten umschließt, können wir heute davon ausgehen, dass der G-Punkt mit dem Harnröhrenschwellgewebe der Klitoris identisch ist. Somit lässt sich behaupten, dass jeder Orgasmus durch klitorale Stimulation hervorgerufen wird, auch wenn die Stimulation im Inneren der Vagina geschieht. Der durch vaginale Stimulation der Klitoris hervorgerufene Orgasmus ist nicht identisch mit dem vaginalen Orgasmus nach Freud, da er unabhängig von einer wie auch immer definierten Persönlichkeitsreife entstehen kann. Wenn Frauen bei der Stimulation der G-Zone, also des Harnröhrenschwellgewebes der Klitoris unangenehme oder gar keine Gefühle wahrnehmen, könnte das daran liegen, dass sie über viele Jahrzehnte nur extern-klitorale Stimulation kennen gelernt haben und dass die internen

Gewebeteile erst sensibilisiert werden müssen. Aufgrund der patriarchalen Sexualforschung sind viele Frauen mit dem Dogma vom klitoralen Orgasmus aufgewachsen und kamen gar nicht auf die Idee, nach anderen Stimulationsmöglichkeiten zu suchen.

Wenn Sie die verborgenen Teile Ihres Schmetterlings in Ihr Sexualerleben integrieren möchten, müssen Sie möglicherweise umdenken und umlernen. Hierzu finden Sie im Kapitel 6 Übungen und Anregungen.

Anmerkungen

1 Ladas, A. K., Whipple, B., & Perry, J. D.: *The G-Spot,* New York 1982.

2 *Der Spiegel,* Nr. 35, 1998.

3 Föderation der Feministischen Frauen Gesundheits Zentren (USA) (Hg.): *Frauenkörper – neu gesehen. Ein illustriertes Handbuch.* Berlin 1997.

3. Kapitel

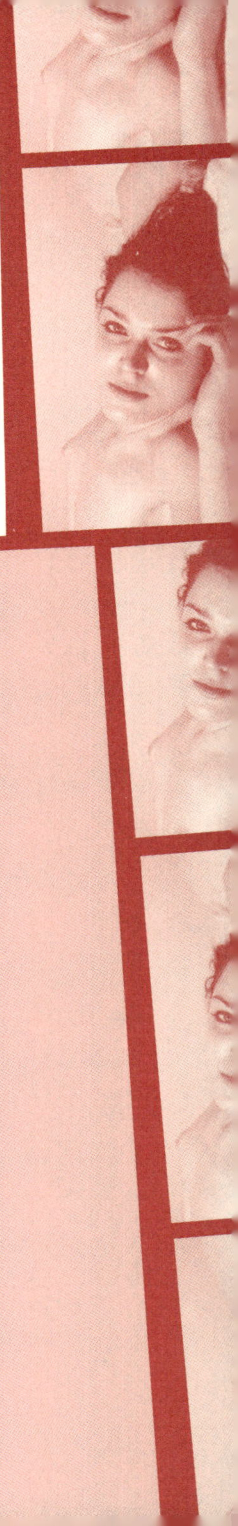

Die eigene Ausgangssituation: Wo stehe ich?

Vielleicht haben Sie sich dieses Buch gekauft, weil Sie unter einem sexuellen Problem leiden und hoffen, hier Antworten auf Ihre Fragen zu finden. Vielleicht möchten Sie auch einfach nur mehr über weibliche Sexualität erfahren oder wünschen sich konkrete Hilfestellung zur Luststeigerung. Vielleicht sind Sie auch verunsichert und fragen sich, ob bei Ihnen etwas nicht »stimmt«, oder ob Sie vielleicht eine »kranke« oder »unvollständige« Sexualität leben. Diese Fragen tragen sicher nicht dazu bei, dass Sie sich mutig, neugierig und handlungsfähig fühlen. Deshalb schlage ich vor, dass Sie sich zunächst einmal ganz andere Fragen zu Ihrer Sexualität stellen.

Ausschlaggebend bei dieser Selbsterforschung ist, ob Sie etwas an Ihrer Sexualität verändern möchten. Weiterhin ist wichtig, ob Sie dies wollen, weil Sie emotional oder körperlich leiden, oder weil Ihnen trotz relativer Zufriedenheit die sexuelle Erlebnisqualität noch unzureichend erscheint. Wenn Sie z.B. unter Orgasmusschwierigkeiten leiden, sind Sie wahrscheinlich in stärkerem Maße motiviert, Hilfe in Anspruch zu nehmen, als wenn Ihnen bestimmte Praktiken unangenehm sind. Die ungeliebten Praktiken können Sie ja einfach weglassen.

Die folgenden Fragen sprechen vielschichtige Themen an. Idealerweise nehmen Sie sich Zeit, um sie zu beantworten, tragen die Antworten in die dafür vorgesehenen Zeilen ein und wiederholen die Beantwortung der Fragen von Zeit zu Zeit, um herauszufinden, was sich verändert hat.

Was ich schon immer über meine Sexualität wissen wollte

Wie geht es mir beim Sex?

verschieden

____

____

Ist das immer gleich?

Nein

Welche Unterschiede fallen mir auf, z.B. innerhalb eines Monats oder abhängig von der Situation in der Partnerschaft?

Was gefällt mir an meiner Sexualität?

Was mag ich am liebsten?

Was stört mich?

Was hätte ich gerne anders?

Gibt es Praktiken, bei denen ich Schmerzen habe?

Gibt es Techniken/Praktiken, die heute nicht mehr funktionieren, früher aber einmal funktionierten?

Wenn es etwas gibt, das nicht so klappt, wie ich es mir wünsche – war das immer schon so, oder ist es erst mit der Zeit so gekommen?

Gibt es Dinge, die ich mit dem/der jetzigen Partner/ Partnerin nicht tun will, mit anderen aber (gerne) getan habe?

Gibt es Praktiken, die ich niemals anwenden würde?

Gibt es Themen, unter denen ich leide?

Gibt es Handlungen, Vorlieben, Phantasien
unter denen ich leide oder die mich in Gefahr bringen?

Wie wichtig ist mir das Vorspiel?

Ist das Vorspiel immer gleich wichtig?

Wie wichtig ist mir die Penetration?

Ist sie immer gleich wichtig?

Wie finde ich Sex ohne Penetration?

Wie finde ich Penetration ohne Vorspiel?

Wie muss das Vorspiel ablaufen, damit es mir gefällt?

Gibt es Komponenten, die unbedingt enthalten sein müssen?

Gibt es Komponenten, auf die ich verzichten kann?

Sind meine diesbezüglichen Vorlieben bei jedem Partner/jeder Partnerin gleich, oder verändern sie sich mit den jeweiligen Partner/innen?

Wie leicht ist es für mich, einen Zustand sexueller Erregung zu erleben?

Werde ich leicht feucht oder brauche ich eine längere Anlaufzeit?

Ist der Erregungszustand bei mir stabil oder leicht störanfällig?

Was wirkt störend?

Kann ich meine sexuelle Erregung genießen?

Gibt es Missempfindungen wie Unwohlsein, Abneigung gegen den Partner/die Partnerin, das Gefühl, benutzt zu werden?

Wodurch werden diese Missempfindungen
ausgelöst (z.B. Worte, Berührungen, Situationen)?

Treten andere störende und ablenkende Gedanken auf,
die z.B. um berufliche Themen oder die Hausarbeit kreisen?

Wenn es solche Störkomponenten gibt,
wie häufig treten sie auf, welche Auslöser gibt es dafür?

Gibt es sexuelle Handlungen oder Positionen, die
regelmäßig eine oder mehrere dieser Störkomponenten auslösen?

Erlebe ich Orgasmen?

Ist es einfach für mich, einen Orgasmus zu erleben?

Wie viele Orgasmen kann ich nacheinander erleben?

Erlebe ich diese Orgasmen durch klitorale Stimulation, durch vaginale oder durch beides?

Was mag ich lieber?

Wie denke ich darüber?

Ist der Orgasmus für mich befriedigend?

Wie fühle ich mich nach dem Sex?

Wie fühle ich mich nach einem selbst gemachten Orgasmus?

Wie fühle ich mich nach dem »Liebe-Machen«?

Gibt es Lieblingsfantasien? Welche?

Wie denke ich über diese Fantasien?

Wie geht es mir, wenn ich mir diese Fantasien gestatte?

Welche Fantasie(n) möchte ich tatsächlich in die Realität umsetzen?

Partnerschaft

Fühle ich mich meinem Partner/meiner Partnerin unterlegen, wenn ich Lust auf Sex habe?

Erlebe ich mich als unterwürfig oder bedürftig, wenn ich meinen Partner/meine Partnerin sexuell begehre?

Gerate ich tatsächlich in emotionale Abhängigkeit, wenn mir der Sex mit einem Mann/einer Frau gefällt?

Verliere ich nach dem Sex die Fähigkeit, mich abzugrenzen?

Habe ich Schwierigkeiten, mich im Alltag gegenüber meinem Sexualpartner/meiner Sexualpartnerin abzugrenzen?

Habe ich Schwierigkeiten, meine Bedürfnisse zu artikulieren?

Habe ich das Gefühl, mich durch Sex an einen Mann/eine Frau zu binden?

Bleibe ich bei einem Mann/einer Frau, der/die mich schlecht behandelt, wenn ich beim Sex schöne Gefühle und Nähe erlebe?

Bei den allermeisten Formen individueller Sexualität gibt es keine wirkliche Norm. Es gibt tatsächlich niemanden, der bestimmt, was richtig und was falsch ist. Und vor allem gibt es niemanden, der erfährt, was Sie sexuell antörnt und wie Ihr Sexualleben aussieht. Sogar sadomasochistische Praktiken sind gesellschaftsfähig geworden und gelten aus psychologischer Sicht erst dann als pathologisch und behandlungsbedürftig, wenn die Praktizierenden selbst darunter leiden oder sich und Andere in Gefahr bringen.

Es ist völlig uninteressant für die Öffentlichkeit, ob Sie Vibratoren benutzen, auf Fesselspiele stehen, gerne umgeschnallte Dildos tragen oder am allerliebsten in der Missionarsstellung vögeln und dabei gemütliche Orgasmen erleben. Aufgrund der gesellschaftlichen und familiären Tabuisierung von Sexualität verhalten sich jedoch immer noch viele Frauen so, als ob es jemanden gäbe, der ihnen bei ihrem »lasterhaften Tun« zuschaut und sie dafür bestraft. So entstehen immer wieder aufs Neue altbekannte Schuldgefühle, die Frauen von ihrer Lust und ihrer Kraft trennen. Und es ist immer wieder höchste Zeit, sich von solchen Schuldgefühlen und anderen hemmenden Altlasten zu trennen und nach und nach zu lernen, die eigene Sexualität zu leben, damit zu experimentieren und sich darin weiter zu entwickeln.

Es gibt Probleme, für deren Lösung Sie professionelle Hilfe in Anspruch nehmen sollten. Das Fehlen von Orgasmen, wiederkehrende Scheidenkrämpfe, Schmerzen beim Geschlechtsverkehr, depressive Verstimmungen vor, während und nach dem Sex oder Angstzustände in Verbindung mit erotischen Gefühlen sind nur einige Beispiele für Probleme, die sich mit Hilfe einer homöopathischen Behandlung und konkreten psychotherapeutischen oder körpertherapeutischen Interventionen beeinflussen lassen. In jedem Fall kann es jedoch hilfreich sein, die eigene Position in Sachen Sexualität zu überprüfen, Verhaltensweisen und Annahmen zu hinterfragen und neue Dinge auszuprobieren.

Annehmen, was ist – die eigene Wahrheit achten

Der vorangegangene Fragenkatalog sollte Ihnen dabei helfen, herauszufinden, wie zufrieden Sie mit Ihrer Sexualität sind, wobei immer Ihr subjektives Empfinden ausschlaggebend ist. Daran schließt sich dann die Frage an, ob Sie etwas an Ihrem Sexleben verändern wollen, und wenn ja, welche Bereiche.

Gehen wir mal davon aus, dass Sie eine Veränderung wollen. Dann gilt: Das Sexualerleben ist keine Gegebenheit, die frau einfach so hinnehmen und mit der sie leben muss. Sexualerleben hat dynamische Qualitäten und ist deshalb veränderbar. Die Einstellung »man kann ja doch nichts daran ändern« bringt nur Frustration und Ohnmachtsgefühle mit sich, und die sind hier fehl am Platze.

Vielleicht haben Sie auch schon das eine oder andere versucht, um Ihr Sexleben zu verändern, sind aber zu der Überzeugung gelangt, dass es nicht möglich ist. Das kann daran liegen, dass Sie die falschen Methoden angewandt haben, oder Sie haben die richtigen Methoden ausprobiert, diese aber nicht lange genug und nicht konsequent genug angewandt.

Also, mal angenommen, Ihr Sexualerleben wäre veränderbar, was hätten Sie gerne anders? Vielen Frauen fällt bei dieser Fragestellung ein, dass Sie gerne überhaupt erst mal einen Partner oder eine Partnerin hätten. Andere würden ihre aktuellen Partner/innen gerne umtauschen, weil sie überzeugt davon sind, dass mit ihnen keine Veränderung möglich ist. Wenn Sie mit den letzteren Frauen übereinstimmen, sollten Sie vielleicht zunächst etwas zu dem Thema Natrium ab Seite 163 lesen.

Sexuelle Aufklärung

Um Ihrer eigenen Sexualität auf die Spur zu kommen, kann es sinnvoll sein, sich mit den Einflüssen der eigenen sexuellen Aufklärung zu befassen.

Sexuelle Aufklärung dient bis heute üblicherweise der Schadensbegrenzung. Kinder lernen, wie männliche und weibliche Körper funktionieren, wie Kinder entstehen, wie Mann und Frau verhüten und Schwangerschaften vermeiden. Sie lernen auch, dass es übergriffige Erwachsene gibt, vor denen sie sich schützen müssen. Was Kinder fast nie lernen, ist, dass es eine Sexualität gibt, die sie nur mit sich haben können und die es ihnen u.a. ermöglicht, Spannungen und Stress abzubauen. Vielleicht hören sie, dass Selbstbefriedigung »nichts Schlimmes« ist, doch sie werden nicht dazu ermutigt. Die wenigsten Mädchen lernen, dass sie über ein Organ verfügen, das nur ihrem persönlichen Lustgewinn dient. Im Aufklärungsunterricht wird der Penis von vorne, hinten, oben und unten dargestellt, die Thematisierung der weiblichen Geschlechtsorgane beschränkt sich jedoch meistens auf eine Abbildung der äußerlich sichtbaren Teile. Über den weiblichen Orgasmus werden wenig oder keine Informationen vermittelt. So erfahren schon Kinder in der Grundschule, dass ein Penis steif wird, wenn ein Junge sexuell erregt ist. Sie erfahren jedoch nicht, dass ein Mädchen durch sexuelle Erregung feucht werden kann.

Ich erinnere mich noch an den Sexualkundeunterricht in der 5. Klasse. Mittels Overheadprojektor war eine handgezeichnete Abbildung des weiblichen Körpers an die Wand geworfen worden. Da, wo die großen Schamlippen zusammentrafen, war ein kleiner roter Punkt eingezeichnet. Neben diesem roten Punkt stand: Klitoris (Kitzler). Die Lehrerin erklärte jedes Detail, ließ jedoch die Klitoris aus. Fräulein Naseweis Maria Schäfgen fragte: »Und wofür ist die Klitoris da?« Die Lehrerin stutzte, atmete tief ein und erklärte dann, dass die Klitoris für die nervöse Erregung verantwortlich sei. Punkt. Ich hatte das Gefühl, hier besser nicht weiterzufragen. Eine adäquate Antwort auf meine Frage hätte so lauten können: »Die Klitoris hat die Aufgabe, Sexualität für Mädchen und Frauen schön zu machen. Du kannst sie tasten, wenn du mit den Fingern an die Stelle gehst, an der die Scheide oben aufhört. Dort gibt es einen kleinen Hügel, der durch Berührung schöne Gefühle macht.« Aber Pustekuchen! Ich habe kurz darauf die Aufklärungsliteratur meiner Mutter gefunden und heimlich alles verschlungen, was eigentlich für das Sexleben meiner Eltern gedacht war. Wow, war das spannend! Da gab es eine detaillierte Anleitung für Selbstbefriedigung sowie eine genaue Abbildung der Vagina und des Klitoriskopfes. Männer und Frauen berichteten von unterschiedlichen Erfahrungen mit Sex. Dieses – sicherlich nicht ganz altersgerechte – Buch war ein wahres Eldorado für mich und ich bin heute noch froh, dass ich es fand. Nicht auszudenken, was sonst aus mir geworden wäre. Ich lebte mit meiner Familie in einem 450-Seelen-Dorf in einer sehr katholischen Gegend. Sex fand nur zu Fortpflanzungszwecken zwischen Eheleuten statt. Wenn eine 43-jährige Ehefrau mit drei fast erwachsenen Kindern überraschend noch ein Nachzüglerbaby bekam, schämte sie sich, weil es nun öffentlich bekannt wurde, dass sie auch aus anderen Gründen Sex mit ihrem Mann hatte.

Auch wenn die Welt heute schon wieder ganz anders aussieht, lernen die meisten Mädchen weder, wie sie sich selbst befriedigen können, noch wie sie später den Geschlechtsverkehr mit einem Mann so für sich gestalten können, dass er tatsächlich ein lustvolles Erlebnis wird, bei dem sich ihre Orgasmusfähigkeit entwickelt. Dass es außerdem noch die Option gibt, lesbische Beziehungen zu leben, wird im Aufklärungsunterricht weiterhin marginalisiert bzw. zur vorübergehenden, wenn auch natürlichen, »Phase« degradiert.

Männliche Jugendliche lernen viel aus Pornofilmen und versuchen später, ihr so erworbenes Wissen bei ihren Partnerinnen anzuwenden. Wenn sie nicht das Glück haben, an eine erfahrene Frau zu geraten, sich mit einem erfahrenen Mann beraten zu können oder einen kompetenten Sexratgeber zu lesen, gehen sie jahrelang davon aus, dass die Penetration für eine Frau das Allein-selig-Machende sei.

Meine Mutter hat mich mal dabei ertappt, als ich mich an der Klitoris gestreichelt habe. Ich glaube, ich war 12. Sie nahm mich vertrauensvoll beiseite und erklärte mir, dass Sexualität etwas ganz Schönes sei, das man mit einem Mann leben müsse, und dass es wichtig sei, sich für diesen Mann aufzuheben und sich solange nicht selbst zu streicheln. Das sei für eine Frau sehr wichtig, denn nur dann könne sie heiraten.
Beatrix, 29 Jahre, Studentin

»Wenn ein Mann und eine Frau sich ganz doll lieb haben, dann schlafen sie zusammen, weil sie ein Baby haben wollen. Dabei steckt der Mann seinen steifen Penis in die Scheide der Frau. Irgendwann strömt der Samen in die Frau und verschmilzt mit der Eizelle im Bauch der Frau. Dann entsteht ein Baby.« Toll, oder? So bin ich aufgeklärt worden. Alles, was über diese Information hinausging, diente wohl der Erhaltung der Fortpflanzung; anders kann ich mir nicht erklären, warum es nur noch um das Wachstum des Babys im Bauch ging. Ich habe nichts darüber gelernt, warum Menschen Sex miteinander haben, auch wenn sie kein Baby wollen, auch wenn sie sich nicht ganz doll lieb haben. Ich habe nichts davon gehört, dass Menschen Sex haben, weil sie geil aufeinander sind. Ich habe nichts darüber erfahren, wie der Sex für eine Frau ist, warum zwei Leute es überhaupt tun. Ich habe auch nichts darüber gelernt, was ein Orgasmus ist, weder im Elternhaus, noch in der Grundschule oder in der Oberstufe. Dass sich Jungs und Mädchen selbst befriedigen, habe ich in der Pubertät durch Dr. Sommer aus der BRAVO erfahren. Und es hatte immer den Anschein, als sei etwas daran besonders

oder anrüchig. Dass ich meine Kopfschmerzattacken reduzieren kann, indem ich mich regelmäßig selbst befriedige, habe ich vor einigen Monaten von meiner Heilpraktikerin erfahren. Da stimmt doch was nicht.
Silvia, 32 Jahre, Fotojournalistin

Sexuelle Aufklärung ist traditionell entweder angstbesetzt (Wie verhüte ich eine Schwangerschaft? Wie kriege ich kein AIDS?), gefühlsduselig (Wenn ein Mann und eine Frau sich ganz doll lieb haben ...) oder medizinisch (Eizelle und Spermium auf dem Weg zum Nachwuchs).

Es gibt bisher noch keine allgemeingültigen Konzepte für eine lustbetonte Aufklärung, die es Kindern und Jugendlichen ermöglicht, Sexualität zu genießen und immer weiter zu entwickeln. Hier sind Pädagog/innen, Psycholog/innen, Mediziner/innen, Väter und Mütter gefordert, genau zu bedenken, was sie ihren Töchtern und Söhnen mitgeben wollen.

Ihre eigene Aufklärung – Lerngeschichte Ihrer Sexualität

Bitte nehmen Sie sich für die folgenden Fragen Zeit:

Wie, wo und durch wen sind Sie aufgeklärt worden?

____

____

Worüber wurden Sie aufgeklärt?

____

____

Welche Bezeichnungen für die weiblichen Geschlechtsorgane haben Sie durch die Sexualaufklärung kennen gelernt?

Was haben Sie über die Klitoris erfahren?

Was haben Sie über den weiblichen Orgasmus erfahren?

Wann haben Sie diese Informationen über den weiblichen Orgasmus erhalten?

Was haben Sie über den männlichen Orgasmus im Vergleich zum weiblichen Orgasmus erfahren?

Was wurde Ihnen über sexuell aktive Frauen vermittelt?

Bitte fragen Sie sich jetzt:

Inwiefern könnte sich die Art und Weise, wie Sie aufgeklärt wurden, noch heute auf Ihr Sexualleben auswirken?

Was denken Sie heute über sexuell aktive Frauen?

Wie denken Sie über Frauen, die viele Sexualpartner/ Sexualpartnerinnen haben, weil ihnen diese Lebensform entspricht?

Was ist für Sie »guter Sex«?

Märchen, Mythen, Männerträume – über den weiblichen Orgasmus

Um zu einer erfüllten und, vor allem, eigenen Sexualität zu gelangen, die sich an Ihren persönlichen Bedürfnissen orientiert, ist es wichtig, folgende falsche Annahmen zu entkräften und sie möglichst ganz aus dem eigenen Kopf zu streichen.

Mythen über Frauensexualität zeichnen sich dadurch aus, dass sie die Vielschichtigkeit von Frauen leugnen. Weibliche Sexualität ist auf Veränderung ausgerichtet. Auch die Persönlichkeit einer Frau verändert sich ein Leben lang. Möglicherweise sind Frauen aufgrund ihrer Fähigkeit, sich an körperliche Veränderungen wie Monatsblutung, Schwangerschaft, Geburt, Stillzeit oder Wechseljahre anzupassen, stressresistenter als Männer, was letztendlich ihre Überlebenschancen erhöht.

Im Folgenden gehe ich auf die bekanntesten Mythen und Märchen über den weiblichen Orgasmus ein, die Frauen bis heute im Erleben ihrer Sexualität beeinträchtigen können. Denken Sie beim Lesen immer wieder daran: Diese Behauptungen sind reine Fiktion. Sie sollten schon immer dazu dienen, Frauen in der Sexualität »ihren Platz zuzuweisen«.

Mein Bezugspunkt sind an dieser Stelle in erster Linie heterosexuelle Frauen.

Mythos 1: Frauen brauchen keinen Orgasmus, um sexuelle Befriedigung zu erreichen

Also, wenn das so wäre, was befriedigt Frauen denn dann? Kuscheln? Shoppen? Beziehungsdiskussionen?

Dafür, dass dieser Mythos überhaupt noch existiert, sind Frauen leider mitverantwortlich. Sie spielen ihre Bedürfnisse herunter bzw. drücken sie erst gar nicht aus. Wie oft sagen Frauen: »Hach, nein, es nicht so schlimm, dass du schon wieder nach zwei Minuten gekommen bist. Ich kuschele mich jetzt an dich, während du satt und befriedigt einschläfst, das gefällt mir genauso gut!«, oder: »Nein, ich brauche immer so lange, das ist mir unangenehm und Schmusen ist doch auch schön!«, oder: »Ach, ich habe sowieso keine Lust mehr. Ich brauche das gar nicht immer ...«?

Doch was geht wirklich in uns vor?

a) Genervtheit (Gott sei Dank ist es vorbei);
b) falsches Schamgefühl (Ich kann ihm doch nicht sagen, was er tun muss, damit ich komme; ich kann mich ihm gegenüber nicht fallen lassen; ich habe Sorge, dass er mich danach weniger mag);
c) destruktive Zurückhaltung (wenn ich ihm sage, was ich will, findet er mich sicher unweiblich und aggressiv);
d) perverse Rücksichtnahme (wenn ich ihm zeige, wie ich komme, erlebt er das sicher als zu fordernd und wird impotent, liebt mich nicht mehr, verlässt mich, denkt, er sei kein toller Liebhaber).

Das sind lauter sexualitäts- und intimitätssabotierende Verhaltensweisen, die so manchen Mann immer noch in dem Glauben lassen, Sex sei eine Männerdomäne, und so manche Frau davon abhalten, zu erkennen, welche Kräfte in ihr schlummern!

Wie eine Umfrage des Sexualtherapeuten Konrad Sprai[1] zeigt, glauben Männer nur allzu gerne, dass Frauen keinen Orgasmus für ihre sexuelle Befriedigung benötigen. Immerhin 74 Prozent (!) stimmten der Aussage zu, für Frauen sei die sexuelle Befriedigung weniger wichtig als für Männer. Andererseits begegnen mir täglich Männer, die sich wünschen, dass ihre Partnerin aktiver und fordernder ist als bisher.

Sex ohne Orgasmus kann ja mal vorkommen, aber Sex mit Orgasmus ist viel schöner und sollte zur Regel werden. Frauen bestimmen mit, wie Männer sich im Bett verhalten. Sie sind nur so lange Opfer in Beziehungen zu Männern, wie sie sich dazu entscheiden, Opfer zu sein anstatt sich bei sich selbst anzulehnen.

Die Kommunikation beim Sex ist das andere große Thema. Sensible, liebevolle und lernfähige Männer freuen sich über konstruktives Feedback und präzise Hilfestellung. Großzügige Männer gönnen ihren Partnerinnen so viele Orgasmen wie sie haben können. Solche Liebhaber (und Liebhaberinnen) sollten die Regel in Ihrem Liebesleben sein, mit weniger brauchen Sie sich nicht zufrieden zu geben.

Natürlich ist es wichtig, dass frau vorher schon weiß, was sie will und wie sie es braucht. Dazu erfahren Sie mehr in der Anleitung zum Selbermachen ab Seite 119.

Mythos 2: Der weibliche Orgasmus ist biologisch überflüssig

Um schwanger zu werden und zu gebären, ist es für eine Frau tatsächlich nicht zwangsläufig notwendig, einen Orgasmus zu haben. Frauen können mehrmals Mutter werden und somit den Fortbestand der Art sichern, ohne jemals Spaß am Sex gehabt zu haben. Wissenschaftler, wie z.B. der Anthropologe Donald Symons, halten den weiblichen Orgasmus für schlicht sinnlos und die Klitoris wie die männliche Brustwarze für ein nutzloses Anhängsel, ein Überbleibsel aus den frühen Tagen der Menschheit.[2] Glücklicherweise gehört diese Einstellung nicht zum wissenschaftlichen Konsens!

Klitoris und Penis entwickeln sich beim Embryo aus dem gleichen Gewebe. Die einzige Funktion der Klitoris für den weiblichen Organismus ist die, einen Orgasmus zu erzeugen. Die Klitoris erfüllt damit eine für manche Forscher nur schwer nachvollziehbare Aufgabe! Sie ermöglicht Frauen die Partnerwahl nach bestimmten Kriterien, indem sie ihr hilft, Männer zu finden, die sich auf sie einstellen und sich um ihre Bedürfnisse kümmern. Wenn eine Frau nur besonders gute, das heißt, einfühlsame und erotisch großzügige Liebhaber in ihr Bett und in ihr Leben lässt, sorgt sie für ein Höchstmaß eigener körperlicher und emotionaler Zufriedenheit. Wenn Sex für sie Genuss bedeutet, ist sie auch eher bereit, Sex zu haben – und für Nachkommen zu sorgen. Schwangerschaft, Gebären und Kindererziehung sind anstrengend, nervenaufreibend und zeitaufwändig. Warum sollten sich Frauen darauf einlassen, wenn ihnen die Sexualität keinen Spaß macht? Wenn Frauen keinen Spaß am Sex hätten, wäre die Menschheit sicher schon ausgestorben.

Die Anthropologin Helen Fisher vermutet, dass sich die Komplexität des weiblichen Lusterlebens bereits vor Jahrtausenden durch Selektion entwickelt hat. Frauen können normalerweise nur in einer entspannten, liebevollen Atmosphäre zum Orgasmus kommen. Da ein Mann im Durchschnitt 2,5 Minuten braucht, um zur Ejakulation zu gelangen, seine Partnerin jedoch durchschnittlich 13 Minuten, um zum Orgasmus zu gelangen, muss der erfolgreiche Liebhaber in der Lage sein, mit diesen physiologischen Unterschieden so umzugehen, dass es der Frau gefällt.

Lust und der Genuss von emotionaler Nähe und Verbundenheit sind alles andere als biologisch überflüssig. Sie sorgen nicht nur für den Fortbestand der Menschheit, sondern auch für die emotionale Evolution des Menschen.

Mythos 3: Der vaginale Orgasmus ist ein »besserer« Orgasmus als der »klitorale« Orgasmus

Auf diesen Mythos bin ich an anderer Stelle (siehe Kapitel 1 und 2 zur Sexualforschung) schon mehrfach eingegangen. Der immer noch weit verbreitete Irrglaube, die Fähigkeit zum vaginalen Orgasmus unterscheide reife von unreifen Frauen geht auf Sigmund Freud zurück. Sigmund Freud zufolge fühlt sich eine Frau dem Mann gegenüber natürlich minderwertig, weil ihr der Penis fehlt. Solange sie in der Phase des (von ihm erfundenen) »Penisneids« verharrt, erlebt sie nur klitorale Orgasmen. Der vaginale Orgasmus ist erst dann zu erleben, wenn eine Frau den Penisneid überwunden und sich mit ihrer passiven, empfangenden Rolle abgefunden hat. Der vaginale Orgasmus war laut Freud ein Kriterium für die Persönlichkeitsentwicklung einer Frau und der Penis galt als der einzige Lustspender. Wenn Frauen also trotz heftigem Hin- und Herbewegen bei passiver, hingebungsvoller Körperhaltung keinen Orgasmus erlebten, stimmte mit ihnen etwas nicht, und ihre Sexualität galt als unvollständig.

Die Theorie vom unreifen Orgasmus spukt zum Teil heute noch in den Köpfen von Männern herum und hat vielen Frauen die Lust am Sex vermasselt. Viele Frauen, die »nur« durch eine Stimulation des Klitoriskopfes einen Orgasmus erleben, glauben immer noch, dass ihr Orgasmus weniger wertvoll und richtig als der mysteriöse vaginale Orgasmus ist.

Wir können heute annehmen, dass Freuds Anschauungen zur weiblichen Sexualität auf einen nicht gelösten Kastrationskomplex zurückzuführen sind. Anders ausgedrückt, brachte ihn sein Gefühl von Impotenz und Ohnmacht angesichts der weiblichen Fähigkeit zu verschiedenen und multiplen Orgasmen dazu, die orgiastische Potenz der Frau kurzerhand unter den Tisch fallen zu lassen und alles andere zu verrücken.

Mythos 4: In den Tiefen der Vagina gibt es einen Punkt, der bei angemessener Betätigung zu multiplen Orgasmen führt

Für die Entstehung dieses Mythos sind vor allem die Medien verantwortlich. Die revolutionären Untersuchungsergebnisse der Sexualforscher/innen Beverly Whipple und John Perry wurden in den 80er-Jahren dermaßen enthusiastisch publiziert, dass wesentliche Details dabei untergingen (s. S. 35). Eines dieser Details ist die Tatsache, dass der G-Punkt oder die G-Zone, also das Harnröhrenschwellgewebe der Klitoris nicht grundsätzlich und von sich aus erogen ist, sondern dass sich seine erogene Sensibilität erst mit der Zeit und durch gezielte und fein dosierte Stimulation entwickeln kann. Auch hier gibt es natürlich individuelle Unterschiede. Genauso wie nicht alle Frauen die erotische Berührung der Brüste mögen, ist auch die G-Zone zu unterschiedlichen Sensibilitätsentwicklungen fähig. In den Medien wurde es jedoch überwiegend so dargestellt, als wäre der G-Punkt das absolute Lustzentrum der Frau, dessen Stimulation zwangsläufig zu nie geahnten Orgasmen führt. Auf der Suche nach ihrem G-Punkt machten Frauen oft die frustrierende Erfahrung, dass die Stimulation dieses geheimnisvollen Punktes eher Harndrang und unangenehme Gefühle als Lust hervorrief. Wieder einmal fühlten sich Frauen frustriert, unvollständig und nicht der Norm entsprechend.

Der G-Punkt bietet grundsätzlich ein bestimmtes Lustpotenzial, wird jedoch erst zum wirklichen Lustzentrum, wenn man ihn dementsprechend behandelt. So lassen sich die vielen erfolglosen Suchaktionen erklären. Frauen haben nach einem »Einschaltknopf« gesucht, aber nicht nach Neuland, das es erotisch zu erschließen gilt.

Viele Frauen finden es schade, dass sie beim Geschlechtsverkehr eher wenig empfinden. Sie haben zwar angenehme Gefühle dabei und fühlen sich ihrem Partner nahe, die Stimulation führt jedoch nicht zum Orgasmus. Für Frauen, die bisher eher wenig Bezug zu ihrem vaginalen Innenleben hatten und »nur« durch äußere Stimulation der Klitoris einen Orgasmus erleben, besteht die Möglichkeit, dies durch gezielte Übungen so zu verändern, dass die innere Berührung mit mehr Lust erlebt wird.

Es gab auch immer schon Frauen, die den G-Punkt bereits kannten, bevor er G-Punkt hieß und die beispielsweise durch die gleichzeitige Stimulation von Klitoris und G-Punkt eine Luststeigerung erfahren haben. Dies ist z. B. möglich, wenn der G-Punkt bei der Penetration durch den Penis und die Klitoris gleichzeitig manuell stimuliert werden. Mehr zum Thema können Sie ab Seite 126 unter »Finden Sie Ihre G-Zone« nachlesen.

Mythos 5: Frauen brauchen immer Kuschelsex

Es gibt sicher Frauen, die Streicheln lieber mögen, als hart gestoßen zu werden. Die meisten Frauen, die mir bis heute begegnet sind, mögen beides, manchmal, seltener oder immer mal wieder, nacheinander, gleichzeitig, oder in umgekehrter Reihenfolge. Es waren wieder einmal Männer, die darauf kamen, Streicheln und andere Zärtlichkeiten in das so genannte Vorspiel zu verbannen. Streicheln ist immer schön, vor der Penetration, nach der Penetration und ohne Penetration. Orgasmen sind auch immer schön, vor dem Vögeln, nach dem Vögeln, beim Vögeln und ohne Vögeln. Aber zu behaupten, dass Frauen eigentlich nur die zarte Variante mögen (dürfen), ist eine unzulässige Verallgemeinerung, die Frauen wieder einmal in Heilige und Huren aufteilt.

Mythos 6: Frau und Mann müssen gemeinsam kommen, denn nur der gleichzeitige Orgasmus ist für beide befriedigend

1927 veröffentlichte der holländische Frauenarzt Theodor van de Velde sein Buch *Die vollkommene Ehe.* In diesem sehr einflussreichen Werk mystifizierte er den gleichzeitigen Orgasmus als ein Ereignis, das beide Partner miteinander verschmelzen lasse. Das Ideal vom »gemeinsamen« Orgasmus ist bis heute aktuell. Die Verwirklichung desselben gelingt jedoch bei Mann und Frau schon aus physiologischen Gründen selten. Während die Erregungskurve einer Frau nach ihrem ersten Orgasmus noch einige Zeit auf einem hohen Niveau erhalten bleibt und ihr weitere

Orgasmen ermöglicht, fällt die Erregungskurve eines Mannes nach der Ejakulation ebenso in sich zusammen wie seine Erektion. Egal ob das Paar davon ausgeht, dass die Frauen nur einen oder mehrere Orgasmen haben wird, ist die Devise »Ladies first« immer noch die beste. Ist der Mann in tantrische Liebestechniken eingeweiht und praktiziert sexuelle Kontinenz, ist er auch in der Lage, mehrere Orgasmen zu erleben und sich mit dem Rhythmus der Frau zu verbinden. Der Orgasmus findet hier jedoch losgelöst von der Genitalregion im ganzen Körper, sogar über die Körpergrenzen hinaus statt. Diese Orgasmen werden als zum Teil mehrere Stunden andauernde Ekstasezustände beschrieben.

In jedem Fall ist die Idee vom gemeinsamen Orgasmus in der althergebrachten Form überholt, die Verschmelzung der Sexpartner/innen kann auch auf andere Weise erlebt werden.

Mythos 7: Gute Liebhaberinnen wollen immer, können immer und sind multiorgiastisch

Galten Frauen früher als asexuelle Wesen mit masochistischer Neigung, die Sex zum Zwecke der wirtschaftlichen Versorgung über sich ergehen ließen, erwarten Frauen und Männer heute gleichermaßen eine starke Leistung der Liebhaberin. Eine Frau gilt dann als gute Liebhaberin, wenn sie sexuell aufgeschlossen ist, großes Interesse an Sex hat und leicht zu einem oder mehreren Orgasmen kommen kann. Es gibt jedoch sowohl Frauen wie auch Männer, die weniger Interesse an Sex haben – ohne verklemmt, verstört oder sonst wie verkorkst zu sein. Auch wenn Sie eher zu den Marathonvöglerinnen gehören, sollten Sie davon ausgehen, dass es Menschen gibt, denen es vollkommen reicht, im Abstand von einigen Wochen Sex zu haben und dabei einen gemütlichen Orgasmus zu erleben.

Wer weniger häufig Sex hat, braucht deswegen keine schlechte Liebhaberin zu sein. Auch für sexuelle Aktivität gibt es keine Norm. Was es für Sie persönlich bedeutet, »sexuell aktiv« zu sein, entscheiden immer Sie selbst.

Die Zeitschleife: Flashbacks und andere Mitbringsel aus der Vergangenheit

Die meisten sexuellen Probleme entstehen durch Inkompetenzen im Umgang mit der Zeit. Ereignisse geschehen, das Leben geht weiter und wir nehmen die Ereignisse oder verallgemeinerte Interpretationen eines Ereignisses mit in die Zukunft. Das kann auch von Vorteil sein. Wenn es zum Beispiel um die Liebe zu einem Kind geht, sorgt dieses Verhalten für Kontinuität im Umgang miteinander. Es wäre schrecklich, wenn eine Mutter Schwangerschaft und Geburt einfach vergessen und aufhören würde, für ihr Baby zu sorgen. Aber es gibt etwas in ihr, das überlebenswichtige Fakten abspeichert: »Ich habe ein Baby geboren und liebe es. Ich sorge für mein Baby und stelle eigene Interessen in den Hintergrund.«

Viele Menschen tun unbewusst genau dasselbe mit Ereignissen, die sie eigentlich gar nicht mehr in ihrem Leben haben wollen. Stellen Sie sich vor, eine Frau wird von ihrem ersten Partner betrogen und verlassen und speichert ab: »Wenn ich jemanden liebe, werde ich allein gelassen und das tut weh.« Beim zweiten Mann geht es ihr ähnlich. Die Beziehung geht auseinander und sie merkt sich: »Männer bereiten mir nur Schmerzen. Ich habe Angst davor, wieder so etwas Ähnliches zu erleben.« So geht es immer weiter, und es wird immer schwerer, andere Erfahrungen zu sammeln. Wenn die Frau jedoch nach ihrer ersten Beziehung mit einem Mann etwas Anderes abgespeichert hätte, wäre die Geschichte vielleicht anders verlaufen: »Ich war unvorsichtig und habe mich nicht genügend geschützt. Beim nächsten Mal lasse ich mir mehr Zeit mit dem Kennenlernen.« Oder: »Wir haben nicht zueinander gepasst, und er hat es zuerst gemerkt. Jetzt kann ich jemanden finden, der besser zu mir passt.«

Stellen Sie sich vor, ein Teil von Ihnen wäre irgendwann einmal stehen geblieben und hätte sich geweigert, sich mit der Zeit zu entwickeln. Heute tut dieser Teil immer noch so, als wäre es damals. Er denkt das Gleiche wie zu dem Zeitpunkt, als er stehen geblieben ist und verhält sich ebenso wie damals. Sie fragen sich vielleicht, welche »Teile« hier gemeint sind. Sicher kennen Sie das Zitat von Goethe: »Zwei Seelen wohnen, ach, in meiner Brust.« Es ist eine spannende Übung, sich selbst als die Summe von verschiedenen Persönlichkeitsaspekten zu sehen, die alle eine wichtige Funktion ausüben. Da ist vielleicht die karrierebewusste Frau, das androgyne Wesen mit magischen Eigenschaften, das immer kochende Muttertier, die jugendliche Punkerin, die das alles hier ziemlich uncool findet und schließlich die kampferprobte Actionheldin, die gefährliche Abenteuer in der Unterwelt besteht. So oder ähnlich könnte es in Ihnen aussehen.

Wenn man sich Mühe gibt und die verschiedenen Komponenten der eigenen Persönlichkeit wirklich kennen lernen möchte, nehmen sie in der Fantasie Gestalt an, bekommen ein Aussehen und ein Wesen. Da fällt es dann auf, wenn ein Teil nicht zeitgemäß ist, sondern in seiner Entwicklung stehen geblieben ist. Häufig waren emotional belastende Situationen der Auslöser für das Stehenbleiben eines Persönlichkeitsaspektes. Es ist, als ob sich so ein stehen gebliebener Teil einfach aus dem Gesamtgefüge ausgeklinkt hätte und nun sein »eigenes Ding« macht. Weil er dabei die Rechnung ohne die Wirtin gemacht hat, fliegt die Geschichte irgendwann auf. Das ist der Punkt, an dem die Frau merkt, dass irgendetwas mit einem bestimmten Lebensbereich nicht so ist, wie sie es gerne hätte.

Nun stellen Sie sich vor, es gäbe in Ihnen einen Teil, der für Ihre Sexualität verantwortlich ist. Bezogen auf Ihre Sexualität merkten Sie vielleicht, dass Sie darunter leiden, wie Sie Sexualität erleben, oder dass Sie sogar völlig aufgehört haben, Sexualität zu leben. Gerade Letzteres ist sehr häufig verbreitet. Der Teil, der für die Sexualität verantwortlich ist, verweigert nun die Mitarbeit, meistens ausgelöst durch ein verletzendes oder traumatisierendes Ereignis, nach dem besagter Teil einfach aufgehört hat, sich mit dem Rest der Persönlichkeit weiter zu entwickeln. Sehr häufig ist es den Frauen gar nicht bewusst, dass sie sich mit ihrer Sexualität in einer so genannten Zeitschleife befinden und immer noch so tun, als wäre heute früher. Meistens sind mit einer Zeitschleife auch einschränkende Glaubenssätze verbunden:

- Wenn man sich auf einen Mann (oder eine Frau) einlässt, hat man eh nur Ärger;
- Sex ist eklig;
- Wenn ich mich hingebe, werde ich abhängig und verliere meine Autonomie;
- Mich hat ja eh keine/r lieb;
- Ich bin ganz alleine auf der Welt;

- Das klappt ja nie, was die hier schreibt;
- So etwas funktioniert nur bei Anderen, bei mir nicht;
- Es geht sowieso immer alles schief;
- Ich habe keine Freund/innen;
- Ich finde nie einen Partner/eine Partnerin;
- Ich bin zu dick, zu hässlich, zu dünn, zu intelligent etc., um einen Partner/eine Partnerin zu finden;
- Männer/Frauen mögen mich doch sowieso nicht.

Erfahrungen sexueller Gewalt

Zeitschleifen entstehen auch durch sexuelle Gewalt. Hier sagt ein Teil »STOP« und verweigert die weitere Entwicklung. Es kann sein, dass er genau in dem Moment erstarrt ist, als die sexuelle Gewalt erlebt wurde. So werden dann die Gefühle des Momentes der Traumatisierung konserviert. Bei Frauen, die diese Erfahrung gemacht haben und in meine Praxis kommen, erlebe ich oft, dass ihr gesamter Organismus von Angst, Anspannung, Ohnmacht und Schmerz gekennzeichnet ist. Sie haben große Schwierigkeiten damit, Vertrauen zu fassen, sich berühren zu lassen und intensive schöne Gefühle zu erleben. Es ist, als hätte sich der Schockzustand konserviert. Dies kann zu verschiedenen Zeitpunkten nach der Traumatisierung geschehen. Es scheint einen Moment zu geben, in dem die misshandelte Frau denkt: »Ja, ich bin auch nicht mehr wert, und das, was mir passiert ist, musste ja passieren, weil ich so bin, wie ich bin.« Wenn die Zeitschleife in diesem Moment beginnt, hört die Frau häufig auf, sich selbst zu mögen und zu beschützen. Sie begibt sich immer wieder in Situationen mit Menschen, die verletzend und gewalttätig sind. Frauen, die immer wieder an Männer geraten, die sie körperlich und seelisch misshandeln, befinden sich meistens in solch einer Zeitschleife.

Nach dem Erleben sexueller Gewalt kann es ebenfalls Momente oder Phasen von großem Hass und starken Rachegefühlen geben. Auch hier kann der konservierende Mechanismus einrasten und eine Zeitschleife kreieren. Die Gefühle gegenüber dem Täter/der Täterin werden auf andere Menschen übertragen, und die Frau ist außerstande, neue Erfahrungen zu sammeln. Sie ist von einem tiefen Hass erfüllt, der ihr ganzes Leben bestimmt. Sie weigert sich, potenziellen Liebespartner/innen freundlich und offen gegenüberzutreten.

Andererseits gibt es Frauen, die früher einmal sexuelle Übergriffe oder Gewalt erlebt haben, die mittlerweile in einer Beziehung mit einer Frau oder einem Mann leben und ihre/n Partner/in auch sexuell begehrenswert finden. Sie leiden besonders darunter, dass sich ihre Sexualität schwierig gestaltet.

Die 34-jährige Theresa ist vor zwei Jahren vergewaltigt worden und hat seitdem Schwierigkeiten beim Sex. Sie hat bereits eine Therapie gemacht und die Schmerz- und Wutphase hinter sich gelassen. Theresa hat einen Freund, den sie sehr liebt. Sie wünscht sich von der homöopathischen Behandlung, dass sie mit ihrem Freund wieder Liebe machen kann. Ich frage sie, was denn passiere, wenn sie zärtlich zueinander seien. Sie erklärt, dass sie sich immer in dem Moment total verkrampft, wenn er in sie eindringt. Ich will genauer wissen, wie und wo sie verkrampft und bitte sie, es mir vorzumachen. Sie ballt die Fäuste und versteift sich am ganzen Körper. Daraufhin verordne ich ihr Ignatia, ein wichtiges Schockmittel.

Sie soll es mehrere Tage einnehmen und erst nach einer Woche den nächsten Versuch mit ihrem Freund starten. Dabei passiert etwas Erstaunliches. Theresa beginnt zu weinen, bleibt dabei jedoch völlig entspannt und kuschelt sich an ihren Freund. Sie erlebt in diesen Minuten die körperlichen und seelischen Schmerzen der Vergewaltigung noch einmal, beruhigt sich danach und kann dann entspannt mit ihrem Freund schlafen. Von da an verändert sich Theresas Sexualleben weiterhin zufriedenstellend.

Ich habe Theresas Fall einmal in einer homöopathischen Arbeitsgruppe vorgestellt, in der mehrere feministische Therapeutinnen anwesend waren. Sie fanden es völlig natürlich und richtig, dass Theresa Probleme mit Sex hatte. Schließlich war sie vergewaltigt worden und würde wahrscheinlich ein Leben lang schwer daran zu tragen haben. Sie sahen keine Notwendigkeit, das Problem anzugehen, sondern suchten nach verdrängten Hassgefühlen. Hier begegnete mir der weit verbreitete Glaubenssatz, dass sexuelle Gewalt eine Frau dauerhaft traumatisiert und sie selbstverständlich ein Leben lang damit zu tun hat. Diese Therapeutinnen sahen in einer homöopathischen Behandlung nur die Möglichkeit, in Kontakt mit der Wut zu kommen und sich Anderen, vor allem Männern gegenüber besser abgrenzen zu können. Theresa hatte diesen ersten Teil allerdings schon hinter sich gebracht. Sie schaute nach vorne und wollte sich nicht besser abgrenzen, sondern sich ihrem Freund gegenüber öffnen. Der Abgrenzungsansatz hätte ihrem Anliegen nicht entsprochen.

Auch Therapeutinnen befinden sich teilweise in Zeitschleifen. Heilung bedeutet jedoch, die Vergangenheit loszulassen und die Lösung zu finden, die vor uns liegt. Die Vergangenheit loslassen bedeutet weder, sie zu verdrängen, noch sie zu vergessen. Alles, was wir erlebt haben, hatte einen Sinn, wir hatten die Möglichkeit, daraus zu lernen. Ein vergangenes Ereignis oder eine schlechte Zeit loszulassen bedeutet, die Lernerfahrungen mitzunehmen und zur Verfügung zu haben, aber ansonsten dem Leben wieder neu und offen zu begegnen.

Als ich 10 Jahre alt war und meine Cousinen besuchte, hatte ich ein Erlebnis mit einem Onkel. Er legte sich zu mir ins Bett und streichelte mich. Er tat mir nicht weh, es erregte mich sogar ein bisschen, seine großen Hände auf meinem Bauch und meiner Brust zu spüren, aber gleichzeitig war es auch eklig. Ich hatte das Gefühl, nicht weg zu können, etwas Verbotenes zu tun und dafür sicher irgendwann bestraft zu werden.

Heute bin ich 38 Jahre alt und erlebe manchmal, wenn mein Freund mich streichelt, die gleichen Gefühle von Ekel, Scham und Angst. Ich liebe ihn, und er ist sehr zärtlich, aber manchmal ist es mir eklig, und es kommt mir vor, als wolle er mich benutzen und mich sexuell belästigen, obwohl er das Gleiche wie sonst auch tut. Diese Gedanken und Gefühle kommen manchmal von einem Moment zum anderen.

Ich habe eine Gestalttherapie gemacht, hatte dabei aber das Gefühl, dass die Therapeutin in meinem Partner einen Missbraucher und potenziellen Gewalttäter sah. Sie versuchte mich von der Notwendigkeit einer Trennung zu überzeugen. Ich jedoch wollte meinen Mann behalten und nur diese Gefühle loswerden, weil mir vom Kopf her klar war, dass es Flashbacks waren, die mit ihm nichts zu tun hatten.

Dann habe ich NLP (Neuro Linguistic Programming) *probiert, das war schon besser. In einer detaillierten Analyse der damaligen Situation und der heutigen Situation haben die Therapeutin und ich herausgearbeitet, dass es einige Auslöser für die Gefühle gibt, die gar nichts mit Sex zu tun haben. Die*

Auslöser für die Flashbacks waren Dunkelheit im Schlafzimmer, Stille, geschlossene Augen und die Hände meines Partners unter der Bettdecke. Sobald ich Licht anmachte, wurde es viel besser. Wenn ich laute Trommelmusik hören, meinen Partner ansprechen konnte und er mich oberhalb der Bettdecke berührte, war alles anders! Die Erkenntnis, dass meine Flashbacks durch »unschuldige« äußere Reize ausgelöst werden konnten, und ich das beeinflussen konnte, war total erleichternd.

Wenn es in einer Therapie dabei bleibt, in erster Linie die Aggression gegen den/die Täter/in zu spüren, kommt es zu emotionalen Verhärtungen und chronischen Hassgefühlen. Hier versagen die Psychotherapeutinnen häufig, vielleicht weil sie aus einem Zustand von eigener Ohnmacht heraus selbst an diesen Gefühlen festhalten. Tatsache ist jedoch, dass Frauen, die hassen und chronische Rachegefühle gegenüber einem Mann, einer Frau oder vielen Männern/Frauen hegen, weder lieben noch Sex wirklich gelöst genießen können. Solange eine Frau beispielsweise den Täter hasst, bleibt sie auch an ihn gebunden. Solange bleibt auch konstruktive Begegnung mit einem liebenden Mann unmöglich. Der Platz im Herzen der Frau wird schließlich hauptsächlich vom Täter besetzt. Ein potenziell interessanter Mann wird mit dem Täter verglichen, und die Frau nimmt das Verhalten des Täters als Maßstab für das Verhalten des anderen Mannes.

Das Therapieziel in der Behandlung von Opfern sexueller Gewalt sollte darin bestehen, die Folgen des Traumas so aufzulösen, dass neue konstruktive Erfahrungen in der Sexualität möglich werden. Die Frage sollte lauten: Was möchte die Patientin leben? Was müsste in ihr geschehen, damit sie in der Lage ist, ihr Leben so zu gestalten, wie sie es möchte?

Schmerzhafte Trennungen

Für die Sexualität relevante Zeitschleifen finden sich ebenso bei Frauen, die keine sexuelle oder psychische Gewalt erlebt haben. Häufig sind es schmerzhafte Trennungen, die das Entstehen einer Zeitschleife bewirken. Ein Beispiel sind Frauen, die manchmal viele Jahre lang einem Mann nachtrauern, mit dem sie früher einen intimen Kontakt hatten. Sie führen eine Fantasiebeziehung mit dem Verflossenen, die sie daran hindert, im Hier und Jetzt interessante Männer kennen zu lernen. Auch Frauen, die sich zwar entschieden haben, ohne Mann oder Frau und ohne Sex zu leben, dabei jedoch unglücklich, depressiv oder krank sind, können sich in einer Zeitschleife befinden.

Nach einer Trennung oder dem Ende einer unglücklichen Liebe gibt es häufig eine Phase, in der frau sich sagt: »Nie wieder lieben! Nie wieder auf eine Frau oder einen Mann angewiesen sein! Ich werde zur Amazone und lebe frei und unabhängig.« Wenn sie an diesen Entscheidungen festhält, ohne sie immer mal wieder zu überprüfen, besteht die Gefahr, dass sie, ohne es zu merken in einer Zeitschleife landet. Die Fähigkeit, sich einmal getroffene Entscheidungen wiederholt bewusst vor Augen zu führen und in größeren Abständen zu hinterfragen, ob sie immer noch angemessen sind, schützt vor sich verselbständigenden Zeitschleifen. Auch hier geht also darum, die eigenen Lebensumstände immer wieder kreativ zu überprüfen und gegebenenfalls neu zu gestalten.

Ihre eigenen Zeitschleifen

Stellen Sie sich einmal folgende Fragen:

- Wie lebe ich zurzeit und warum lebe ich zurzeit so und nicht anders?
- Welche meiner bewussten und unbewussten Entscheidungen haben dazu geführt, dass ich zurzeit dieses oder jenes auslebe und nicht irgendetwas ganz anderes?
- Stimmen diese Entscheidungen heute noch für mich?
- Würde ich die gleichen Entscheidungen jetzt wieder treffen?
- Habe ich die Gefühle, die ich haben möchte?
- Passen meine Gefühle und meine Lebenseinstellung zu meinem jetzigen Leben oder gehören sie in die Vergangenheit?
- Warum bin ich so, wie ich bin?
- Kann ich mich verändern, wenn ich es möchte, oder bin ich ein Opfer der schwierigen Umstände?

- Angenommen, ich hätte eine ganz andere Kindheit erlebt, wäre ich dann genauso wie jetzt?

Manchmal ist es schwer, ehrlich zu sich zu sein und oft klappt es beim besten Willen nicht. Oft gibt es etwas, das Andere an uns wahrnehmen, wir selbst aber nicht. Und häufig verstecken sich dahinter die Knack- und Wendepunkte.

Fragen Sie doch einmal einen guten Freund oder eine gute Freundin, wie Sie von ihnen wahrgenommen werden. Suchen Sie sich eine Person aus, von der Sie wissen, dass sie in der Lage ist, konstruktives Feedback zu geben, d.h. dass sie Ihnen auch kritische Dinge auf eine höfliche und respektvolle Weise vermitteln kann. Es sollte jemand sein, der oder die Sie auch mit allen Ihren Fehlern und Macken liebt. Wenn Sie mit persönlichem Feedback schon ein bisschen Übung haben, können Sie auch einmal jemanden fragen, der Sie nicht so gut kennt. Es ist in jedem Fall interessant herauszufinden, welches Bild er oder sie von Ihnen hat.

Fragen an die gute Freundin/den guten Freund:

- Wie wirke ich auf dich?
- Was glaubst du, was ich in meinem Leben verändern sollte?
- Was hältst du von meinem Privatleben?
- Was glaubst du, wie ich auf Männer wirke? Auf Frauen?
- Könnte es sein, dass es eine Einstellung oder eine Verhaltensweise gibt, mit der ich mich selbst sabotiere?
- Was hältst du für das Wichtigste in meinem Leben?
- Wie glaubst du, ist es dazu gekommen, dass dies das Wichtigste in meinem Leben ist?

Manche meiner Patientinnen finden diese Übung so gut, dass sie sich im Abstand von mehreren Wochen mit einer Freundin treffen, um sie gemeinsam durchzugehen. Auf einem Blatt Papier beantwortet dann jede die Fragen für die andere. Anschließend tauschen sie die Blätter aus und besprechen die Antworten.

Zeitschleifen zu verlassen ist schwer, sogar wenn man sich darüber im Klaren ist, dass man in einer hängen geblieben ist. Für Menschen – mich eingeschlossen – ist es schwer, zu akzeptieren, dass man nicht alles mit bloßer Willenskraft und aus sich selbst heraus lösen, verändern oder heilen kann. Selbst wenn Ihnen klar geworden ist, dass Sie oder Aspekte Ihrer Persönlichkeit sich in einer Zeitschleife befinden, ist es möglich, dass Sie das nicht verändern können. Das kann sowohl Schuldgefühle wie auch neue Wut auf die Vergangenheit bewirken, beides Zustände, die einer emotionalen Heilung wenig förderlich sind. Auch die Ergebnisse von Psychotherapien lassen häufig zu wünschen übrig. Die Homöopathie bietet andere Lösungswege für die Behandlung von Frauen, die in Zeitschleifen fest hängen. Mehr dazu lesen sie in Kapitel 7 ab Seite 141.

Anmerkungen

[1] Sprai, Konrad W.: *Liebe, Lust, Frust. Das Rammler-Syndrom. Über die Unfähigkeit der Männer, Frauen glücklich zu machen.* Berlin 1995. Dieses Buch beruht zum Teil auf einer vierjährigen Forschungsarbeit, bei der 1.213 Personen befragt wurden.

[2] Symons, Donald: *Evolution of Human Sexuality.* New York 1979.

4. Kapitel

Aus der sexualtherapeutischen Praxis: Lust und Unlust, Frust und Leid

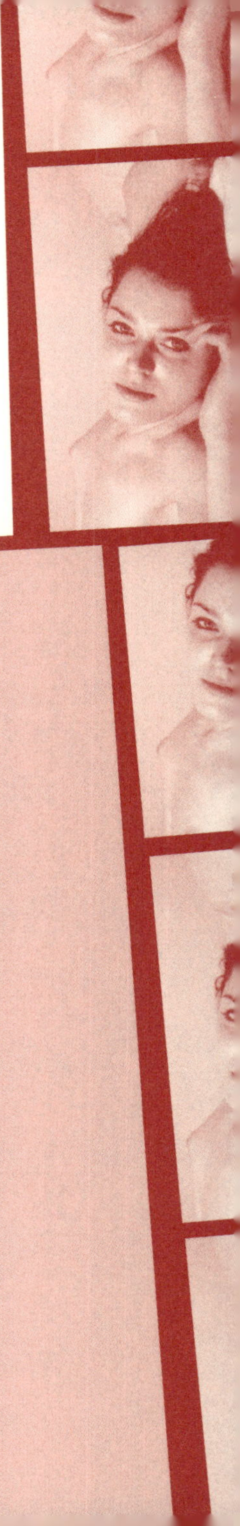

Wie Sie im ersten Kapitel über die Geschichte der Sexualforschung gelesen haben, fehlen für die Beurteilung weiblicher Sexualität noch immer wesentliche wissenschaftliche Erkenntnisse. Klar, es gibt die Pathologisierungen, wie Anorgasmie und Paraphilie, aber um eine Frau in der Entwicklung ihrer Sexualität zu unterstützen, ist die Etikettierung mit sexuellen Störungen wenig hilfreich. Sexuell unzufriedene Frauen sind nicht in erster Linie im psychopathologischen Sinne »gestört«.

In der sexualtherapeutisch-homöopathischen Praxis haben sich die folgenden drei Kriterien zur Beurteilung des sexuellen Erlebens als sinnvoll erwiesen: Libido, Orgasmusfähigkeit, Befriedigung.

Um Sexualität positiv zu erleben, muss Libido, also Lust auf Sex vorhanden sein. Die Lust auf Sex kann unterschiedlich stark ausgeprägt sein. Die Libidointensität kann z.B. in Abhängigkeit vom Hormonzyklus schwanken. Auch beruflicher Stress oder Konflikte in der Partnerschaft können sich ungünstig auf die Libido auswirken. Tiefsitzende emotionale Blockaden, psychosexuelle Traumata oder Erkrankungen wie Depressionen haben auch einen ungünstigen Einfluss auf die Lust.

Ein anderes Kriterium ist die Fähigkeit zum Orgasmus. Manche Frauen haben Lust, sind aber nicht in der Lage, einen Orgasmus zu erleben oder haben weniger häufig Orgasmen als sie es sich wünschen. Das Erleben eines Orgasmus wiederum beinhaltet nicht zwangsläufig auch sexuelle und/oder emotionale Befriedigung. Orgasmen können von unterschiedlicher Intensität sein und werden nicht grundsätzlich als befriedigend erlebt. Ein Orgasmus kann die unterschiedlichsten Gefühle auslösen, angefangen von Glücksgefühlen über Trauer, Verlassenheit oder sogar Angst.

Wenn die Libido fehlt, wird häufig keine Sexualität gelebt, oder die betroffenen Frauen lassen sich gegen ihr eigenes Körpergefühl und nur dem Partner zuliebe auf Sex ein. Wenn es einer Frau schwer fällt, einen Orgasmus zu erreichen, überwiegt vielleicht die Frustration darüber die durchaus vorhandene Lust, und die als anstrengend erlebte Sexualität wird eher vermieden. Wenn die Befriedigung beim Sex dauerhaft fehlt, verlieren Frauen das Interesse an Sex. Lassen sie sich trotzdem darauf ein, um ihre Partnerin oder ihren Partner an sich zu binden, kommt es häufig zu psychosomatischen Beschwerden wie z.B. Schmerzen beim Sex, Scheidenkrämpfen, Aggressionsschüben nach dem Sex oder sogar zu Depressionen.

Lösungsorientierte Prozessbegleitung in der homöopathischen Praxis

Im Gegensatz zur Psychotherapie werden in der homöopathischen Praxis keine Diagnosen gestellt und keine Therapiepläne erarbeitet. Der therapeutische Prozess ist dynamisch. Die Prozessbegleitung richtet sich nach dem Arzneimittel und nach der Konstitution der Patientin. Durch die Wirkung der Arznei werden der Patientin Themen bewusst, die mit ihrem sexuellen Problem zusammenhängen. Sie treten beispielsweise durch Träume oder direkt durch Emotionen ins Bewusstsein. Wie genau Sexualität und Homöopathie zusammenhängen, wird in Kapitel 7 (ab S. 141) ausführlich behandelt.

Bei der Behandlung von chronischem Libidoverlust ist eine der ersten Entwicklungen bei Patientinnen häufig das Auftreten von Aggressionen gegen bestimmte Menschen. Das kann der Partner oder die Partnerin sein, es kann sich aber auch um ein Elternteil oder einen früheren Partner handeln. Bei anderen Patientinnen nimmt die Libido im gleichen Maße wie die Aggression zu. Wieder andere werden erst einmal traurig und merken, dass es etwas in ihrer Vergangenheit gibt, das sie noch nicht losgelassen haben und das sie wie ein Gespenst immer wieder heimsucht.

In der lösungsorientierten Arbeit mit Patientinnen wird auch die Frage gestellt, welche Fähigkeiten für das Erreichen eines bestimmten Ziels nötig sind. Das Ziel oder der Zielzustand kann z.B. formuliert sein wie »wieder Lust auf Sex haben«, »einen schönen Orgasmus haben« oder »mich nach dem Orgasmus richtig gut fühlen«. Es steht also weniger die Frage danach im Mittelpunkt, warum das Problem vorhanden ist, sondern was man tun oder entwickeln müsste, damit es sich auflöst und stattdessen der erwünschte Zustand eintritt.

Übung: Fähigkeiten wieder erinnern

In der sexualtherapeutischen Praxis haben sich für das Leben einer erfüllenden Sexualität einige Fähigkeiten als nützlich erwiesen. Bitte suchen Sie für jede Fähigkeit mindestens drei Beispielsituationen, also Situationen, in denen Sie die jeweilige Fähigkeit angewandt haben.

Die Fähigkeit, sich ganz auf eine Situation einzulassen

Die Fähigkeit, sich zu entspannen

Die Fähigkeit, unangenehme
Körpergefühle schnell wahrzunehmen

Die Fähigkeit, dem Partner/der Partnerin über unangenehme Körpergefühle ein Feedback zu geben

Die Fähigkeit, die Bedürfnisse des eigenen Körpers wahrzunehmen

Die Fähigkeit, Bedürfnisse freundlich zu artikulieren

Die Fähigkeit, sehr angenehme Körpergefühle wahrzunehmen

Die Fähigkeit, dem Partner/der Partnerin über angenehme Körpergefühle ein Feedback zu geben

Vom Erlebnis sexueller Gewalt bis zu sexuellen Dysfunktionen

Im Folgenden möchte ich bestimmte Begriffe erklären sowie auf körperliche und psychische Dysfunktionen eingehen, die Frauen daran hindern können, eine erfüllte Sexualität zu erleben. Die Homöopathie bietet auch hier in vielen Fällen Therapiemöglichkeiten. Unabhängig von Ihrer Ausgangsposition finden Sie hier Kriterien, anhand derer Sie eventuelle Probleme einordnen können.

Sexuelle Gewalt

Frühere Erlebnisse von sexueller Gewalt können Frauen noch viele Jahre später daran hindern, ein befriedigendes Sexualleben zu führen. Manche können sich zwar emotional auf eine Beziehung mit einem Mann (oder einer Frau) einlassen, erleben aber erotische Annäherungsversuche als unangenehm oder belästigend. Andere Frauen bleiben im Hass auf den Täter gefangen und meiden Beziehungen. Sie leiden darunter häufig mehr, als unter der nicht gelebten Sexualität.

Es gibt auch in diesem Ratgeber keine »Instant«-Rezepte für die Auflösung von psychischen und körperlichen Traumen, die durch sexuelle Gewalt entstanden sind. Die Einzelarbeit bietet den angemessenen Rahmen, solche traumatischen Erlebnisse zu bearbeiten. Erst nach dem Durchleben von Wut und Hass auf den Täter kann es irgendwann darum gehen, die sexuelle und emotionale Erlebnisfähigkeit wiederherzustellen. Das Erlebnis sexueller Gewalt ist so lange Thema, wie es die Patientin davon abhält, in der Gegenwart zu leben und sich auf die Lebensthemen einzulassen, auf die sie sich einlassen möchte.

Wenn Sie selbst Überlebende sexueller Gewalt sind, finden Sie in diesem Buch viele konstruktive Denkanstöße und Übungen, die Sie mit sich selbst durchführen können. Bitte versuchen Sie jedoch, Ihre eigene Problematik adäquat einzuschätzen. Ein Buch und die Arbeit mit sich selbst ersetzen keine Therapie. Die Arbeit mit diesem Buch kann möglicherweise auch Erinnerungen an traumatische Erfahrungen auslösen. Bitte gehen Sie nicht über Ihre Grenzen, seien Sie bereit, freundlich mit sich umzugehen und suchen Sie sich eine kompetente Ansprechpartnerin, die Ihnen bei der Auseinandersetzung mit den negativen Empfindungen zur Seite stehen kann.

Was den Hass, die Wut oder die Depression sowie die Ohnmachtsgefühle gegenüber diesen Gefühlszuständen angeht, hat sich die homöopathische Medizin bewährt. Arzneimittel wie Natrium muriaticum und Acidum nitricum unterstützen das Loslassen der Erlebnisse und schaffen dadurch die Möglichkeit, sich emotional und mental auf neue Themen und neue Menschen einzulassen. Arzneimittel wie Sepia geben Selbstwertgefühl und Würde zurück.

Sexualstörungen

primär	sekundär
Die primäre Störung besteht schon immer (z.B. Anorgasmie seit der Geschlechtsreife).	Eine sekundäre Störung hat sich erst später, nach einer symptomfreien Zeit entwickelt (z.B. Libidoverlust in der zweiten Ehe, Orgasmusstörung nach einer Geburt oder nach einer Trennung).
initial	**nicht initial**
Eine initiale Störung besteht nur bei den ersten sexuellen Erfahrungen oder immer nur zu Beginn einer neuen Partnerschaft. Hier stellt sich natürlich die Frage, ob es als Störung zu bezeichnen ist, wenn der Sex nicht auf Anhieb klappt, sei es nun beim allerersten Mal oder beim ersten Mal mit einem neuen Partner/einer neuen Partnerin.	Nicht initial nennt die Fachwelt eine Störung, die unabhängig von der Dauer des sexuellen Verhältnisses immer besteht (z.B. Anorgasmie und/oder Schmerzen beim Sex mit jedem Partner/jeder Partnerin).

praktikbezogen	nicht praktikbezogen
Praktikbezogene Störungen treten nur bei bestimmten Formen sexueller Betätigung auf, z.B. beim Geschlechtsverkehr, jedoch nicht bei der Masturbation.	Nicht praktikbezogene Störungen treten bei allen Praktiken auf, in denen die Frau erfahren ist. Wenn eine noch nie probierte Praktik also nicht funktioniert, ist das keine Störung. Nicht praktikbezogene Störungen sind z.B. depressive Verstimmungen, Wutanfälle oder Unterleibsschmerzen, die bei jedem Sexversuch auftreten.
partnerbezogen	**nicht partnerbezogen**
So nennt man eine Störung, die nur bei einem oder bestimmten Partnern/Partnerinnen auftreten. Das Phänomen der partnerbezogenen Störung findet sich häufig bei Frauen, die in einer festen Beziehung sind und einen Liebhaber/eine Liebhaberin haben, weil die alte Beziehung sexuell frustrierend verlaufen ist. Sobald die neue Liebhaberin/der neue Liebhaber in ihr Leben getreten ist, geht mit dem alten Partner/der alten Partnerin gar nichts mehr oder es treten Symptome auf, die den Sex erschweren.	Nicht partnerbezogene Störungen treten bei jedem Partner/jeder Partnerin auf.

situationsbezogen	nicht situationsbezogen
Viele Störungen treten nur unter bestimmten Bedingungen auf, z.B. in Streitsituationen oder bei Stress. Auch hier stellt sich wieder die Frage, inwieweit es sich um eine Störung handelt, wenn frau nicht kann, weil sie Stress hat oder Probleme in der Beziehung. Es gibt sowohl Frauen, die durch Sex Stress abbauen oder einen Streit beenden können als auch Frauen, die Sex erst genießen können, wenn sie sich schon auf andere Art entspannt haben oder in der Partnerschaft wieder Frieden herrscht.	Nicht situationsbezogene Störungen können immer auftreten, ob die Frau unter Stress leidet oder nicht.
akut	**chronisch**
Auch die Dauer der Störung ist ein wichtiges Merkmal. Eine akute Störung tritt erstmalig auf, und das Erlebnis ist neu und frisch. Viele akute Störungen sind Teil eines Verarbeitungsprozesses. So ist es z.B. normal, dass nach einer schmerzhaften Trennung oder dem Verlust eines geliebten Menschen Libidoverlust oder sogar Orgasmusstörungen auftreten. Krankheiten, wie Depressionen, Schwangerschaften, Geburten, Operationen, aber auch Blasenentzündungen, können das sexuelle	Wenn eine Störung chronisch ist, besteht sie schon seit langem, die Frau hat bereits Strategien entwickelt, um damit zu leben, vielleicht hat sie sich auch daran gewöhnt oder schon resigniert.

akut	chronisch
Erleben ebenfalls einschränken. Sobald jedoch die Situationen verarbeitet sind, kommt die sexuelle Funktionsfähigkeit meist von selbst wieder.	
partiell	**total**
Der Schweregrad einer sexuellen Störung lässt sich auch nach der Häufigkeit oder Permanenz ihres Auftretens beschreiben. Eine Orgasmusstörung ist partiell, wenn gelegentlich ein Orgasmus möglich ist.	Beispielsweise bedeutet eine totale Orgasmusstörung, dass es nie zum Orgasmus kommt.

Sexuelle Dysfunktionen

Eine sexuelle Dysfunktion liegt vor, wenn die Sexualität auf Grund von organisch bedingten Funktionsstörungen nicht, nur erschwert oder unbefriedigend gelebt werden kann. Ein typisches Beispiel sind chronische Blasenentzündungen, die die Lust am Sex verhindern. Diabetes führt langfristig zu Durchblutungsstörungen, von denen auch die Sexualorgane betroffen sind. Bei Krebserkrankungen im Urogenitaltrakt werden die befallenen Organe herausgeschnitten und – falls möglich – Plastiken eingesetzt, wodurch jedoch die Sexualfunktion nicht oder nicht vollständig wiederhergestellt werden kann.

Der Grund für eine sexuelle Dysfunktion kann auch Genitalverstümmelung sein. Frauen, deren Sexualorgane beschnitten wurden, haben aufgrund ihrer Verstümmelung meistens Orgasmusschwierigkeiten. Genitalverstümmelung ist übrigens nicht nur in Afrika oder auf der arabischen Halbinsel ein Thema. Auch in Europa wird neugeborenen Mädchen, deren Klitoris »zu lang« ist, diese auf das Normmaß zurechtgestutzt, meistens ohne Absprache mit den Eltern.[1]

1. Wechseljahre

Die Wechseljahre sind keine Krankheit, sondern ein Lebensabschnitt, der genauso wie die Pubertät neue Anforderungen an die Frau stellt. In den Wechseljahren nimmt die Hormonproduktion ab. Als Folge davon lässt bei vielen Frauen die Lubrikation (Feuchtigkeit der Schleimhäute) nach. Die Vaginalhaut wird dünner und empfindlicher, sodass der Geschlechtsverkehr bzw. die Penetration eventuell beschwerlicher wird als früher. Manchmal treten auch Schmerzen auf, die früher eher unbekannt waren. Hilfsmittel wie Gleitgel, östrogenhaltige Salben oder die Einnahme von pflanzlichen Östrogenen können Abhilfe schaffen (siehe Literaturhinweise im Anhang).

2. Kleine Vagina, große Vagina

Genauso wie es große Frauen, kleine Frauen, dicke Frauen und dünne Frauen gibt, gibt es auch kleine und große Vaginen. Wenn Sie das Gefühl haben, eine große Vagina zu haben, die dem Penis Ihres Partners wenig Reibungswiderstand bietet, könnte das jedoch auch mit dem Zustand der Vaginalmuskeln zusammenhängen. Sind diese schlaff und Sie unternehmen während des Geschlechtsverkehrs gar nichts damit, kann es zu dem Gefühl kommen, dass Vagina und Penis nicht zusammenpassen. Die Vagina ist jedoch kein passives Stück Fleisch, sondern ein Organ, mit dem Sie aktiv am Sex teilnehmen können, auch wenn Ihr Partner augenscheinlich den aktiven Part übernimmt. Sie können Ihre Vagina genauso wie andere Körperteile willentlich bewegen. Die meisten Frauen erfahren dies erst nach einer Geburt, wenn die Beckenbodenmuskulatur erschlafft ist und sie Übungen erlernen, die eine Blasenschwäche verhindern sollen. Es ist jedoch grundsätzlich wichtig, die Beckenbodenmuskulatur und die Vaginalmuskeln zu trainieren, um Sex auch genießen zu können.

Trotzdem haben Erfahrungen gezeigt, dass es bei heterosexuellen Paaren wichtig ist, dass Penis und Vagina anatomisch zusammenpassen. Laut Untersuchungen kommt es Frauen weniger auf die Länge des Penis an, als vielmehr auf den Durchmesser. Ein dünner Penis kann in einer großen

Vagina wenig ausrichten und ein dicker Penis verursacht in einer engen Vagina häufig Schmerzen. Ein langer Penis und eine kurze Vagina passen ebenso wenig zusammen wie ein kurzer Penis und eine langgezogene Vagina. Lesbische Frauen, die Penetrationen mögen, haben es hier einfacher. Sie können sich mit auswechselbarem Spielzeug auf den Körper ihrer Partnerin einstellen. Auch bezüglich der anatomischen Details gibt es Vorlieben. Es gibt Frauen, die es mögen, wenn der Penis besonders groß oder dick ist, während es anderen egal ist. Andere Frauen schätzen wiederum einen eher kleinen Penis, vor allem, wenn sie eine eher kleine oder kurze Vagina haben. Im *Kamasutra*, der indischen Liebesschule, wird in diesem Zusammenhang das Beispiel von den Elefanten und den Gazellen angeführt. Eine Elefantenkuh braucht einen Elefantenbullen und ein Gazellenweibchen einen Gazellenmann. Elefantenkühe und Gazellenmänner passen genauso wenig zusammen wie Gazellenweibchen und Elefantenbullen, wobei sowohl Elefanten wie auch Gazellen »normal« sind.

Wenn Sie bisher eher wenig Freude am Sex hatten, könnte das also sowohl mit dem Zustand der Vaginalmuskeln wie auch mit den anatomischen Gegebenheiten zusammenhängen.

Ich bin 45 Jahre alt. Sex hat mir früher wenig Spaß gemacht. Ich hatte immer Schmerzen, auch wenn ich feucht wurde und sexuell erregt war. Meine Partner meinten, dass ich zu eng gebaut sei. Das war zwar blöd, aber schließlich auch nicht zu ändern. Also fand ich mich damit ab. Ich dachte mir, dass Sexualität wohl nichts für mich sei und lebte 20 Jahre ohne Beziehung. Als ich durch die Hormonumstellung in den Wechseljahren Beschwerden bekam, begab ich mich in homöopathische Behandlung, die auch funktionierte. Die Hitzewallungen ließen nach und meine Stimmung wurde besser. Allerdings bekam ich unglaubliche Lust auf Sex, so wie ich es noch nie erlebt habe. Zuerst war ich wütend darüber. Immerhin war ich froh, dass ich das Thema bisher so gut umgehen konnte. Ich erzählte dann von meinem anatomischen Problem, und die Therapeutin empfahl mir, Sex mit einem Mann auszuprobieren, der einen kleinen Penis hatte. Wo sollte ich den denn herkriegen? Aber auch hier hatte sie eine Idee: Aus dem Internet! Ich begann also tatsächlich, einen Mann zu suchen, der einen kleinen Penis hatte. Ich traf mich mit mehreren Männern und hatte auch mit einigen von ihnen Sex. Es war ganz ein-

fach. Ich muss eine sehr erotische Ausstrahlung gehabt haben, jedenfalls funkte es ziemlich bald, und manchmal hatten wir noch am gleichen Tag Sex. Mit einigen war es langweilig, mit anderen war es großartig, aber Schmerzen, oder das Gefühl, zu eng und falsch gebaut zu sein, hatte ich nie wieder. Die Männer passten einfach. Ich habe seitdem Beziehungen zu verschiedenen Männern, und es geht mir viel besser als früher. Am erstaunlichsten finde ich, dass sich meine moralischen Bedenken abgebaut haben. Es ist mir völlig egal, was Andere von meinem Leben halten. Zum ersten Mal stehe ich selbst im Mittelpunkt meines Lebens.

3. Blasenentzündung

Die Anfälligkeit für Blasenentzündungen verleidet so mancher Frau den Spaß am Sex mit Männern. Kaum ist die schöne Liebesnacht vorbei, gibt es ein böses Erwachen: Schmerzen beim Wasserlassen, Brennen, Schneiden, Stechen, blutiger Urin und vergeblicher Harndrang. All die unschönen Symptome einer Blaseninfektion. Ärzte haben diesem Phänomen den Namen Flitterwochenzystitis (engl. »honeymoon syndrome«) gegeben, der mit der Geschichte der Sexualität zusammenhängt: Als Frauen noch jungfräulich in die Ehe gingen, hatten sie den ersten Sex in der Hochzeitsnacht und erlebten die Freuden des Ehelebens in den Flitterwochen sehr häufig in Form von ungewohntem Geschlechtsverkehr. Die ungewohnte mechanische Reizung durch den angetrauten Penis rief bei vielen Frauen eine Entzündung des Harnröhreneingangs hervor. Der Eingang zur weiblichen Harnröhre liegt ziemlich nah unterhalb des äußeren Teils der Klitoris, und die Harnröhre selbst ist zudem sehr kurz, sie erstreckt sich nur wenige Zentimeter bis zur Blase. Da haben Keime, die vom Penis quasi einmassiert werden, einen kurzen Weg.

Das Honeymoonsyndrom tritt heute besonders gerne auf, wenn eine Frau längere Zeit keinen Sex hatte oder Sex mit einem neuen Partner hat.

Es gibt einige Maßnahmen, mit denen sich frau vor dieser unangenehmen Überraschung schützen kann:

Hygiene

Beide sollten vor dem Sex duschen und im Laufe des Tages entstandene Keime mit Wasser und Seife verabschieden.

Falls Sie Analsex praktizieren, muss der Penis vor der nächsten vaginalen Penetration sehr gründlich gewaschen oder in ein Kondom gekleidet werden. Im Enddarm befinden sich Bakterien mit dem unromantischen Namen Escherichia coli (E. coli), die sich auch unter der Vorhaut Ihres Partners sehr wohl fühlen und von dort nur allzu gerne die Harnröhre hinauf krabbeln! Von dort sind sie dann ruckzuck in der Harnblase, in der sie eine Entzündung hervorrufen.

Wasserlassen

Nach dem Sex unbedingt noch mal Wasserlassen. Pinkeln spült die Keime aus der Harnröhre heraus, und Sie haben Ruhe. Kurz duschen und unter der Dusche pinkeln ist auch eine Möglichkeit. Lassen Sie sich dabei jedoch nicht einreden, Sie hätten einen Sauberkeitstick oder wären hypochondrisch veranlagt, sondern erklären Sie Ihrem Partner, dass sie sich vor einer Blaseninfektion schützen möchten.

Kondome

Kondome schützen nicht nur vor dem HI-Virus sondern auch vor anderen Keimen, die z.B. eine Harnwegsinfektion hervorrufen können.

Wenn es für diese vorbeugenden Maßnahmen schon zu spät ist und Sie bereits Symptome haben, können homöopathische Mittel einen leichten Infekt ausheilen:

Die *Spanische Fliege* hilft, wenn die Schmerzen vor allem schneidend sind und Sie trotzdem noch Lust auf Sex haben; wenn Sie hin- und hergerissen sind zwischen den Schmerzen und der Begierde:
Cantharis D 12 Tabletten
Anwendung:
Alle 2 Stunden 1 Tablette, bis die Symptome deutlich abklingen.

Staphisagria ist das Mittel der Wahl, wenn Sie heftigen Sex hatten und sich fragen, ob es richtig war, sich schon zu Beginn der Beziehung so gehen zu lassen, wenn Schuldgefühle auftreten und Sie es bereuen, so schnell, so heftig oder gerade mit diesem Mann Sex gehabt zu haben:
Staphisagria C 200

Anwendung:
1 x 5 Globuli in einem Glas Wasser auflösen und alle 2 Stunden einen Schluck trinken. Das Wasser vor jedem Schluck kräftig umrühren (es ist dabei egal, ob der Löffel aus Metall oder Plastik ist).

Pulsatilla sollten Sie einnehmen, wenn Ihnen weinerlich zumute ist, wenn Sie feststellen, dass Sie krank sind. Damit haben Sie nicht gerechnet. Die Symptome sind nicht besonders heftig, aber es brennt vor und nach dem Wasserlassen. Ihnen ist ein bisschen kalt. Außerdem befürchten Sie, dass Ihr neuer Freund vielleicht das Weite suchen könnte oder dass ihm der Sex mit Ihnen nicht gefallen haben könnte. Sie sind verunsichert und haben Angst, dass er sie weniger mögen könnte, weil Sie jetzt krank sind. Vielleicht haben Sie sogar große Angst, dass er Sie jetzt alleine lassen könnte und fangen an zu klammern. Wenn Sie sich dabei ertappen, ihn nach der Zukunft Ihrer Beziehung zu fragen oder herausfinden zu wollen, ob er sie liebt und jetzt ihr fester Freund ist, sollten Sie schleunigst Pulsatilla einnehmen und sich darüber klar werden, dass sie diese Fragen beim nächsten Mal vor dem Sex stellen sollten!
Pulsatilla C 30 Globuli
Anwendung:

1 x 5 Globuli auf der Zunge zergehen lassen. Die Einnahme wiederholen, wenn die Symptome nach einigen Stunden oder später wiederkehren.

Allgemein gilt:
Keine Wärmflasche auf den Bauch! Bakterien lieben Wärme und vermehren sich umso schneller, je gemütlicher man es Ihnen macht.

Pro Tag 2-3 Liter Wasser oder Kräutertee trinken, um die Blase durchzuspülen. Wenn die Bakterien schnell herausgespült werden, können sie sich weniger leicht vermehren.
Nehmen Sie ein basisches Nahrungsergänzungsmittel wie z.B. Basica vital zu sich. Wenn der Urin weniger sauer ist, brennt es trotz der Entzündung weniger beim Wasserlassen!

Wenn Sie den begründeten Verdacht haben, dass sich Darmbakterien in die Harnblase geschmuggelt haben, können Sie Ihre Maßnahmen mit einer Arznei namens Sanukehl coli D 6 unterstützen. Hiervon 2 x täglich 6 Tropfen einnehmen. Sanukehl coli D 6 ist ein so genanntes isopathisches

Präparat, bei dem Coli-Bakterien selbst zu einem homöopathischen Arzneimittel verarbeitet werden. Diese Anwendung ist keine rein homöopathische, bei der Ausleitung von E. coli ist sie jedoch unschlagbar.

Wenn die Symptome nicht abklingen oder stärker werden, sollten Sie einen Arzt/eine Ärztin aufsuchen oder sich an Ihre/n Homöopathin/en wenden. Die meisten auf diese Weise entstandenen Harnweginfektionen lassen sich ohne Antibiotika ausheilen. Es kann jedoch sein, dass eine andere homöopathische Arznei angezeigt ist, oder dass eine höhere Potenz als hier angegeben verordnet werden muss.

Sobald Nierenschmerzen auftreten, sollten Sie unbedingt einen Arzt/eine Ärztin aufsuchen und eine Ultraschalluntersuchung durchführen lassen. Wenn Sie keine Behandlung mit Antibiotika wünschen, ist auch eine beginnende Nierenbeckeninfektion homöopathisch auszuheilen.

Funktionelle Sexualstörungen

Funktionelle Sexualstörungen umfassen alle Problembereiche in der Sexualität, bei denen psychische Ursachen angenommen werden. Hier kommt es zu Störungen im Verhalten, Erleben und in physiologischen Reaktionsweisen, die eine für beide Partner befriedigende sexuelle Interaktion beeinträchtigen oder unmöglich machen.

Libidoverlust, Anorgasmie, Orgasmusschwierigkeiten, Schmerzen beim Sex, Scheidenkrämpfe sind die klassischen Sexualstörungen bei Frauen. Die so genannte »Frigidität«, also Gefühlskälte, ist eine Erfindung männlicher Wissenschaftler. Natürlich gibt es Frauen, die keine Lust auf Sex haben, sich dem Sex deshalb auch verweigern, oder bei erotischer Berührung keine sexuelle Erregung empfinden. Häufig ist das jedoch eine Folge von emotionaler oder psychosexueller Traumatisierung. Anders ausgedrückt: Wenn eine Frau keinen Bock auf Sex mit ihrem Partner/ihrer Partnerin hat, gibt es dafür Gründe. Wenn diese Gründe aus dem Weg geräumt sind, verändert sich meistens auch ihre Empfindungsfähigkeit.

Neben konkreten Sexualstörungen berichten mir Patientinnen in der Praxis noch von anderen Einschränkungen, die sie im Zusammenhang mit ihrer Sexualität erleben. Sie berichten beispielsweise von depressiven Verstimmungen, Wutanfällen und aufkeimender Abneigung gegen den-

Partner oder die Partnerin, die verstärkt nach dem Sex auftreten, auch und gerade, wenn der Sex schön war.

Aus psychologischer Sicht liegt die Vermutung nahe, dass die emotionalen Verstimmungen aus tiefer liegenden Problemen resultieren, die bearbeitet werden müssen. Doch vor allem, wenn die Frauen sich nicht an sexuelle Gewalt oder andere Traumatisierungen erinnern oder sogar felsenfest davon überzeugt sind, dass sie weder das eine noch das andere erlebt haben, ergeben sich aus diesem Modell einige Schwierigkeiten. Die Annahme, etwas läge in der Vergangenheit, das sich noch immer in der Gegenwart auswirkt, löst Gefühle von Ohmacht aus und verstärkt die Handlungsunfähigkeit. Die intellektuelle Auseinandersetzung mit einer nur angenommenen psychischen Traumatisierung bringt häufig gar nichts und verleidet Frauen nur die Lust am Sex, weil sie dauernd denken: Was ist nur mit mir? Warum habe ich diese Gefühle? Habe ich vielleicht etwas Furchtbares erlebt und es verdrängt?

In der homöopathischen Sprechstunde forschen wir weniger nach den psychologischen Ursachen, sondern vielmehr nach dem passenden Mittel für die Beschwerden der Patientin. Wir gehen davon aus, dass die Lösung in der Zukunft und in den konstruktiven Aspekten der Persönlichkeit liegt. Gerade wenn emotional gelagerte Beschwerden Gefühle der Hilflosigkeit hervorrufen, geht es darum, diese beeinflussbar zu machen.

Die Sexsucht

Obwohl immer wieder von Sexsucht gesprochen oder geschrieben wird, ist sie noch keine Erkrankung im psychodiagnostischen Sinne. Sexsucht wird eher mit Männern als mit Frauen in Verbindung gebracht. Aus der Praxis kenne ich Frauen, die unter dem Zwang stehen, sich zu prostituieren und einfach nicht damit aufhören können. Auch so genannte nymphomanische Episoden können ein Problem darstellen, wenn die Patientin darunter leidet oder sich damit in Gefahr bringt. Häufig ist sexuelles Suchtverhalten mit Beziehungssucht verknüpft. Manche Frauen lassen sich in selbstzerstörerischer Absicht auf unverbindlichen Sex mit mehr oder weniger unbekannten Männern ein, andere tun es mit dem Ziel, dadurch eine Beziehung einzugehen. Sie erwarten von ihren Sexpartner/innen, dass diese sich dann auch wie in einer Beziehung verhalten. Das tun sie jedoch meistens nicht, und für die betroffene Frau wird diese Geschichte zu einem ihr Leben bestimmendes Thema. Nicht selten vernachlässigt sie ihren Beruf, ihre Kinder, ihre Freundinnen, gibt Geld aus, das sie nicht hat und fühlt sich nur noch wohl, wenn die neue »Beziehung« sich gemeldet hat, wenn sie mit der jeweiligen Person zusammen ist, oder wenn diese ihren Besuch angekündigt hat. Natürlich sind die Grenzen zwischen pathologischem Partnerschaftsverhalten (die Kunst, immer wieder an die falschen Menschen zu geraten) und Sucht hier fließend. So tritt das oben beschriebene Verhalten oft auch nur phasenweise auf. (Siehe auch Natrium muriaticum in Kapitel 8).

Auch wenn die extrem ausgeprägte Sexsucht bei Frauen eher selten auftritt, seien hier einmal die wichtigsten Kriterien für Sucht im Allgemeinen und die Sexsucht im Besonderen genannt[2]. Manche Leserin wird die eine oder andere Verhaltensweise vielleicht in abgeschwächter Form bei sich wiederfinden, und häufig bringt die Auseinandersetzung mit den Verhaltensextremen einen Denkprozess in Gang, der einen konstruktiveren Umgang mit der eigenen Sexualität zur Folge hat. So können auch Sie sich fragen, ob Sie das eine oder andere Verhalten vielleicht in abgeschwächter Form schon einmal oder öfters an sich beobachtet haben.

Kontrollverlust

Der Kontrollverlust ist eines der wichtigsten Kriterien bei Sucht. Sexuelles Verhalten gerät außer Kontrolle. Es besteht ein Zwang, sich so oder so zu verhalten, z.B. immer wieder Kontakte herzustellen, die anonymen, schmerzhaften Sex ermöglichen.

Schädlichkeit

Das Verhalten hat negative Folgen: psychosozial, finanziell, gesundheitlich. Z.B. besteht bei anonymem Sex die Gefahr, an eine gewalttätige Person zu geraten. Bei ungeschütztem Sex besteht ein erhöhtes Infektionsrisiko. Wer als

Schädlichkeit

Voyeur oder Exhibitionist erkannt wird, hat mit psychosozialen Folgen zu rechnen. Frauen, die unter dem Zwang stehen, sadomasochistischen Sex mit Unbekannten zu pflegen, erleiden häufig körperliche Verletzungen und psychische Traumatisierungen.

Zwanghaftigkeit

Trotz der bekannten Konsequenzen kann das Verhalten nicht beendet werden. Die Frau kann nicht einfach aufhören, sich z.B. den Nachbarn nackt im Bad zu zeigen oder eindeutig zweideutige Kontaktanzeigen aufzugeben. Sie kann nicht aufhören, unverbindlichen Sex mit fremden Personen zu haben, obwohl sie weiß, dass sie sich damit körperlich und seelisch schadet.

Destruktivität

Das sexuelle Verhalten ist häufig hoch riskant und selbstzerstörerisch. Extrembeispiele sind z.B. ungeschützter Geschlechtsverkehr, anonymer Sex, sadomasochistischer Sex mit Fremden. Das zwanghafte Ausüben dieses Verhaltens weist häufig auf eine Persönlichkeitsstörung hin. Aber auch die so genannte »pathologische Partnerwahl« kann zu destruktivem Sexualverhalten führen. Frauen, die sich immer wieder auf aggressive, drogenabhängige oder emotional kalte Männer einlassen, leben häufig auch destruktive Elemente in der Sexualität aus.

Leidensdruck

»Dann hör doch einfach mal auf damit!«, sagen Freundinnen, aber die Betroffene kann aufgrund des inneren Zwanges nicht aufhören. Das Wissen und das Bewusstsein um die Störung sowie deren Folgen erhöhen den Leidensdruck. Durch die Kombination von Leiden und Zwanghaftigkeit entstehen starke Schuldgefühle.

Bewältigungsversuche

Die Betroffene versucht, sich zu bezwingen und ihre Neigung in Vorstellungen und Phantasien zu leben, um sie nicht in der Realität leben zu müssen und so den inneren Druck abzubauen.

Dosissteigerung

Es kommt immer wieder zur Ausübung des Verhaltens, und mit der Zeit wird der innere Druck dadurch immer weniger stark abgebaut. Augenblickliche Aktivitäten reichen nicht mehr zur Befriedigung aus. Daraufhin nehmen Häufigkeit und Intensität des destruktiven Verhaltens zu.

Emotionale Destabilisierung

Das sexuelle Verhalten führt aufgrund des inneren Widerstreits zwischen Verstand und Sucht zu Stimmungsschwankungen, Depressionen, Ausrastern bis hin zu Selbstmordneigung.

Dominanter Verhaltensbereich

Der Zeitaufwand für die Beschaffung von Sex, von sexuellen Kontakten (beispielsweise im Internet) oder die Erholung von sexuellen Aktivitäten nimmt zu.

Einengung des Verhaltens

Da die Sexsucht so viel Raum im Leben einnimmt, werden andere Lebensinhalte wie Beruf, Hobbys oder Freundeskreis vernachlässigt. Es kommt immer mehr zur psychosozialen Isolation.

Risikofaktoren für die Entstehung sexuell süchtigen Verhaltens [3]

Die Risikofaktoren für Sexsucht sind ähnlich wie die für andere Süchte und psychische Erkrankungen.

1. Dysfunktionale Herkunftsfamilie mit abwesenden oder unkommunikativen Eltern – die traurige und einsame Kindheit

Eine dysfunktionale Familie ist eine Familie, die als solche nicht funktioniert, weil durch das Verhalten der Eltern kein oder zu wenig Raum für die Bedürfnisse des Kindes gegeben ist. In einer solchen Familie wird die Entwicklung des Kindes eher gehemmt und negativ beeinflusst als gefördert. Im Zusammenhang mit Sexsucht ist mangelnder oder destruktiver sozialer Kontakt der Risikofaktor. Kinder erleben Einsamkeits- und Verlassenheitsgefühle, die je nach Familiensituation zum Dauerzustand werden. Sexualität erfüllt den Zweck, diese Verlassenheitsgefühle zu kompensieren.

2. Rigider, strafender Erziehungsstil ohne Wärme, Ermutigung und Vertrauen

Durch den harten Erziehungsstil der Eltern hat das Kind nicht gelernt, freundlichen und kontinuierlichen Kontakt aufzubauen und zu pflegen. Das wird später durch Sex kompensiert.

3. Suchtkranke Eltern

In Untersuchungen wurde festgestellt, dass Kinder von suchtkranken Eltern häufiger durch süchtiges Verhalten auffallen als Kinder von nicht suchtkranken Eltern. Die Frage, ob das Verhalten vom Kind modellhaft erlernt wurde, ob es durch ein Sucht-Gen vererbt wurde, oder ob eine Kombination der beiden Faktoren das Suchtverhalten bewirkt, ist noch nicht endgültig geklärt.

4. Sexueller Missbrauch

Menschen, die in ihrer Kindheit sexuelle Übergriffe oder Misshandlungen erlebt haben, reagieren im Erwachsenenalter häufig mit einer Wiederholung des Missbrauchs auf unterschiedlichen Ebenen. Besonders für diejenigen, die durch den sexuellen Missbrauch keine offensichtliche körperliche Verletzung davongetragen haben, ist erotisiertes Verhalten eine grundlegende Kommunikationsform. Häufig haben sie als Kinder gelernt, nur durch sexuelles Verhalten Aufmerksamkeit und Zuwendung zu erhalten. Untersuchungen haben gezeigt, dass viele erwachsene Frauen, die sich prostituieren, als Kinder sexuelle Gewalt erlebt haben.

Anmerkungen

1 Lightfoot-Klein, Hanny: *Der Beschneidungsskandal.* Berlin 2003.

2 Carnes, Patrick: *Wenn Sex zur Sucht wird.* München 1992.

3 Cordasco, C. F.: »Sex addiction«, in: *N C Medical Journal* 1993 Sept.; 54(9): 457-60.

Teil II

Auf dem Weg zu sich selbst

5. Kapitel

Sexfantasien: Das Gehirn als unser größtes Sexualorgan

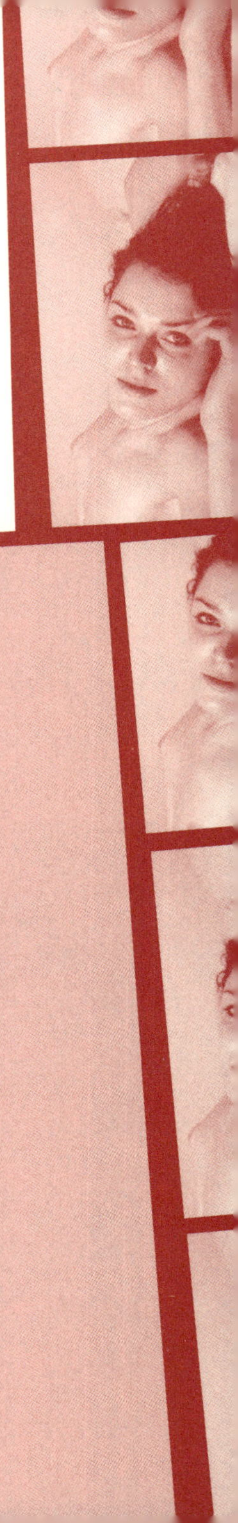

Sex beginnt im Kopf und somit ist unser Gehirn unser größtes und wichtigstes Sexualorgan. Erst durch die gedankliche Verknüpfung mit Bildern, Erinnerungen, Vorstellungen und Gefühlen werden bestimmte Körperzonen erogen. So kommt es, dass neben der emotionalen Komponente vor allem Fantasien eine große Bedeutung für die Libido und das Sexualerleben haben. Berührung und sexuelle Stimulation machen erst dann Spaß, wenn das Gehirn es zulässt, egal ob allein oder mit einem Partner/einer Partnerin.

Sie können nicht einfach Ihre Hand zwischen Ihre Beine legen und erwarten, dass Sie automatisch zum Orgasmus kommen. Zwar ist heute bekannt, dass es Mechanorezeptoren an der Klitoris gibt, aber auch das erklärt nur, wie die Impulse weitergeleitet werden, und nicht, wie ein Orgasmus zustande kommt. Der Orgasmus ist kein rein mechanischer Prozess, sondern ebenso ein mentaler und ein chemischer. Das Gehirn regelt den Ausstoß von Chemikalien, die den Orgasmus erst möglich machen.

Deshalb können Sie Fantasien gezielt einsetzen, um Lust zu bekommen. Willkürliche Fantasien regen die Körperchemie an. Spontan auftretende Fantasien, die Sie beispielsweise auf dem Weg zur Arbeit oder beim Einkaufen »überfallen«, sind eine Botschaft der Körperchemie, die Ihnen sagt: Es ist so weit, ich bräuchte jetzt mal wieder Sex.

Es ist ein weit verbreitetes Märchen, dass Frauen nicht an Sex denken und weniger an Sex interessiert sind als Männer. Die Vorstellung, Frauen hätten keine oder weniger sexuelle Fantasien als Männer, ist vielleicht entstanden, weil Frauen lange nicht nach ihren sexuellen Fantasien gefragt wurden und dann auch nicht sofort bereitwillig Auskunft gaben. Die sexuellen Fantasien von Frauen werden von der ganzen Bandbreite menschlichen Verhaltens bestimmt. Sexualwissenschaftler/innen vermuten, dass die Gedanken, die eine Frau erregen, schon in sehr jungen Jahren festgelegt werden, vielleicht sogar schon vor der Pubertät. Erfahrungen in Kindheit und Jugend können die Grundlage unserer erwachsenen Fantasien werden. Unsere ersten sexuellen Erfahrungen haben wir vielleicht im unmittelbaren Familienkreis gemacht, sei es der kurze Anblick des Penis des eigenen Vaters oder Doktorspiele mit Geschwistern.

Traditionell wurden in den Medien eher die Fantasien von Männern bedient. Heute geht beispielsweise die Werbung auch verstärkt auf Frauen ein. In einem Werbefilm für Toilettenpapier zieht eine Frau einem Mann die Unterhose herunter und erfreut sich an seinem Allerwertesten. Auf einem Plakat, das für einen Männerduft wirbt, räkelt sich ein muskulöser und stark behaarter Mann in der Sonne. Seine Achselhaare sind dabei auf Augenhöhe der Betrachterin, und manche Frau wird sich fragen, wie der Mann wohl riecht.

Auch Frauen werden in der Werbung immer öfter von einer dominanten, aktiven oder androgynen Seite gezeigt, was so manches Frauenherz höher schlagen lässt, frau denke nur an die eine oder andere Zigarettenwerbung.

Frauen haben sexuelle Fantasien während der Hausarbeit, beim Telefonieren, während des Sex, bei der Arbeit, beim Autofahren, während eines Kinobesuchs oder beim Mittagessen. Unanständige Fantasien sind eine hervorragende Möglichkeit, mit Langeweile umzugehen und die eigene Sexualität zu erkunden. Im Arbeitsumfeld und beim Autofahren sind sexuelle Fantasien mitunter unpassend, ansonsten können sie immer passend gemacht werden.

Leider haben Frauen häufig Schuldgefühle und das Gefühl, der eigenen Partnerin oder dem eigenen Partner untreu zu sein, wenn sie sich Sex mit Anderen oder mehreren anderen Personen vorstellen. Aber mal ehrlich: Manchmal ist der Sex mit dem Partner/der Partnerin einfach langweilig, oder mit der Zeit ist Routine eingekehrt, die die Lust killt. Wodurch Sie sexuell erregt werden, haben Sie nicht wirklich unter Kontrolle, Sie können es nur für sich nutzen. Wenn Sie sich den eigenen Partner/die eigene Partnerin als Vergewaltiger, als mittelalterlichen Ritter, als zartfühlende Prinzessin oder als lederbekleidete Motorradlady vorstellen, gehen Sie nicht fremd, sondern bereichern Ihr gemeinsames Liebesleben.

Brave Mädchen verweigern sich selbst die sexuelle Lust, böse Mädchen tun für sich, was sie können.

Die Gedanken sind frei und Fantasien sind safe. Jede Frau kann über alles fantasieren. Angefangen bei der romantischen, nicht-sexuellen Verführung bis hin zur brutalen Vergewaltigung und Folter ist in der Fantasie alles erlaubt.

Auf jeden Fall sind Fantasien eines der erfolgreichsten Mittel und Wege, das sexuelle Empfinden zu steigern und die Facetten der eigenen Lust zu entdecken. Damit haben sie auch einen »therapeutischen« Effekt. Fantasieren Sie also drauf los, gestatten Sie sich, Ihre Fantasien bis ins kleinste Detail auszuschmücken und Ihre Wünsche so immer besser kennen zu lernen.

Beliebte Fantasie-Szenarien

Vergewaltigungsfantasien

Die fantasierte Vergewaltigung erlaubt es Frauen, sexuell aktiv zu sein, ohne für ihre Handlungen verantwortlich gemacht werden zu können. Indem Sie sich entscheiden, vergewaltigt zu werden, können Sie nicht mehr kontrollieren, was passiert; es liegt nicht mehr an Ihnen, die Contenance zu bewahren oder andere Erwartungen zu erfüllen, die an Ihr gesellschaftlich angepasstes Ich gestellt werden. So bleiben Sie immer ein braves Mädchen, sogar beim unanständigsten Sex. Die Vergewaltigungsfantasie erlaubt es Ihnen, Aspekte Ihrer Sexualität zu erkunden, die Sie im »richtigen Leben« nicht erkunden können. Im »richtigen Leben« behalten Sie sich im Griff, in der Fantasie bestimmen Sie das Geschehen, können aber die Kontrolle über sich selbst aufgeben, und hierin besteht der Unterschied zu einer tatsächlichen Vergewaltigung. Falls Sie sich jetzt angeekelt abwenden möchten, oder falls Ihnen Schuldgefühle bewusst werden, die Sie haben, weil Sie diese Fantasie mögen, sollten Sie sich konsequent bewusst machen, dass Vergewaltigungsfantasien Ausdruck eines sexuellen Verlangens nach Kontrollverlust sind, der aber gerade durch die Fantasie geschützt ist. Es ist völlig klar, dass eine Frau, die sich mit Fantasien über Kontrollverlust vergnügt, nicht den Wunsch nach einer realen Vergewaltigung hat.

Sex mit einer Frau

Eine Fantasie über Sex mit einer anderen Frau kann sehr erregend erlebt werden, egal ob Sie sich generell eher zu Frauen oder zu Männern hingezogen fühlen. In der Fantasie sind Frauen vielleicht die besseren Liebhaberinnen, weil sie die gleiche Anatomie haben und ein Wesen, das uns vertrauter ist, weshalb die eigenen Bedürfnisse besser befriedigt werden können. Frauen werden oft als zärtlicher, sanfter und hingebungsvoller wahrgenommen, während Männer als fordernd und egoistisch gelten. In der Fantasie erleben auch heterosexuelle Frauen mitunter gerne den Sex mit einer Frau. Auch die Variante, in der eine der Frauen die »männliche« Rolle übernimmt und ihre Partnerin mit einem Dildo oder anderen Spielsachen stimuliert, kann sehr anregend sein.

Anonymer Sex mit einem/einer Fremden: Sie kam, sah und fickte

Anonymer Sex bietet eine andere Variante von gesteuertem Kontrollverlust. Auch mit dieser Fantasie ist es möglich, eingefahrene Gleise zu verlassen und die eigene Lust hemmungslos auszuleben, ohne den guten Ruf aufs Spiel zu setzen. Auch das Verbotene, das gesellschaftlich Sanktionierte daran, Sex mit einer/einem Fremden zu haben, kann sehr reizvoll sein.

Die Vorstellung, einem Mann zu begegnen, ihn anziehend zu finden und auf der Stelle Sex mit ihm zu haben, kann und darf auch Sie erregen. Es darf auch die Fahrradkurierin sein, die morgens in Ihr Büro hereinschneit und der Sie in Ihrer Fantasie unauffällig in den Aufzug folgen.

Sex mit dem/der Ex

Auch wenn die Beziehung mit der/dem Ex schon lange ad acta gelegt ist, kann der fantasierte Sex mit ihr oder ihm eine Bereicherung des eigenen Sexuallebens darstellen. Hier weiß frau, was sie hat. Wenn es früher geklappt hat, klappt es in der Fantasie erst recht.

Auch die Erinnerung an ein besonderes Erlebnis, wie einen One-Night-Stand oder einen Urlaubsflirt, kann sehr erregend sein. Die Erinnerung an frühere Zeiten kann das aktuelle Liebesleben ordentlich aufmischen.

Rollenspiele: Sehr böse Mädchen

Brave Mädchen kommen in den Himmel, böse Mädchen kommen überall hin. Brave Mädchen sind anständig, böse Mädchen haben guten Sex. Böse Mädchen haben nicht nur Sex, sondern sie haben heißen, unanständigen Sex. Sie ziehen sich aufreizend an, sind sexuell sehr offen, geben sich hemmungslosem Sex hin, prostituieren sich oder strippen vor aufgegeiltem Publikum.

Wir leben alle mehr oder weniger angepasst, haben meist einen Job, Arbeitskolleginnen, Familie, Nachbarn, eine Wohnung, eine Waschmaschine und was zu einem normalen Alltag noch dazugehört. Fantasien vom »bösen Mädchen« ermöglichen den Ausbruch, ohne sozialen Schutt zu hinterlassen.

In der Fantasie kann auch ein großer Altersunterschied zwischen Sexpartner/innen sehr erregend sein, ohne dass dies etwas mit einer Inzest-Fantasie zu tun hätte. Vielleicht mögen Sie in Ihrer Vorstellung Lolita-Sex und bringen Ihren Partner/Ihre Partnerin dazu, Ihrem Unschulds-Appeal zu verfallen. Rasierte Schamhaare, Feinripp-Slip und Minikleidchen sind das ultimative Equipment für Ihren privaten Schulmädchenreport.

Dressed to kill: Die Sexgöttin

Vielen Frauen gefällt die Vorstellung, dass sie so unwiderstehlich sind, dass sie von Allen begehrt werden. Eine andere Variante ist, dass sie von einem prominenten und damit sonst unerreichbaren Mann oder einer berühmten Frau begehrt werden. In der Fantasie kann eine Frau sich aussuchen, wie sie aussieht, welche Kleidung sie trägt und was sie weglässt. Sie kann sich aufreizendes Benehmen gestatten und die Aufmerksamkeit, die sie erregt, genießen.

Der Prinz auf dem Pferd: Sanfte Schwingen der Leidenschaft

Auch romantischer, völlig unrealistischer Sex kann sagenhaft antörnen. Manche Frauen träumen davon, auf einem Pferd entführt, um dann von ihrem Prinzen verführt zu werden. Diese Fantasien drehen sich vielleicht nicht um Penetration oder Oralsex, aber sie sind nicht weniger erregend. Millionen von Frauen, die die ständig neu erscheinenden Arztromane und Liebesabenteuer verschlingen, können nicht irren. Romane voller bebender Lippen, wogender Brüste und pochender Zentren der Lust sind für Frauen, was der *Playboy* für Männer sein mag – sexuelle Stimulation. Mit dieser traditionellen Form von Fantasie kann frau sich ausleben, solange sie ihre Fantasie nicht mit der Realität durcheinander bringt.

Macht und Ohnmacht im Spiel: Dominanz, Unterwerfung, Schmerz und Lust

Frauen übernehmen inzwischen nicht nur in der Gesellschaft eine dominantere Rolle, sondern Nancy Friday zufolge, auch immer öfter in ihrem Sexleben. Sie sagen, wo es langgeht und bestimmen, was passiert. Sie können Männer und Frauen zu ihrem eigenen Vergnügen benutzen – zumindest in ihren Fantasien. Diese Fantasien erlauben es Frauen, die dominante Rolle beim Sex zu erforschen. Sie bekommen, was sie wollen, egal mit welchen Mitteln.

In einer sexuellen Beziehung, die von Dominanz und Unterwerfung geprägt ist, hat nicht, wie viele annehmen, der Herr/die Herrin (auch »Top« genannt) die Kontrolle über das Geschehen, sondern die/der Untergebene, auch »Bottom« genannt. Ein Frau, die sich vorstellt, unterwürfig oder eine Sklavin zu sein, erzeugt ein Szenario, in dem ihre Bedürfnisse immer erfüllt werden, obwohl sie nicht bestimmt, was mit ihr passiert. In der Fantasie macht der Meister/die Meisterin immer, was die Sklavin/der Sklave will.

Fantasien von Bestrafung für »sexuelle Vergehen« oder banale Unartigkeiten durch Schläge, Folter und andere Peinigungen sind eine andere Facette des Spiels. Schmerz kann Lust erzeugen, und das nicht nur in der Fantasie. Wer glaubt, dass Frauen, die in ihrer Fantasie gerne Schläge bekommen, weil sie unartig waren, schon in ihrer schlimmen Kindheit häufig geschlagen wurden, der irrt. Manche Frauen wurden nie geschlagen und haben diese Fantasien trotzdem schon früh entwickelt.

Inzest und unpassende Partner

Auch wenn Inzest eines der größten Tabus in unserer Gesellschaft ist, kommt er doch oft in sexuellen Fantasien von Frauen vor. Auch Frauen, die als Kind sexuelle Gewalt erfahren haben, können Fantasien über diese Geschehnisse haben, die sie erotisch erregen. Das bedeutet keinesfalls, dass sie in irgendeiner Weise für diese Gewalttaten mitverantwortlich waren, oder den Aktivitäten zugestimmt hätten. Diese Fantasien haben auch keine Auswirkungen auf das richtige Leben. Inzestfantasien können sich auf nahe Verwandte wie den Vater, die Mutter, Schwestern und Brüder beziehen, sind allerdings kein verlässlicher Hinweis auf verdrängte Missbrauchserlebnisse in der Kindheit. Sie sind auch bei Frauen beliebt, die als Kinder keine sexuellen Übergriffe erfahren haben.

Sex mit Tieren

Auch wenn dies ein weiteres Tabuthema ist: Viele Frauen genießen Sexfantasien mit Tieren, meistens Hunden oder Pferden. Eine weitere Spielart drückt sich darin aus, dass manche Frauen sich gerne in der Rolle des Tieres erleben. Ponygirls sind vielleicht die bekannteste Variante. Da sich sogar in herkömmlichen Sex-Shops Analstöpsel mit »Pferdeschwanz« erwerben lassen, scheint diese Fantasie nicht so selten zu sein. Im Internet finden sich Etablissements, in denen Frauen sich in Käfigen oder Ställen aufhalten oder sich auch vor einen Trabrennwagen anspannen lassen können.

Man geht davon aus, dass auch diese Fantasien in der Kindheit geprägt wurden. Frauen, die solche Vorstellungen erregend finden, haben vielleicht als Kind diese Tiere beim Sex beobachtet, oder ein Hund oder Pferd war in einer erotischen Situation zugegen. Es kann auch sein, dass ein Tier sich ihnen gegenüber sexuell verhalten und damit einen bleibenden Eindruck hinterlassen hat. Ein weiteres Fantasieszenario, welches Sie sich auch durchaus erlauben dürfen.

Erlaubt ist, was gefällt

Welche Fantasien sind gesund, normal und passend? Welche sind krank, gefährlich und Ausdruck einer gestörten Persönlichkeit? Viele Frauen zensieren ihre sexuellen Fantasien, unterdrücken sie und nehmen dafür Empfindungsverlust in Kauf, weil sie um jeden Preis »normal« sein wollen und glauben, dass normale und geistig gesunde Frauen keine Fantasien über Vergewaltigung oder Sex mit Tieren oder Ähnliches haben dürften. Sexuelle Fantasien zu zensieren, ist jedoch eine masochistische Beschneidung unserer persönlichen Freiheit.

Fantasien heißen Fantasien, weil sie nicht »real« sind. Weil sie nicht real sind, fügen sie niemandem Schaden zu. Fantasien über »perverse« oder illegale Handlungen bedeuten nicht, dass Sie diese unbedingt in der Realität ausleben wollen. Das trifft sogar eher selten zu. Sie mögen eine Frau sein, die ihren ethischen Prinzipien immer treu ist. Unabhängig davon sind Sie jedoch wahrscheinlich außerstande, das zu beeinflussen, was Sie sexuell erregt. Vielleicht kommen neue Auslöser der Lust dazu, während andere mit der Zeit weniger interessant für Sie werden, aber gerade die früh geprägten sexuellen Stimuli bleiben meistens für immer bestehen.

Mit dem Versuch, Ihre Fantasien zu unterdrücken, weil Sie sie für unpassend, falsch oder politisch nicht korrekt halten, richten Sie Aggressionen gegen sich selbst. Je mehr die eigenen Fantasien abgelehnt werden, desto stärker und bedrängender können sie werden. Dies kann so weit führen, dass partnerschaftlicher Sex gar nicht mehr klappt. Erfahrungsgemäß müssen Sie zuerst Ihre eigene Sexualität mit ihren individuellen Lustauslösern akzeptieren, bevor partnerschaftlicher Sex und Masturbation wieder Freude machen.

6. Kapitel

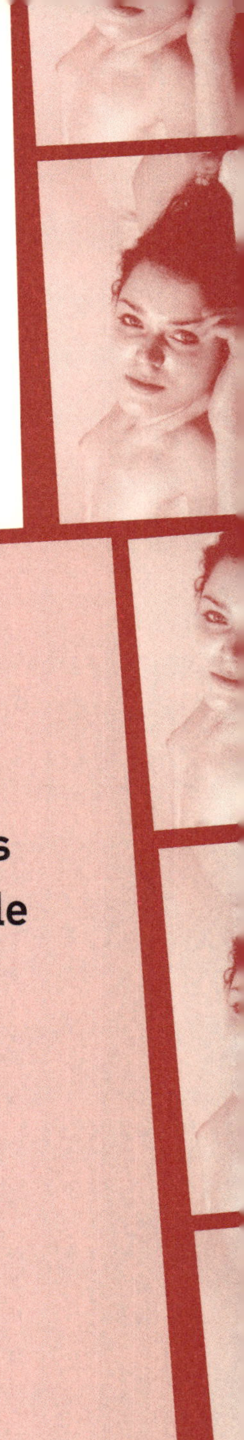

Anleitung zum Selbermachen: Vom therapeutischen Orgasmus bis zur eigenen Orgasmusschule

A

108908216

K

176317037

H

K

27 35155 11

Kleine Geschichte des Vibrators

In ihrem Buch *The Technology of Orgasm* beschreibt Rachel Maines,[1] dass im ausgehenden 19. Jahrhundert in Europa und den USA viele Frauen unter Hysterie litten und von ihrem jeweiligen Hausarzt mit manueller Stimulation des Genitalbereiches behandelt wurden. Der Begriff »Hysterie« war, bevor Freud sie neu definierte, eine Umschreibung von Symptomen, die angeblich durch die Gebärmutter hervorgerufen wurden. Gemeint waren Unzufriedenheit, Unleidlichkeit, depressive Verstimmungen und psychosomatische Beschwerden, wie Kopfschmerzen. Dass viele Frauen mit diesen Symptomen schlicht sexuell vernachlässigt und frustriert waren, wurde geflissentlich übersehen. Schließlich diente der eheliche Beischlaf nur der Befriedigung des Mannes. Sexuelle Lust von Frauen wurde pathologisiert und durch die Handarbeit des Arztes beseitigt. Der Arzt kam mitunter wöchentlich und sorgte für Entladung. Die Ehemänner der Patientinnen sahen darin nichts Ungewöhnliches.

Im Laufe der Zeit wurden dann medizinische Geräte entwickelt, die in einigen Minuten das erreichten, was sonst von der Fingerfertigkeit des Arztes abhing: elektrisch betriebene Massageeinrichtungen, die über einem Behandlungsstuhl an der Decke angebracht waren.

Heute arbeiten Ärzte nicht mehr ganz so nah an der Patientin. Und Frauenbeschwerden werden auch nicht mehr »Hysterie« genannt. Die vibrierenden Geräte haben aber inzwischen eine interessante Laufbahn hinter sich.

Rachel Maines entdeckte in historischen Frauenmagazinen immer wieder Anzeigen, die mit Überschriften wie »Vibration ist Leben« seltsam geformte Geräte zur Förderung von »Lebenskraft und Schönheit« anpriesen. Wir können davon ausgehen, dass Frauen irgendwann gegen Ende des 19. Jahrhunderts auf die Idee kamen, es sich mit solchen Hilfsmitteln selbst zu besorgen. Auch in der Sammlung eines Museums stieß Rachel Maines auf »Skelettmuskulatur-Entspannungsapparate«, die erstaunliche Ähnlichkeit mit heutigen Massagegeräten aufweisen.

Heute gibt es dieses und anderes Spielzeug, so genannte Sextoys, in allen möglichen Formen, Farben und Materialien. Frauen können bequem im Internet bestellen und werden diskret beliefert. Hergestellt werden neben penisähnlichen Dildos (mit und ohne Vibrator) auch immer mehr kleine und unauffällige Geräte, die der weiblichen Anatomie von innen und außen angepasst sind und die Klitoris von allen Seiten stimulieren. Sie heißen beispielsweise »Micro dolphin« oder »Remote butterfly«. Daneben sind auch Madonnen sehr beliebt. Hinter dem sakralen Namen verbirgt sich keine Marienstatue, sondern ein länglicher Vibrator mit einem kleinen Zusatzärmchen, welches die Klitoris von außen stimuliert, während der Vibrator aus samtigweichem Material seine Besitzerin von innen erfreut.

Die Zeiten, zu denen Sie sich in einschlägigen Sex-Shops zwischen pornoheftlesende Männer mit stierem Blick begeben mussten, um hautfarbene Gummischwänze mit und ohne Haare zu bekommen, sind glücklicherweise vorbei. Es gibt im Internet einige Anbieter/innen, die ihr Sortiment genau auf die Bedürfnisse von Frauen zugeschnitten haben (siehe Adressen im Anhang).

Den Orgasmus erlernen – Herausforderung zum Multitasking

Der Anglizismus »Multitasking« beschreibt die Fähigkeit, mehrere Tätigkeiten zur gleichen Zeit auszuüben. Genau das geschieht beim Orgasmus. Frauen sind bekannt dafür, dass sie mehrere Dinge zur gleichen Zeit tun können. Sie kennen das sicher auch von sich. Vielleicht telefonieren Sie regelmäßig beim Fernsehen oder beim Kochen. Wenn Sie Mutter sind, werden Sie geübt darin sein, gleichzeitig zu kochen, ein Kind zu beaufsichtigen und währenddessen noch mit einer anderen Person zu sprechen.

Während man normalerweise in Stressreduktionsseminaren und Entspannungstrainings lernt, die Anzahl der gleichzeitig machbaren Handlungen auf das Mindestmaß von *einer* zu reduzieren, dürfen Sie in meinem Orgasmustraining Ihr Talent zum Multitasking voll ausleben! Während Sie tief und rhythmisch atmen, den Atem anhalten und spüren, was dabei passiert, berühren Sie sich auf eine noch genau zu definierende Art und konzentrieren sich auf all das mit der ganzen Hingabefähigkeit

Ihres Wesens! Aber keine Angst! Falls Sie das bis jetzt noch nicht können und befürchten, in Stress zu geraten ... Ihre anderen Multitaskingfähigkeiten haben Sie auch nicht an einem Tag gelernt, sondern sie mit den Jahren ausgebaut, bis Sie es im einen oder anderen Bereich wahrscheinlich zu einer gewissen Perfektion gebracht haben. Mit dem Orgasmus ist es ähnlich. Er kommt zwar manchmal »einfach so«, aber meistens machen auch die Frauen, bei denen er einfach so kommt, bestimmte Dinge auf eine bestimmte Art und Weise. Diese geheimnisvollen Dinge tun sie vielleicht gleichzeitig oder zeitversetzt, in jedem Fall jedoch in ihrem persönlichen Rhythmus. Die Frauen, bei denen er nicht einfach so kommt, oder diejenigen, bei denen er überhaupt nicht kommt, machen bestimmte Dinge anders, oder sie lassen sie einfach weg.

Ein Orgasmus setzt sich aus vielen Komponenten zusammen. Und wenn Sie die Pubertät schon länger hinter sich gelassen haben, gehören Sie zu den Frauen, die zum Neu- oder Umlernen der orgiastischen Fähigkeit ihren Verstand und ihre Multitaskingfähigkeiten brauchen. Es kommt darauf an, dass Sie bestimmte Dinge anders tun als bisher.

Unabhängig davon, ob Sie eine erfahrene oder eine weniger erfahrene Frau sind, ob Sie gerade einen Partner/eine Partnerin haben oder ob Sie auf der Suche nach einer Partnerschaft sind: Es ist sinnvoll, die ersten Experimente auf jeden Fall mit sich allein zu veranstalten. Sie lernen sich selbst besser kennen und können Ihrem Partner/Ihrer Partnerin später gezielte Hinweise geben. Lassen Sie sich inspirieren – und wenn Sie eigene Ideen haben, probieren Sie sie einfach aus. Bei allem, was Sie tun, sollte der Spaß im Vordergrund stehen. Und denken Sie daran: Es gibt keinen schlechten, falschen oder kranken Orgasmus. Wer versucht, Ihnen so etwas einzureden, will Sie höchstwahrscheinlich aus eigennützigen Motiven manipulieren.

Bei mir war es so, dass mir das Vögeln immer besser gefallen hat, je älter ich wurde. Ich wollte es immer heftiger, obwohl ich dabei zunächst keinen Orgasmus bekam. Um einen Orgasmus zu haben, musste ich mich währenddessen selbst anfassen. Irgendwie ging das anatomisch nicht anders. Es hat mir immer besser gefallen, und ich habe es mir auch fast jeden Tag selbst gemacht. Früher kam ich, wenn ich mich von außen angefasst habe; dann wurde es aber immer interessanter, mir auch etwas reinzustecken, während ich mich außen berührte. Nur von außen oder nur von innen war uninteressant. Aber zusammen, das war echt der Kick!

Dann kam der Sommer, in dem ich einen neuen Freund hatte, der sehr ausdauernd war – wir haben viel und sehr lange miteinander geschlafen. Ziemlich bald wurde mir immer ganz heiß, wenn mein Freund mich so heftig gestoßen hat, ich musste schnell atmen, fast schon hecheln, um es auszuhalten. Es war nicht so süß wie ein Orgasmus, sondern sehr, sehr heftig. Manchmal musste ich ihn bitten, aufzuhören, weil es mir zu stark war. Manchmal musste ich dann auch ankuscheln und weinen, ohne dass ich wusste, warum. Aber ich wollte es immer wieder so hart und heftig spüren.

Einmal waren wir zusammen und es war wieder so, dass er mich hart und heftig gestoßen hat, ich lag auf dem Rücken und hatte die Beine über seine Schultern gelegt. Mir wurde heiß, der Atem wurde schneller, und ich spürte, wie »etwas« in mir hochstieg. Aber ich kann bis heute nicht sagen, wo es eigentlich hochstieg. »Es« war überall und nirgends. Ab einem bestimmten Punkt verlor ich die Kontrolle und es war, als würde eine Welle über meinem Kopf zusammenschlagen. Ich schrie, weinte und zitterte, konnte mich kaum beruhigen, und mein Freund wusste gar nicht so recht, was er mit mir anstellen sollte. Ich war ziemlich verdattert. Was war das denn gewesen? Damit hatte ich überhaupt nicht gerechnet. War das nun ein Orgasmus? Irgendwas in der Art musste es wohl sein ... Und wenn es ein Orgasmus war, war das der berühmte vaginale Orgasmus? Na, danke schön! Nett war das nicht. Schon irgendwie befreiend und sehr beeindruckend, aber weit entfernt von dem, was ich bei einem normalen Orgasmus durch Massage meiner Klitoris spüre.

Ich beschloss, das Ganze mal auf sich beruhen zu lassen und einfach so weiter zu leben, als wäre nichts passiert. Das war aber gar nicht so einfach. Der Punkt, an dem ich schneller atmen musste, kam immer wieder. Ich war hin und her gerissen. Wollte ich das überhaupt, oder war es mir unheimlich? Es war, als würde ich mich immer wieder an diesen Punkt herantasten, dort verharren und dann wieder zurückgehen, weil ich mich nicht traute, weiterzugehen.

In den darauf folgenden Jahren veränderte sich das wieder. Ich hatte unterschiedliche Liebhaber und merkte, dass es nicht mit jedem Mann möglich war, an diese Schwelle oder darüber hinaus zu gelangen. Ich dachte zuerst, es hätte mit den anatomischen Gegebenheiten zu tun, also ob ein

Mann einen großen oder eher kleinen Schwanz hatte, aber das war es nicht. Natürlich spielte auch die Zeitdauer eine Rolle. Letztendlich hing es damit zusammen, ob ich mich auf eine bestimmte Art und Weise öffnen und fallen lassen konnte oder nicht, und das war nur von der Liebe und dem Zusammengehörigkeitsgefühl zwischen mir und meinem Partner abhängig.

Heute ist es so, dass ich immer öfter beide Arten von Orgasmus genießen möchte. Ich brauche tatsächlich immer noch ein bisschen Mut, um die Welle über mir zusammenschlagen zu lassen, aber ich werde immer neugieriger auf das, was in dem Moment mit mir passiert. Es ist, als wäre ich außerhalb der Zeit, in einer Zwischenwelt.

Thekla, 34 Jahre, Sozialpädagogin

Selbstbefriedigung – Liebe mit sich selbst

Aus sexualtherapeutischer Sicht ist die Fähigkeit der Selbstbefriedigung eine Grundvoraussetzung für eine selbstbestimmte Sexualität. Selbstbefriedigung dient der Selbsterforschung. Frauen lernen die Reaktionen ihres Körpers kennen, ohne dabei auf einen Partner/eine Partnerin angewiesen zu sein oder auf ihn oder sie Rücksicht nehmen zu müssen. Niemand kann den Körper einer Frau so gut kennen wie sie selbst. Außerdem hat eine Frau ja nicht immer und dauernd einen Partner/eine Partnerin. Manche ist Single oder führt eine Fern- oder Wochenendbeziehung.

Selbstbefriedigung hilft, Stress und emotionale Spannungen abzubauen, Orgasmen können Migräneanfälle verhindern. Für viele Frauen ist das Masturbieren außerdem der bevorzugte oder einzige Weg, einen Orgasmus zu erreichen. Einige erleben so ihre intensivsten Orgasmen.

Manche Männer mögen es nicht, wenn Frauen sich selbst befriedigen, anstatt mit ihnen zu schlafen. Es ist ein althergebrachter Glaubenssatz, dass der Mann für die sexuelle Befriedigung der Frau verantwortlich ist. Häufig glauben Frauen auch, es sei eine Art Betrug, wenn sie in einer Partnerschaft masturbieren. Dabei hat das eine mit dem anderen wenig zu tun. Die Liebe mit sich selbst ist etwas anderes als die Liebe mit dem Partner. Abgesehen davon, ist die Liebe mit sich selbst eine Voraussetzung dafür, eine gute Liebhaberin zu werden. Aus tantrischer Sicht wird die Selbstbefriedigung bei Frauen sogar gewünscht, weil sie Frauen dabei helfen kann, mit ihren »Yin-Qualitäten« in Kontakt zu kommen (s. S. 235).

Im folgenden Teil richte ich mich vor allem an Frauen, die die Qualität ihrer sexuellen Erlebnisfähigkeit steigern möchten. Dabei sind Sie selbst die Einzige, die entscheidet, ob Sie mit Ihrer Erlebnis- und Empfindungsfähigkeit zufrieden sind. Vielleicht gehören Sie zu den präorgiastischen Frauen, oder vielleicht hatten Sie schon viele Orgasmen, möchten nun aber herausfinden, wie Sie sie noch schöner machen können. Möglicherweise haben Sie auch Schwierigkeiten, einen Orgasmus zu bekommen.

Es wird keinesfalls reichen, diesen Ratgeber nur zu lesen und dann wieder ins Regal zu stellen. Sie sollten das Gelesene auch anwenden und immer wieder üben, wenn sich etwas verändern soll. Ich bin sicher, dass Ihnen die Übungen Spaß machen werden, vor allem, wenn Sie beim Lesen langsam merken, dass es noch viel zu entdecken und aufzuwecken gibt. Während eine funktionierende Kommunikation in der Partnerschaft eine Voraussetzung für sexuelle Zufriedenheit ist, ist das Wissen um die eigenen Bedürfnisse wiederum die grundlegende Voraussetzung für eine wechselseitige Kommunikation mit dem Partner oder der Partnerin. Wie frau es auch dreht und wendet: Am selbst gemachten Orgasmus führt kein Weg vorbei.

Finden Sie Ihre G-Zone

Gehen Sie davon aus, dass Ihre Klitoris viel größer ist, als Sie es wahrscheinlich im Biologieunterricht erfahren haben. Wenn Sie sich darüber bewusst sind, dass Sie eine G-Zone besitzen, sollten Sie sich immer wieder daran erinnern, dass diese G-Zone nichts anderes ist als das Harnröhrenschwellgewebe der Klitoris.

Auch wenn Sie die G-Zone bisher nicht gefunden haben oder eine Stimulation als unangenehm erlebt haben, sollten Sie so lange üben, bis Sie sich mit ihr angefreundet haben. Wie Sie das tun können, erfahren Sie auf den nächsten Seiten. Wenn Sie Ihr restliches Sexualleben lieber weiterhin in der Missionarsstellung verbringen wollen, ist das auch o.k. Es gibt beim Sex kein Muss.

Wir wissen heute, dass die Klitoris die Harnröhre von drei Seiten umschließt und dass sie sehr gut sowohl von innen als auch von außen zu stimulieren ist. Wir wissen außerdem, dass die Klitoris ein komplex vernetztes Organ aus mehreren bis zu 12 Zentimeter langen Ausläufern ist. Die von außen unsichtbaren Teile der Klitoris, hier auch »Schmetterling« genannt, werden inzwischen von vielen Frauen beim Liebesspiel mit einbezogen. Ein Schmetterling, der vielleicht schon Jahrzehnte im Dornröschenschlaf verbracht hat, ist selbstverständlich nicht sofort funktionsfähig. Frauen, deren Schmetterling sensibilisiert und trainiert ist, erleben intensiverer Orgasmen und haben dabei andere Gefühle als solche, die immer nur über die äußere Klitoris, quasi den Schmetterlingskopf, zum Höhepunkt kommen. Orgasmen, die durch innere *und* äußere Stimulation ausgelöst werden, werden oft umfassender und tiefer wahrgenommen.

Es kann ein Weilchen dauern, bis sich Ihre G-Zone beim Sex mit Ihrem Partner oder Ihrer Partnerin entweder durch den Penis oder mit der Hand so stimulieren lässt, dass Ihnen das auch gefällt. Deshalb sollten Sie diesen Ort zunächst einmal selbst erforschen.

So wird's gemacht

»Der G-Punkt liegt nicht direkt auf der Vaginalwand, kann jedoch durch sie hindurch ertastet werden«, schreibt Beverly Whipple in einem Artikel. [2] Er kann meist auf halbem Wege zwischen Schambein und Gebärmutterhals getastet werden und fühlt sich wie ein kleiner »Klumpen« an, der bei geeigneter Stimulation anschwillt. Viele Frauen berichten, dass sie bei der ersten Berührung ein Gefühl wie Harndrang verspüren, auch wenn die Blase eben erst entleert wurde. Häufig jedoch, üblicherweise innerhalb von zwei bis zehn Sekunden, weicht dieses Gefühl dem von deutlicher sexueller Erregung.

Die meisten Frauen haben Schwierigkeiten, die Stelle auf dem Rücken liegend zu ertasten, da die Schwerkraft die inneren Organe in Richtung Boden und vom Vaginaleingang wegzieht, so dass es für ihre Finger schwerer wird, die Stelle ausfindig zu machen. Es ist daher leichter, die

Stelle in einer hockenden oder sitzenden Position zu finden. Wegen des zunächst auftretenden Gefühls, Pinkeln zu müssen, ist es am Besten, die ersten Berührungsversuche sitzend auf der Toilette durchzuführen. Weiterhin ist es sinnvoll, die Blase vorher zu entleeren, da es Ihnen mit leerer Blase leichter fallen wird, den vermeintlichen Harndrang zu ignorieren. Tasten Sie die vordere Vaginalwand mit festem Druck ab, indem Sie einen oder zwei Finger verwenden. Gleichzeitig können Sie mit der anderen Hand ebenfalls festen Druck von außen, genau oberhalb des Schambeins, ausüben. Wenn Sie den G-Punkt finden und drücken, beginnt dieser anzuschwellen und kann als mehr oder weniger großer »Knoten« ertastet werden.

Einige Frauen haben eine größere, andere eine kleinere G-Zone (1,5 bis 2 cm im Durchmesser, bis etwa zur Größe einer Walnuss), wie auch die Größe ihrer Brüste variiert. Die Größe ist jedoch nicht von Bedeutung: Die subjektive körperliche Empfindung bleibt die gleiche. So wie einige Frauen stärker durch die Stimulation ihrer Brüste erregt werden, so empfinden einige die Reizung des G-Punkts angenehmer als andere.

Was passiert in der G-Zone während der sexuellen Stimulation?

Ist die Scheide noch trocken, so ist die Stimulation dieser Region eher unangenehm. Erst mit steigender Lust wird die Reizung der Zone als erregend empfunden. Wenn Sie die Stimulation mögen, finden Sie es vielleicht angenehm, wenn Sie einen festeren Druck auf der G-Zone spüren, ähnlich wie auf Ihrer äußeren Klitoris. Wenn Sie fortfahren, die vordere Vaginalwand zu stimulieren, werden Sie unter Umständen Zuckungen im Bereich des Uterus feststellen. Sobald der vermeintliche Harndrang nachlässt, möchten Sie sich vielleicht an einen angenehmeren Ort zurückziehen, beispielsweise Ihr Bett. Die Autor/innen Ladas, Whipple und Perry empfehlen: »Nehmen Sie ein Handtuch mit, wenn Sie immer noch besorgt sein sollten, urinieren zu müssen. Fahren Sie fort, die Stelle in einer knienden oder hockenden Position, mit den Füßen weit auseinander, zu massieren.«[3] Sie fügen hinzu: »Wenn sie einen Orgasmus haben, werden sie feststellen, dass sich dieser von dem Ihnen bekannten, durch klitorale

Stimulation hervorgerufenen, unterscheidet. Einige Frauen ejakulieren im Augenblick des Orgasmus eine klare Flüssigkeit, und andere haben kurz vor der Ejakulation das Gefühl, urinieren zu müssen.«

Whipple und Perry zufolge lässt sich die Empfindlichkeit der G-Zone steigern, der Körper soll gewissermaßen sensibilisiert werden. Eine Verbesserung der Lustempfindung kann erreicht werden, indem die Frau selbst oder der Partner/die Partnerin die Region gezielt stimuliert.

Der G-Punkt beim Sex mit einem Mann

Wenn Sie Ihre neuen Erkenntnisse über die G-Zone in Ihr Sexleben einbringen wollen, sollten Sie besonders die beliebteste Stellung unter heterosexuellen Paaren genau unter die Lupe nehmen. Die Missionarsstellung hat gegenüber anderen Stellungen bestimmte Vorteile: Beispielsweise bietet sie die Möglichkeit, sich beim Geschlechtsverkehr in die Augen zu sehen; sie garantiert rein flächenmäßig die größtmögliche taktile Berührung der Partner; und wenn die Frau während der Penetration ihre Klitoris stimuliert, ist die Chance auf einen Orgasmus größer, als wenn sie es nicht tut. Und doch hat diese Stellung gewisse Nachteile: Bei vielen Frauen ist eine Stimulation des Klitoriskopfes durch den Penis aufgrund der anatomischen Verhältnisse gar nicht möglich. Ähnlich ist es mit der G-Zone. Wenn sie flach auf dem Rücken liegt, erreicht der Penis das Harnröhrenschwellgewebe der Klitoris nicht. Schließlich ist er ja nicht oben gebogen. Wenn sie sich einige Kissen unter das Becken schiebt, sieht die Sache jedoch schon ganz anders aus.

Fazit: Andere Koituspositionen, wie die Reiterstellung (Frau sitzt oben) oder das Eindringen des Partners von hinten in die Vagina (doggystyle), sind für eine Stimulation der G-Zone wesentlich besser geeignet.

Muskeltraining

Kommen wir zu einem weiteren wichtigen Punkt der weiblichen Anatomie, der Beckenbodenmuskulatur. Der wichtigste Muskel für diese Region heißt musculus pubococcygeus (PC). Die Bedeutung dieser Muskulatur, die wie eine Acht in unserem Becken liegt, wurde auch lange Zeit vernachlässigt bzw. nur im Zusammenhang mit Rückbildungsgymnastik und Vorbeugung von Inkontinenz gesehen. Die Stärke des weiblichen Beckenbodens steht in direktem Zusammenhang mit der Fähigkeit, die eigene Erlebnisintensität beim Sex mit dem Partner/der Partnerin zu steuern. Durch die Kontraktion dieses Muskels und die damit einhergehende Verengung der Vagina, kommt es zu einer intensiven Stimulation des gesamten Klitoris-Schmetterlings von innen, vor allem, wenn Sie mit jemandem Sex haben oder sich selbst massieren. Wenn Sie den Penis Ihres Partners in sich aufgenommen haben oder ein Dildo eingeführt wurde und dabei Ihre Vaginalmuskeln kontrahieren, üben Sie Druck auf die G-Zone und die Schwellkörper aus.

Übung zur Stärkung des Beckenbodens:

Wenn Sie beim Pinkeln absichtlich den Harnstrahl unterbrechen, setzen Sie den Beckenboden- oder PC-Muskel ein.

- Wiederholen Sie das Anhalten und das bewusste Wiedereinsetzen des Harnstrahls immer wieder. Wenn Sie das Gefühl haben, den PC-Muskel gut einsetzen zu können, gehen Sie dazu über, den Muskel in anderen Situationen anzuspannen und bewusst wieder zu lösen – beim Kochen, am Schreibtisch, an der Bushaltestelle, beim Autofahren ...
- Atmen Sie ein und halten Sie den Muskel 3 Sekunden lang angespannt, bevor Sie wieder entspannen und ausatmen.
- Steigern Sie die Anzahl der Kontraktionen langsam von 1 auf 30. Machen Sie eine Pause und beginnen Sie mit den nächsten 30. Wenn Sie zu Beginn der Trainingsphase gerade mal 5 schaffen, bekommen Sie vielleicht eine Ahnung, was Sie noch vor sich haben.

Wichtig beim Anspannen:

Gehen Sie mit dem Bewusstsein dorthin, wo Sie die Spannung spüren und nehmen Sie wahr, was noch alles geschieht. Es kann sein, dass Sie Wärme spüren, es kann auch sein, dass Sie unruhig werden. Halten Sie den Muskel angespannt und verstärken Sie die Spannung noch etwas. Sie werden merken, dass sich Ihr Atem verändert und dass Sie anfangen zu schwitzen. Üben Sie das immer wieder und versuchen Sie, den Grad der Anspannung immer weiter zu steigern. Es ist sehr wahrscheinlich, dass Sie irgendwann nur durch die Kontraktion dieses Muskels sexuelle Lust spüren und auslösen können.

Wichtig beim Entspannen:

Lassen Sie den Muskel wirklich ganz los und atmen Sie tief ein und noch tiefer aus. Bei Ausatmen sollte der PC-Muskel entspannt bleiben. Sie werden merken, dass Sie sich so insgesamt entspannen können. Mit der Zeit können Sie ein leichtes Pulsieren im Bereich um die Klitoris wahrnehmen. Vielleicht werden Sie auch feucht oder haben sexuelle Fantasien.

Ich hatte das Problem, in Anwesenheit meines Partners nicht zum Orgasmus kommen zu können. Alleine klappte es, aber gemeinsam mit ihm hatte ich das Gefühl, direkt unter der Schlafzimmerdecke zu kreisen. Es war furchtbar. Ich kreiste und kreiste und konnte nicht kommen. Wir brachen ab, und ich war danach schlecht gelaunt und ließ meine Wut an meinen Kindern aus.

Ich wollte es mal mit Homöopathie probieren und bekam das Arzneimittel Ignatia. In der Folgezeit war ich viel entspannter, aber das mit dem Orgasmus klappte noch nicht so richtig. Da begann ich mit dem Muskeltraining und steigerte mich auf 4 x 30 Kontraktionen nacheinander. Als ich das auch beim Sex machte und mich richtig darauf konzentrierte, konnte ich plötzlich kommen. Diese Kontraktionen sind ziemlich anstrengend, und wenn man es richtig macht, kann man an nichts anderes denken. Außerdem machen sie geil. Man fängt an zu schwitzen und denkt nur noch an Sex.

Silvia, 29 Jahre, Medizinstudentin

Der Atem

Wer schönen Sex haben möchte, muss fähig sein, die eigenen Körperwahrnehmungen zu erkennen, zu genießen und zu verstärken. Eine der wichtigsten Grundlagen hierfür ist der Atem. Das Gute am Atem ist, dass er immer da ist – und das im Überfluss. Leider ist es mit dem Atem so wie mit vielen Dingen, deren Wert uns nicht bewusst ist: Sie werden als selbstverständlich hingenommen Nichts gegen einen supersüßen, soften Vibrator mit eigenständigem Vibrationsärmchen für die Klitoris, aber Sie können selbst den genialsten Madonna-Vibrator vergessen, wenn Sie das Atmen vergessen oder hecheln wie ein Fisch an Land. Dabei ist es ganz einfach: Wenn Sie flach und schnell atmen, spüren Sie fast gar nix, und das fast nirgendwo. Wenn Sie dagegen tief und langsam atmen, können Sie immer genauer und intensiver wahrnehmen, welche aufregenden Ereignisse in Ihrem Körper passieren. Wahrscheinlich haben Sie gerade begonnen, tief und langsam zu atmen, und es kommt Ihnen so vor, als täten Sie das immer so. Umso besser! Dann werden Ihnen die folgenden Übungen besonders leicht fallen. Bei den meisten Frauen, mich eingeschlossen, ist es jedoch so, dass der Atem immer wieder etwas liebevolle Aufmerksamkeit braucht. Wir vergessen zu atmen oder atmen oberflächlich und unauffällig, so, dass wir es selbst kaum spüren. So atmet, wer Angst hat und gestresst ist. Diese Gefühle sind beim Sex überflüssig.

Nicht umsonst spielt der Atem beim Yoga und auch in den meisten Meditationsrichtungen eine besondere Rolle. Der Atem bringt Bewegung und übermittelt Informationen. Es kann hilfreich sein, die Partnerin oder den Partner darum zu bitten, beim Liebesspiel auf Ihren Atem zu achten.

Sex will geübt sein – Stimulierendes zur Steigerung Ihres sexuellen Empfindens

Die folgenden Übungen sollten Sie im Liegen ausführen. Suchen Sie sich dafür eine Zeit aus, zu der Sie sich leicht entspannen können, ohne jedoch schon so müde zu sein, dass Sie nach kurzer Zeit einschlafen.

Übung 1:
Atmung und Gedankenstille

Atmen Sie so tief ein und aus wie möglich und zählen Sie 10 Atemzüge. Vermeiden Sie Gedanken. Stellen Sie »Gedankenstille« (siehe unten) her. Die Fähigkeit, sich zu konzentrieren ist eine wichtige Voraussetzung für guten Sex. Wenn Sie sich 100-prozentig auf etwas konzentrieren können, hören Sie von selbst auf, über anderes nachzudenken. Die Konzentration auf Gedankenstille ist eine wunderbare Vorbereitungsübung. Je mehr Sie sich auf eine Sache oder ein Projekt (Sex!) konzentrieren können, desto mehr Raum bekommt es in Ihrem Bewusstsein und somit in Ihrem Leben.

Konzentrieren Sie sich jetzt auf die Form und Größe Ihrer Klitoris. Stellen Sie sich Ihr wichtigstes Sexualorgan, die Klitoris, von vorne, von hinten und von den Seiten vor (siehe auch Abbildungen auf S. 40/41). Beobachten Sie, wie sie mit der Lust anschwillt und spüren Sie das Pulsieren der gefüllten Schwellkörper.

Gedankenstille

Wir denken in Bildern und Worten, wobei letztere überwiegen. Führen Sie oft innere Dialoge? Haben Sie eine Stimme im Kopf, die gerne alles und jeden kommentiert, manchmal traurig, manchmal ironisch und immer öfter auch frustriert und ätzend? Kennen Sie es, dass Sie urplötzlich von einem Bild oder einem Gedanken angesprungen werden? Meistens können wir nicht einmal unterscheiden, ob das, was uns da gerade mental beschäftigt, Bilder oder Worte sind, manchmal ist es auch eine Mischung. Sie sehen beispielsweise ein Bild vom Putzeimer und Ihnen fällt ein, dass Sie ja noch das Bad putzen wollten ... Sie sehen Ihre Freundin vor Ihrem inneren Auge und sagen sich: »Mensch, ich muss ja noch Ines anrufen.«

Wenn das alles aufhört, genießen Sie Gedankenstille. Je mehr Sie sich auf etwas, wie z.B. den Atem, konzentrieren können, desto leichter wird es Ihnen fallen, den Ausschaltknopf fürs Kopfkino zu finden.

Sie können auch eine spirituelle Technik verwenden, um diese Gedankenstille herzustellen, sie heißt Mantra. Das Mantra ist ein Wort, dass Sie permanent vor sich herbeten: SEX, SEX, SEX, SEX. Das hat zur Folge, dass Sie sich erstens auf den Inhalt konzentrieren und zweitens alles andere im Hinterstübchen zum Schweigen bringen.

Versuchen Sie es einmal: SEX SEX SEX SEX SEX SEX SEX SEX SEX SEX SEX SEX SEX SEX SEX SEX SEX SEX SEX SEX SEX SEX SEX SEX SEX

Oder: LUST LUST LUST LUST LUST LUST LUST LUST LUST LUST LUST LUST LUST LUST LUST LUST LUST LUST LUST LUST LUST LUST LUST LUST LUST LUST LUST LUST LUST LUST LUST LUST LUST LUST LUST LUST LUST LUST LUST

Übung 2: Atmung und Konzentration

Legen Sie sich flach auf den Rücken und atmen Sie bewusst in den Unterleib hinein. Atmen Sie tief ein und aus, zählen Sie dabei die Atemzüge, immer wieder bis 10. Die 10 ist Ihre magische Zahl. Sobald Sie beginnen, an etwas anderes als an Ihren Unterleib zu denken, beginnen Sie wieder von vorn mit dem Zählen.

Sie sollten nach einigem Üben in der Lage sein, Ihren Unterbauch deutlich wahrzunehmen, zu spüren, wie er durch die atmende Konzentration wärmer und lebendiger wird. Bitte achten Sie darauf, dass Ihre Konzentration auch im Unterbauch bleibt, während Sie ausatmen. Es könnte verführerisch sein, beim Ausatmen mit dem Bewusstsein nach oben zu wandern, um im Kopf zu bleiben, aber das Bewusstsein sollte in Muschi-Nähe bleiben – auch beim Ausatmen.

Für Fortgeschrittene:
Stellen Sie sich vor, dass beim Einatmen eine Kugel in Ihren Unterleib rollt und dort bleibt, um sich an einer bestimmten Stelle weiterzudrehen. Vielleicht kennen Sie diese Zimmerbrunnen, in deren Mitte eine Kugel liegt, die durch das Wasser in Bewegung gehalten wird. Genau so eine Kugel darf sich jetzt auf dem Klitoriskopf oder über den Damm rollend bewegen. Überlegen Sie mal, welche Farbe Ihre Kugel haben könnte. Vielleicht verändert sich die Farbe immer mal wieder, vielleicht bleibt Sie auch konstant. Es kann auch ganz interessant sein, willentlich verschiedene Farben auszuprobieren. Freundliche, helle, warme Farben sind möglicherweise dunklen, kühlen Farben vorzuziehen. Lassen Sie die Kugel ruhig noch etwas größer werden, so dass sie Ihre Vagina ausfüllt.

Übung 3: Atmung und Energie

Atmen Sie tief ein und halten Sie den Atem an, wenn er im Unterbauch angekommen ist. Während Sie den Atem anhalten und mit dem Bewusstsein im Unterbauch bleiben, sammelt sich Energie an. Diese Energie können Sie als Wärme oder als ein Kribbeln wahrnehmen.

Wenn Sie den Übungsteil der Übung 2 für Fortgeschrittene gemacht haben, verändert sich vielleicht auch die Kugel in Ihrer Vagina. Vielleicht wird sie wärmer oder dreht sich schneller, vielleicht wird sie auch größer oder ihre Farbe verändert sich.

Übung 4: Der G-Punkt und andere Punkte

Nachdem Sie nun zwei ganz wichtige Fähigkeiten, nämlich die Fähigkeit zu atmen und die Fähigkeit sich zu konzentrieren, trainiert haben, kommen Hand und Finger wieder zum Einsatz.

Diese Übung dient dazu, Ihre G-Zone zu entdecken, zu aktivieren und dabei herauszufinden, welche Art von Lustempfinden dabei entsteht. Vielleicht gehören Sie zu den Frauen, die einen »sicheren« klitoralen Orgasmus erleben, der so verlässlich ist wie ein guter alter Freund: Er kommt, wenn Sie ihn rufen.

Wenn Sie bei der Stimulation neuer Körperzonen nun darauf warten, dass sich das genauso anfühlt, wie Ihr altbekannter klitoraler Orgasmus, können Sie lange warten. Die Gefühle werden anders sein. Wie anders, wissen Sie noch nicht, ebensowenig wie Sie wissen, wohin diese neuen Gefühle Sie führen können. Also lassen Sie sich von Ihrem Körper überraschen und geben Sie sich dabei immer wieder Zeit.

Während sich die Klitoris ganz bequem im Liegen mit der Hand oder den Fingern massieren lässt, ist das mit der G-Zone etwas komplizierter, da sie hinter dem Schambein an der oberen Scheidenwand liegt. Bei manchen Frauen liegt sie direkt hinter dem Schambein, bei anderen tiefer innen. Sie müssen schon ein bisschen eintauchen, um fündig zu werden.

Wenn Sie Ihre G-Zone bisher noch nicht kennen, blättern Sie jetzt am besten zurück zum Abschnitt »Finden Sie Ihre G-Zone« auf Seite 126. Wenn Sie die G-Zone ertastet haben, verringern Sie irgendwann den Druck und gehen Sie zu kreisenden Bewegungen über. Es ist gut möglich, dass die G-Zone nun leicht anschwillt. Bitte beobachten Sie, wie es Ihnen dabei geht. Viele Frauen erleben ein angenehmes Körpergefühl, ohne zu wissen, wo genau es entsteht. Wenn Sie die Übung in der Hocke oder auf dem Toilettensitz begonnen haben, möchten Sie sie möglicherweise in einer entspannteren Haltung fortführen.

Suchen Sie sich einen angenehmeren Platz und eine Verlängerung Ihrer Finger, damit Sie die G-Zone auch im Liegen besser erreichen können. Lassen Sie Ihrer Fantasie freien Lauf und überlegen Sie, welche Gegenstände und Hilfsmittel Sie nutzen können, um Ihre G-Zone zu reizen. Von Wattestäbchen über die eigenen Finger, Gemüse, die Griffe von Haarbürsten, Dildos, Vibratoren und Liebeskugeln bis hin zum Duschstrahl – alles ist möglich.

Gehen Sie davon aus, dass sich Ihre Empfindungen in den nächsten Wochen verändern werden. Während Sie mit Ihrer G-Zone spielen und ihr den Raum geben, eigene, von der Klitoris unabhängige Lüste zu entwickeln, sollten Sie auch mit Ihrem Atem experimentieren. Wenn Sie die G-Zone berühren, können Sie in dem Moment in die Berührung hinein atmen, Sie können aber auch von der Berührung weg atmen. In jedem Fall werden Ihre Empfindungen variieren. Ebenso sollten Sie mit der Heftigkeit der Berührung und den Pausen zwischen den einzelnen Berührungen experimentieren. Wenn Sie am Anfang vielleicht eine sachte Berührung mögen, ziehen Sie mit der Zeit eher eine starke Stimulation vor.

Die meisten Frauen bevorzugen für die Stimulation der G-Zone Massagestäbe oder Dildos und möchten die so hervorgerufenen Empfindungen auch im Zusammensein mit ihrem Partner/ihrer Partnerin erleben. Und je besser Sie sich selbst kennen, desto genauer können Sie Ihren Partner/innen mitteilen, was Ihnen gefällt.

Übung 5:
Mit Unterbrechungen zum Orgasmus

Stimulieren Sie ihre Klitoris von innen und außen. Sie können eine Hand nehmen, mit den Fingern das Harnröhrenschwellgewebe streicheln und mit der Handfläche den Klitoriskopf massieren. Sie können auch für jede Zone eine Hand nehmen. Und es geht noch anders: Suchen Sie sich Ihr Lieblingsspielzeug und lassen Sie sich massieren. Atmen Sie in das Lustgefühl hinein. Halten Sie einfach mal die Luft an und achten Sie darauf, was dann passiert. Atmen Sie weiter und fahren Sie mit der Stimulation fort. Halten Sie inne und nehmen einfach nur wahr, wie es sich anfühlt. Wo genau nehmen Sie die Erregung wahr? Kontrahieren Sie Ihre Vaginalmuskeln und spüren Sie, wie die Lust sich weiter ausdehnt. Stimulieren Sie sich bis kurz vor dem Orgasmus, dann hören Sie auf, und lassen Sie die Erregung langsam abflauen ... Halt, nicht zu weit, denn jetzt gehts wieder weiter. Atmen Sie tief ein und aus, kontrahieren Sie dabei rhythmisch Ihre Vaginalmuskeln und genießen Sie die aufsteigende Erregung.

Üben Sie das immer wieder, und beobachten Sie, wie sich sowohl die Dauer der Erregungsphase als auch der Orgasmus verändern. Vielleicht wird er intensiver, vielleicht möchten Sie auch mehrere Orgasmen nacheinander haben. Es könnte sein, dass Sie das Gefühl bekommen, von einem Orgasmus zum nächsten immer mehr Lust zu haben ...

Unbekanntes und Bekanntes kombinieren

Wenn Sie Ihre sexuellen Empfindungen verstärken wollen, egal, ob Sie zum ersten Mal einen Orgasmus haben möchten, oder ob Sie Ihre Orgasmen verschönern möchten, sollten Sie neue Wege gehen. Wenn Sie Ihre Sexualität zu einem Projekt machen, dem Sie sich immer wieder widmen, werden Sie schon bald Veränderungen wahrnehmen, unabhängig davon, ob Sie zur Zeit in einer Partnerschaft leben, oder ob Sie Sex mit sich selbst haben.

Wenn Sie inzwischen ihre G-Zone kennen, sollten Sie sie parallel mit dem Klitoriskopf stimulieren. G-Zone und Klitoriskopf gehören zum gleichen Organ – Sie erinnern sich an den Schmetterling. Es wird Ihnen leichter fallen, am Schmetterlingskörper, wo die G-Zone liegt, eine ähnliche Sensibilität wie am Klitoriskopf zu erreichen, wenn Sie dabei auch die bekannten wohligen Gefühle haben.

Wenn Sie am Anfang das Gefühl haben, dass die Stimulation der G-Zone nichts bringt, sollten Sie sich auf keinen Fall entmutigen lassen. Die inneren Klitorisnerven müssen erst sensibilisiert werden. Machen Sie einfach weiter und konzentrieren Sie sich gleichzeitig auf das Training der Vaginalmuskeln und die Lust, die Sie schon kennen. Kombinieren Sie die bekannten Techniken mit den unbekannten Techniken und den unbekannten Körperzonen. Tun Sie jeden Tag etwas für Ihre Sexualität, und nach einigen Wochen werden Sie Resultate erleben.

Anmerkungen

1 Maines, Rachel: *The Technology of Orgasm: »Hysteria«, the Vibrator, and Women's Sexual Satisfaction.* Baltimore 1999.

2 Whipple, Beverly: »G Spot and femal pleasure«, *New York 1994.*

3 Ladas, Alice K./Whipple, Beverly/Perry, John D.: *The G Spot and Other Recent Discoveries About Human Sexuality.* New York 1983.

Teil III

Mit Homöopathie und Tantra neue Wege entdecken

7. Kapitel

Sex und Homöopathie: Zusammenhänge neu entdecken

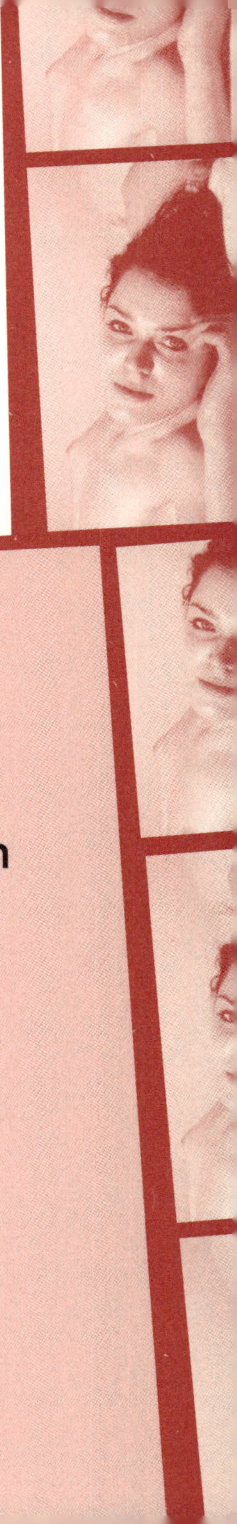

Klassische Homöopathie – eine moderne Therapie- und Behandlungsform

Dieses Buch ist unter anderem ein homöopathischer Sexratgeber, es informiert über die Möglichkeiten der klassischen Homöopathie zur Beeinflussung sexueller und emotionaler Probleme und bietet damit eine neue Sichtweise.

In der Homöopathie wird zur Behandlung eines Menschen die Arznei gesucht, die in ihrer Schwingung dem Patienten und seiner Problematik am ähnlichsten ist. Da wir weder die Schwingung noch die Problematik in ihrer Struktur sichtbar machen können, orientieren wir uns an deren Auswirkungen, den sichtbaren Erscheinungen, also den Symptomen der Patient/innen. So ermöglicht es die homöopathische Sichtweise, jedem Problem und jeder Ausprägung menschlicher Verstricktheit eine Arznei zuzuordnen.

Die Homöopathie ist zirka 200 Jahre alt und geht auf den deutschen Arzt Samuel Hahnemann zurück. Hahnemann entdeckte, dass die Einnahme bestimmter Substanzen das Auftreten bestimmter Symptome nach sich zieht. Er experimentierte jahrelang mit sich selbst, bis er herausfand, dass sich die Wirkung einer Arznei durch Verdünnung und Verschüttelung völlig verändert. Er nannte den Prozess der Verdünnung und Verschüttelung Potenzierung. Ein potenzierter Stoff kann die Symptome zum Verschwinden bringen, die er in unpotenzierter Form hervorruft.

Zum Beispiel: Atropa Belladonna

Bei dem bekannten Fiebermittel Atropa Belladonna, das aus der Tollkirsche gewonnen wird, stellt sich dieser Sachverhalt ganz einfach dar. Hat man von der Tollkirsche gegessen, treten Vergiftungssymptome auf, die den Symptomen bei hohem Fieber ähnlich sind: Man beginnt zu schwitzen, bekommt rote, glasige Augen, Angstzustände, beängstigende Halluzinationen und Fantasien, klammert sich an Personen, die sich nähern und hat bei einem heißen Kopf einen eher kühlen Körper.

Wenn man bei einem grippalen Infekt solche Symptome entwickelt, hilft Belladonna sofort. Viele Mütter mit kleinen Kindern sind begeisterte

Homöopathinnen und behandeln die Infekte ihrer Kleinen erfolgreich mit der homöopathischen Arznei Belladonna.

Die Patientin bekommt also eine Arznei, deren Ursubstanz ähnliche Symptome hervorruft, unter denen sie leidet. Natürlich leidet die Patientin, die mit dem Wunsch nach einer homöopathischen Behandlung in die Praxis kommt, aufgrund ihrer Disposition unter diesen Symptomen und nicht, weil sie die Stoffe, aus denen homöopathische Arzneien hergestellt werden, in ihrer Ursubstanz eingenommen hat. Dies hätte beispielsweise bei Arsen oder Lachesis, einem Schlangengift, verheerende Folgen. Wenn eine Patientin mit einer Magen-Darm-Infektion oder einer Lebensmittelvergiftung Symptome aufweist, die denen einer Arsenvergiftung ähnlich sind, erhält sie zur Behandlung ihrer Symptome Arsen in homöopathischer Dosis, also extrem stark verdünnt und verschüttelt.

Das Matrix-Modell

Wir können uns vorstellen, dass unsere Gedanken und unsere Gefühle ein Muster bilden, das teilweise auf Dauer festgelegt ist, das sich unter bestimmten Voraussetzungen aber auch verändern kann. Nennen wir dieses imaginäre Muster einmal »Matrix« – das energetische Muster der eigenen Gedanken, Gefühle und erlebter Erfahrungen, die wiederum interpretiert werden.

Während Kognitive Verhaltenstherapie, Psychoanalyse und andere psychologische Techniken, die mit dem Unbewussten arbeiten, die Matrix über die verbale Kommunikation mit der Patientin beeinflussen, verändert Klassische Homöopathie ebenfalls die Matrix, jedoch ohne Zutun der Patientin. Eine homöopathische Arznei ist ein Informationsträger, der wiederum über eine eigene Matrix, also ein eigenes energetisches Grundmuster verfügt. Die Matrizen, also die energetischen Grundstrukturen der beiden Einheiten Mensch und Arznei, gehen miteinander an den Stellen in Kontakt, an denen die Muster zwar ähnlich, aber nicht gleich sind. Dabei verändert sich die menschliche Matrix und gleicht sich an den kritischen Stellen der Arzneimittelmatrix an.

Ein homöopathisches Mittel ist dann heilsam, wenn seine eigene Matrix der Matrix der Patientin ähnlich ist. Ob dies zutrifft oder nicht, zeigt sich der geschulten Homöopathin in der Anamnese. Die homöopathische Anamnese ist die Erhebung der Krankendaten, d.h. das Sammeln der wichtigsten Informationen über den zu behandelnden Menschen. Zu diesen zu erfragenden Informationen gehören sowohl die Körpersymptome, wie auch die persönlichen Eigenheiten, Vorlieben und Verhaltensweisen sowie Geistes- und Gemütssymptome. Gewählt wird das Arzneimittel, das im Urzustand ähnliche Symptome hervorruft wie die, die es heilen soll.

Die Arzneimittelprüfung

Wie hat man nun herausgefunden, welche Symptome ein Stoff in der Ursubstanz hervorruft? Der Erfinder der Klassischen Homöopathie, Samuel Hahnemann, und später auch seine Schüler/innen haben Experimente an sich selbst vorgenommen. Sie haben die späteren Arzneimittel »geprüft«, d.h. sie haben die ungiftigen in ihrer Ursubstanz und danach auch in den höheren »Verreibungen« eingenommen und beobachtet, was sich an ihnen verändert. Die Arzneimittelprüfung an gesunden Menschen ist neben der Potenzierung eine der wichtigen Säulen der Homöopathie. Die Symptome aus diesen Prüfungen werden aufgeschrieben und katalogisiert. Je höher die eingenommene Potenz (Grad der Verfeinstofflichung), desto mehr Geistes- und Gemütssymptome werden notiert. Je niedriger die Potenz der Arznei, desto mehr Körpersymptome werden notiert. Die an einer Prüfung teilnehmenden Heilpraktiker/innen und Ärzt/innen tun das, um eine Arznei weiter zu erforschen und auch, um in sich eine eventuell auftretende Resonanz in Form eines Symptoms zu spüren. Wer selbst erlebt hat, wie sich ein Arzneimittel anfühlt, kann ein Symptom bei Patient/innen leichter erkennen und ihnen so auch schneller helfen.

Homöopathie ist keine Psychotherapie

Während es vor einigen Jahren noch üblich war, dass Menschen große

Ängste und Widerstände gegen Therapie, Persönlichkeitsentwicklung und Veränderungsarbeit hatten, wissen heute viele, warum sie so sind, wie sie sind, können aber dennoch nichts daran ändern. Viele meiner Patient/innen haben schon diverse Psychotherapie-Versuche hinter sich. Wenn mir eine Patientin erzählt, dass sie sich nach einigen Jahren Therapie zwar besser versteht, aber sich aufgrund der Komplexität ihrer Psyche oder anderer Faktoren nicht verändern konnte, frage ich mich, wie sinnvoll die Psychotherapie war. Häufig kommen Patient/innen gerade dann in die homöopathische Praxis, wenn ihnen klar geworden ist, wie hilflos sie angesichts all ihres Wissens und Verständnisses gegenüber ihrem Leiden dastehen.

Ein gerne von Psychotherapeut/innen an ihre Patient/innen gegebener Auftrag lautet: »Loslassen! Lassen Sie doch los! Den Schmerz, den Hass, das Unrecht, das Sie erlebt haben. Einfach loslassen.« Den meisten Menschen wird irgendwann klar, dass es tatsächlich ihre Gedanken und Gefühle sind, die ihr körperliches Befinden beeinflussen. Sie wissen vom Kopf her, dass sie ihre Gedanken verändern müssten, um »loszulassen«, aber sie wissen beim besten Willen nicht, wie sie das tun sollen. Sie meditieren und sagen sich Affirmationen vor, heften sich kleine bunte Zettel überall hin, nur um nach einiger Zeit wieder im alten Muster gefangen zu sein.

In der Homöopathie wird dieses Verhalten nicht gewertet, sondern als ein Symptom gesehen. Es interessiert die homöopathisch arbeitende Therapeutin wenig, ob sich die Patientin in ihrem Verhalten oder ihren Gefühlen immer noch in kindlicher Weise auf ihren Vater bezieht oder ob der Patient den Ödipuskomplex noch nicht gelöst hat. Die Symptome heißen u.a.: Verweilen bei unangenehmen Ereignissen, Verweilen in der Vergangenheit, Unfähigkeit zu verzeihen, Beschwerden durch Kränkung, Beschwerden durch Demütigung, Unfähigkeit zu lieben, Hartherzigkeit.

In der Praxis schaue ich ganz genau hin, wie die Patientin das »Festhalten« bzw. »Nicht-Loslassen« lebt. Jammert sie, sieht sie sich als Opfer, bemitleidet sie sich selbst, hasst sie, verleugnet sie die Aggressivität eines missbrauchenden Freundes/einer Freundin? Gibt es Rachegefühle, Rachepläne? Intellektualisiert sie ihre Gefühle? Präsentiert sie ungefragt eine psychologische Diagnose? Je nachdem, was die Patientin zeigt, wird das Mittel gewählt. Und das passende Mittel löst auf beinahe wundersame

Weise die emotionale Verbindung zwischen der Vergangenheit und der Gegenwart. So kommt es dazu, dass eine Gegenwartssituation ganz in der Gegenwart erlebt werden kann, dass Gefühle in dieser Situation neu entstehen können, während früher Vergangenheitsgefühle das Verhalten in der Gegenwart beeinflusst und bedingt haben. Heilung findet auf tiefen Ebenen statt, wenn alte Kränkungen, Demütigungen, Verluste, Verletzungen ihre Wirkung verlieren und der Mensch neu und selbst bestimmt reagieren kann.

Die Wirkungsweise homöopathischer Arzneien

Das Besondere an der homöopathischen Medizin ist, dass die Individualität in den Leidenssymptomen, im Wesen, im Verhalten und in den Träumen eines Menschen die Grundlage für die Auswahl einer Arznei ist. So wird unter mehreren Tausend Arzneien eine passende ausgewählt. Für die Patientin ist besonders angenehm, dass auch bei vorliegender schulmedizinischer Diagnose, beispielsweise Asthma, Depression, Libidoverlust, Anorgasmie, Migräne, Neurodermitits, Rheuma oder Psoriasis weniger die diagnostizierte Krankheit, sondern vor allem der Mensch im Vordergrund steht.

Ziel einer homöopathischen Behandlung ist die Stärkung der Lebenskraft, die im homöopathischen Weltbild eine geistartige, immaterielle Qualität hat. Durch die Stärkung der Lebenskraft verändert sich die Konstitution, und Symptome können verschwinden oder in ihrer Intensität nachlassen. »Wenn wir in dieser *Sinnhaftigkeit* der Erkrankung unsere eigene, nur mir bzw. nur Dir eigene *Sinnfindung* erahnen, so ist die erste Annäherung an *lebensfördernde* Prozesse im Seelisch-Geistigen angeregt. Hier liegt die Stärke der Homöopathie, bis ins Seelisch-Geistige mitsinnig regulierend und harmonisierend zu wirken.«[1]

In der Prozessorientierten Homöopathie wird Heilung als ein Prozess definiert, bei dem Symptome überflüssig werden, weil die ihnen innewohnende Botschaft verstanden und integriert wird. Diese Botschaft ist häufig ein nicht gelöster Konflikt, der sich im Emotionalen oder im Körperlichen manifestiert hat. Wenn ein Symptom überflüssig wird, hat die Patientin mehr als vorher. Sie ist auch mehr als vorher. Sie hat sich in den Bereichen entwickelt, in denen für sie Entwicklung anstand. Dieser Prozess wird durch das Arzneimittel ausgelöst bzw. unterstützt, falls er bereits im Gange war.

Für die Patientin beginnt einige Zeit nach der Arzneimitteleinnahme häufig ein abenteuerlicher Prozess. Verhärtete Strukturen lösen sich, sowohl auf körperlicher wie auch auf emotionaler und mentaler Ebene. Neue Gedankengänge werden möglich. Patientinnen nehmen neue und andere Emotionen bei sich wahr. Als Folge davon verändert sich auch das Verhältnis zur äußeren Realität. Die Begegnungen mit Menschen bekommen eine anderen Qualität.

Homöopathie wirkt in den unterschiedlichen Potenzen auf unterschiedliche Bereiche. In D4- bis C30-Potenzen wirkt sie auf den Körper ein, in C200- bis C1000-Potenzen und darüber auf die komplexen Verbindungen von Gefühlen und Gedanken.

Aus dem Gleichgewicht geraten

In der Klassischen Homöopathie wird die Lebenskraft als eine geistartige Kraft gesehen, die für Gesundheit sorgt – solange sie sich im Gleichgewicht befindet. Wenn sie aus dem Gleichgewicht gerät, entsteht Krankheit. Krankheit ist hier also der Ausdruck einer aus dem Gleichgewicht geratenen Lebenskraft.

Die Unfähigkeit, Sexualität lustvoll, bereichernd und befriedigend zu leben, signalisiert genauso wie körperliche oder psychische Krankheit ein Ungleichgewicht der Kräfte im eigenen System von Gefühlen, Gedanken, Inspiration, Intuition und Verhaltensweisen. Kummer, Schmerzen und die Unfähigkeit, das zu leben, was man leben möchte, sind Folgen einer aus dem Fluss geratenen Lebenskraft. Die Lebenskraft kann durch viele verschiedene Einflüsse aus dem Gleichgewicht geraten. »Wie bei allen Erkrankungen sprechen wir in der Homöopathie vom *kranken Menschen* (...). Der Mensch ist Mittelpunkt des Geschehens. Das Erfassen und Erkennen seiner Beziehung zu sich selbst, zu seiner Umwelt und zu seinem Schöpfer sind vordergründig. Seine Beziehungen entscheiden über seine *Fähigkeit*, eine Erkrankung zu überwinden. Dorcsi nennt das *Reserve*. Und um die Verbesserung, Anreizung und Auffrischung dieser Reserve hin zu lebendigen, menschlichen Gefühls- und Denkprozessen geht es in der Homöopathie (...).«[2]

Gesundheit bedeutet also, im Fluss zu sein mit dem eigenen Lebensrhythmus, mit der eigenen Entwicklung. Der eigene Rhythmus stellt an jeden Menschen eigene Anforderungen, eigene Lernaufgaben, die es zu bewältigen gilt.

»Alles, was sich mit Lebendigem verkrustet, anklammert, festhält, und erstarrt wie die Krebsgeschwulst, muss gelöst werden im Körperlichen wie im Seelischen und Geistigen. Das bedeutet, wir müssen uns aktiv loslösen von erstarrten Formen, von erworbenen Denkmodellen und Empfindungsmustern, denn die Beharrlichkeit der Starre trägt in sich die Zeichen von Unlebendigem (Leichnam), von Versteinertem (Grab).«[3]

Ein krankes Muster liegt strenggenommen auch dann vor, wenn wir nach Glaubenssätzen leben und handeln, die uns einschränken. Und Krankheit entsteht, wenn die Glaubenssätze, d.h. die Grundannahmen über das Leben, nicht mit den Gefühlen und der innersten Wahrheit übereinstimmen. Wenn die Glaubenssätze etwas anderes sagen als die Gefühle, geht es uns schlecht.

Krankheit beinhaltet die Aufforderung, bestimmte Themen zu bearbeiten und für sich zu »erlösen«. In der prozessorientierten Homöopathie werden homöopathische Arzneimittel nach klassischen Gesichtspunkten, also gemäß der Ähnlichkeitsregel und entsprechend der Gesamtheit der Symptome gewählt, der Schwerpunkt bei der Begleitung der Patientin liegt jedoch auf dem Prozess. Der Prozess einer homöopathischen Heilung ist die Integration der den Symptomen innewohnenden Botschaft in die Gesamtpersönlichkeit. So gesehen liegt hinter jeder Krankheit ein dringender Entwicklungswunsch, dem es nachzukommen gilt.

Das Ätiologie-Konzept in der Homöopathie

Ein Arzneimittel wird unter Berücksichtigung der Gesamtheit der Symptome der Patientin gewählt. Die Gesamtheit der Symptome wird von der Patientin berichtet, von der Therapeutin erfragt und beobachtet. Die Symptome werden hierarchisiert, also unterschiedlich stark gewichtet.

Viele dieser Symptome finden sich im Repertorium, einer Sammlung von Symptomen (z.B. »Husten, schmerzhaft«), Modalitäten (»schlimmer durch Wärme«), vielen anderen Details (z.B. Nahrungsmittelvorlieben, Stimmungen, Ängste) und einer Auflistung der dazugehörigen Arzneien. Die Symptome und Beschwerden, die die Patientin schildert, werden in eine Hierarchie gebracht. In der Hierarchie besonders hochwertige Symptome sind solche, die einen konkreten Auslöser vermuten lassen. Beispielsweise frage ich eine Patientin zwei Jahre nach einer Brustkrebsdiagnose mit anschließender Brustamputation in der Erstanamnese danach, was ihrer Meinung nach die Gründe für ihre Krebserkrankung waren. Die Patientin bricht daraufhin in Tränen aus und erzählt eine haarsträubende Geschichte. Sie durfte ihre Enkelin aufgrund des elterlichen Verbotes nicht mehr sehen. Daraufhin wurde ihre Enkelin depressiv, worunter sie selbst noch mehr litt. Die einer Krankheit zugrundeliegenden Ursachen werden in der Homöopathie als Ätiologie interpretiert. Die repertorisierbaren Symptome heißen: Beschwerden durch Kränkung, Beschwerden durch Kränkung mit stillem Kummer, Beschwerden durch enttäuschte Liebe.

Wenn eine Patientin berichtet, dass sie seit einer sexuellen Gewalttat Schmerzen beim Geschlechtsverkehr mit ihrem Mann hat, dann handelt es sich hierbei auch um ein »Beschwerden-durch-Symptom«. Für Jede mit einem halbwegs gesunden Menschenverstand ist es nachvollziehbar, dass Störungen und Krankheiten durch traumatische Ereignisse ausgelöst werden können. »Können«, aber nicht müssen. Es gibt Untersuchungen, denen zufolge sexuelle Dysfunktionen und posttraumatische Stresssyndrome ziemlich häufig nach sexuellen Gewalttaten auftreten. Aber Krebs wegen der Trennung vom Enkelkind? Ausbleiben der Menstruation durch Schreck? Spontane Menstruation durch heftigen Sex mit dem Geliebten? Auch wenn solche Schlussfolgerungen in der Homöopathie helfen, das richtige Mittel zu finden, sollte man sich bewusst sein, dass sie nur Hilfsgedanken sind, keine unumstößlichen Tatsachen. Traumatische Situationen müssen also nicht zwangsläufig störende Symptome und Krankheiten auslösen. Es gibt Menschen, die erleben Trennungen, Kränkungen und Gewalt, ohne dadurch krank zu werden. Und andererseits können Menschen unter schweren Krankheiten leiden, ohne dass es irgendeine erkennbare Verdachtsursache oder einen äußeren Auslöser gibt.

Es ist eine sehr weit verbreitete Grundannahme, der zufolge ein Auslöser in der Biografie einer Patientin zu finden sein muss. Hier bietet die Homöopathie einen anderen Ansatz. Auch wenn nach so genannten Ätiologiesymptomen gesucht werden kann, geht es darum, das ganze Symptomenbild aufzunehmen und wertneutral zu beschreiben. Deshalb ist es auch nicht unbedingt notwendig, in der Psyche des Patienten herumzustochern und alte Geschichten aufzuwärmen. Hahnemann hat uns in seinem *Organon der Heilkunst* hinterlassen, dass es nicht wichtig ist, herauszufinden, warum jemand krank ist. Es mag zwar manchmal so erscheinen, als sei es besonders wichtig, die angeblichen Ursachen zu kennen, vielleicht drückt sich hierin auch nur die Begrenztheit unserer Denkmodelle aus.

Heilung

Gefühle und Gedanken machen krank, machen gesund, versetzen Berge, je nachdem, wie sie kombiniert werden. Gefühle und Gedanken sind Kräfte, mit denen wir umgehen müssen. Heilung geschieht, wenn sich die menschliche Matrix harmonisiert, Gefühle und Gedanken miteinander im Einklang sind und der Mensch organisch in ein Ganzes eingebunden ist. Die Matrix eines jeden Menschen birgt eine innere Ordnung in sich, die bei fast allen von uns aus dem Gleichgewicht geraten ist. Das bedeutet konkret, dass wir Gefühle haben, die wir nicht wirklich haben möchten, und Dinge erleben, die wir nicht wirklich erleben möchten. Oft fühlen wir uns als Gefangene, als Opfer unserer eigenen Welt und hadern mit dem Schicksal, von dem wir glauben, dass wir ihm ausgeliefert sind.

Heilung findet statt, wenn die Symptome überflüssig werden. Das Überflüssig-Werden der Symptome ist ein Prozess der Bewusstwerdung und des inneren Wachstums. Während dieses Prozesses verändern sich Gedankenstrukturen und Glaubenssätze. Alte Modelle vom Leben und der eigenen Persönlichkeit werden überprüft und losgelassen, sodass Platz für Neues entsteht. Heilung beinhaltet immer auch einen Zugewinn an Lebensqualität und Fähigkeiten, das eigene Dasein und Sosein zu gestalten.

»Die Loslösung, das Loslassen-Können ist für jeden Menschen erlernbar, der bereit ist, sich einer aktiven, positiven Lebenseinstellung zu bedienen, selbsttätig (Autosuggestion) oder mittels heute möglicher Methoden (Autogenes Training, Meditation, Yoga, Hinneigung zum Glauben und zum anderen Menschen, zum Du). Der erste Schritt des Loslassens wird uns ermöglicht durch das Annehmen des Gegebenen. »Das ist jetzt so!«. Das *Annehmen des Soseins* befähigt uns zum Überwinden des lebensfeindlichen Gegebenen und führt uns hin zum *lebensfreundlichen* Dasein, zur Hinwendung im Du, zur Liebesfähigkeit.«[4]

Beim Heil-Werden spielt die Sexualität eine überaus große Rolle. In meine Praxis kommen auch häufig Frauen mit nicht-sexuellen Problemstellungen, seien es Angst, Asthma, Depression, Menstruationsstörungen und -schmerzen, Migräne, Kinderlosigkeit, u.ä. Bei der Behandlung mit dem richtigen Arzneimittel nehmen Lebensqualität, Libido und Interesse an anderen Menschen immer zu. Selbst bei eingefleischten Singles um die 60, die schon seit 20 Jahren nichts mehr von Sexualität wissen wollten, hatte das jeweilige Mittel, das ihre Symptome zum Abklingen brachte, auch eine erotisierende Wirkung. Sie kamen wieder auf erotische Gedanken, gingen aus, begannen zu flirten und entwickelten völlig neue Dynamiken.

Eine 58-jährige Arzthelferin ist bis auf fünf Jahre in ihrem Leben Dauer-Single gewesen. Sie sagt, dass sie keine Männer mag, weil die nicht auf sie eingingen und ihr sowieso nur auf die Nerven gingen. Sie kommt wegen Rheuma in die Praxis und wird mit der Arznei Pulsatilla behandelt. Im Laufe der Zeit verschwindet das Rheuma, sodass die Patientin wieder beweglicher wird und auf die Idee kommt, doch mal wieder tanzen zu gehen.

Sie möchte weder zu ihrer Familie noch zu Männern oder anderen Singles in ihrem Alter kontinuierlichen Kontakt haben. Sie hat zu Beginn der Behandlung einige Freundinnen, mit denen es jedoch immer wieder zu Streitereien kommt, weil diese zu wenig auf die Bedürfnisse der Patientin eingehen. Die Bedürfnisse der Patientin sind zum Teil sehr kindlich. Sie möchte, dass man auf sie eingeht und sie für ihr Leiden bemitleidet. Die rheumatischen Beschwerden werden nach sechs Wochen besser. Nach dreimonatiger Behandlung mit homöopathischen Hochpotenzen lässt das kindliche Verhalten gegenüber den Ersatzmutterfreundinnen nach. Nach fünf Monaten kommt die Patientin in die Praxis und schwärmt von einem jungen Physiotherapeuten, der sich auf zärtliche Weise ihrer Halswirbelsäule angenommen hat. Nach sieben Monaten wird die Patientin von einem freundlichen älteren

Herrn in die Praxis begleitet. Auf die Frage, ob sie ihre Meinung über Männer geändert habe, antwortet sie: »Welche Meinung? Ich habe endlich einen abgekriegt. Das hat ja wohl lange genug gedauert.« Die rheumatischen Beschwerden sind fast gänzlich abgeklungen. Für mich ist die Behandlungssequenz erst einmal abgeschlossen. Ich bitte die Patientin, erst dann wiederzukommen, wenn alte Symptome wieder auftreten.

Was ist in diesem Fallbeispiel geschehen? Das Arzneimittel Pulsatilla bewirkt eine Reifung von kindlichen bzw. pubertären Persönlichkeitsaspekten. Gewählt wird es jedoch nicht aufgrund einer Einschätzung der Persönlichkeit der Patientin, sondern aufgrund der Gesamtheit ihrer Symptome. Auf der Ebene, auf der die Resonanz besteht, leistet es seine Arbeit.

Ich persönlich glaube nicht, dass jede Krankheit aufgrund unterdrückter sexueller Energie entsteht. Das wäre zu einfach. Aber es scheint wirklich so zu sein, dass Gesundung immer mit einer Zunahme von erotischer Kraft oder orgiastischer Potenz einhergeht, auch wenn Themen wie Sexualität oder Partnerschaft von der Patientin nur angedeutet werden.

Eine Zunahme an erotischer Kraft äußerst sich häufig in einer deutlichen Zunahme der Libido, was den Patientinnen manchmal gar nicht recht ist. Viele Patientinnen kommen aufgrund körperlicher Beschwerden und nicht, weil sie ein sexuelles Problem haben. Jene, die eines haben, erwarten von der Homöopathie wiederum, dass sie die sexuellen Mechanismen wieder zum Funktionieren bringt. Das tut sie auch, aber sie macht aus einem Menschen keine Maschine, sondern zeigt ihm die Richtung, in die er sich entwickeln muss.

Eine 39-jährige Ärztin kommt wegen Metrorrhagie, einer lang anhaltenden Blutung, die sie bisher nicht stoppen konnte, in die Praxis. Sie war mit 29 an Leukämie erkrankt und hatte deshalb Bestrahlungen bekommen. Die Leukämie war ausgeheilt, aber ihr Zyklus war extrem anfällig für Störungen geworden. Die Regel blieb oft aus, kam zu häufig hintereinander oder dauerte sogar mehrere Monate. Sie wollte keine Hormone einnehmen und kam deshalb in die homöopathische Praxis. Die Patientin zeigte deutliche Symptome einer Eisenmangelanämie. Sie war total erschöpft und ging auf dem Zahn-

fleisch. Ich verordnete ihr eine Hochpotenz China, eines der wichtigsten Arzneimittel bei Säfteverlust und Schwäche. Als Säfteverlust gelten in der Homöopathie lange oder starke Blutungen ebenso wie Durchfälle oder heftiges Schwitzen. Die Blutung stoppte daraufhin innerhalb weniger Tage.

Zum nächsten Termin acht Wochen später erschien die Patientin außer sich vor Wut. Sie beklagte sich bitterlich darüber, dass ihre Libido so stark zugenommen habe, dass sie nicht wisse, wohin mit sich. Sie sei zwar verheiratet, wolle aber nicht mit ihrem Partner schlafen, und ja, sie hätte schon vor, sich zu trennen, aber das ginge jetzt noch nicht. Ich fragte sie, was sie denn so störe an der Libido, das sei doch eine Kraft, die sie auch für sich selbst nutzen könne. Nein, das wolle sie nicht, sie sei damit völlig überfordert. Und nein, sie würde keine Arznei mehr einnehmen, denn das wolle sie dann doch nicht.

Was ist hier geschehen? Das Arzneimittel hat der Patientin Kraft gegeben, allerdings eine Kraft, mit der sie nicht gerechnet hatte und mit der sie auch nicht umgehen wollte. Hier wird deutlich, dass Symptome bei einer funktionierenden homöopathischen Behandlung nicht einfach nur verschwinden, sondern dass man stattdessen etwas Neues, Konstruktives bekommt. Und dieses Neue hat sehr häufig etwas mit Eros zu tun.

Das Konstitutionsmittel – die konstitutionelle Behandlung

Die Konstitution eines Menschen ist die Gesamtheit der vorhandenen Veranlagungen. Aufgrund der eigenen Konstitution sind einige Dinge vorgegeben: organische Schwächen, Krankheitsneigungen, beispielsweise die Neigung zu Nieren- oder Blasenentzündungen, die Neigung zu Übergewicht, die Neigung zu Erschöpfungszuständen.

Eine konstitutionelle Behandlung hat das Ziel, die Konstitution zu stärken. In der homöopathischen Medizin geschieht das mit dem so genannten Konstitutionsmittel. Das Konstitutionsmittel ist das Mittel, das der Konstitution der Patientin am meisten ähnelt.

Nebenwirkungen und Erstverschlimmerung

Homöopathie wird häufig als nebenwirkungsfrei beschrieben. Dies stimmt, wenn man Nebenwirkungen als durch die Medikation hervorgerufene unerwünschte Wirkungen betrachtet. Es stimmt nicht, wenn man damit ausdrücken möchte, dass es einem nach der Einnahme einer Arznei wieder gut geht, ohne dass es zu unangenehmen Erscheinungen kommt. Wenn die Lebenskraft aus dem Gleichgewicht geraten ist, und sich das zum Beispiel in Niedergeschlagenheit und Apathie ausdrückt, dann muss die passende Arznei dieses Ungleichgewicht beeinflussen. Wenn man sich die unbalancierte Lebenskraft als sehr feines Netz mit Knoten vorstellt, muss die passende Arznei diese Knoten auflösen. Dabei kommt es manchmal zu einem Konflikt, der als unangenehm erlebt werden kann. Dabei können früher schon erlebte Gefühle, wie Traurigkeit oder Wut, aber auch körperliches Unwohlsein wieder auftreten. Manchmal tritt auch eine bestimmte Thematik ganz besonders stark ins Bewusstsein, wie beispielsweise das Wahren der eigenen Grenzen oder der Umgang mit eigenen Schwächegefühlen. Solche Veränderungen sind mit Erstverschlimmerung nicht gemeint. Unter Erstverschlimmerung versteht man dagegen, dass sich die vorliegenden Symptome, derentwegen die Praxis aufgesucht wurde, nach Einnahme der Arznei sehr schnell verschlimmern. In diesem Fall also die Gleichgültigkeit und die Apathie.

Manche Leute glauben, dass zu jeder homöopathischen Behandlung eine Erstverschlimmerung gehöre und dass man daran erkennen könne, dass die Arznei die richtige ist. Wie schrecklich, wenn es den Patient/innen erst schlechter gehen muss, bevor es ihnen besser gehen darf! Dabei geht es ihnen meistens sowieso schon lange schlecht. Deshalb halte ich nichts von Erstverschlimmerungen, weder als Therapeutin noch als Patientin, die ich ja mitunter auch bin. In meiner Praxis werden Arzneimittel auf Verträglichkeit und Effizienz getestet. Das geschieht entweder mit einem Bioresonanzgerät oder einem Muskeltest. So treten Erstverschlimmerungen nur selten auf.

Hahnemann forderte seinerzeit: »Sanft, schnell und dauerhaft sollt Ihr heilen!« Und das ist auch möglich. Man kann Homöopathie so anwenden, dass heftige Erstreaktionen oder Verschlimmerungen so gut wie ausbleiben.

Erwartungen an die homöopathische Praxis

Homöopathie ist einerseits ein Handwerk, weil es für die Behandlung klare Regeln gibt. Andererseits erfordert sie viel Erfahrung und ein klares, differenziertes Menschenbild, sodass erst die kunstvolle Anwendung der Regeln mit allen Einschränkungen und Ausnahmen die Klassische Homöopathie zu einer Heilkunst werden lässt.

Viele Frauen entscheiden sich bei sexuellen Problemen für eine homöopathische Behandlung, weil ihr Problem hier, anders als in der Schulmedizin, nicht pathologisiert wird. Egal, wie ihre Sexualität aussieht, wird sie in der Homöopathie nicht wie in der Psychopathologie in eine Schublade gesteckt. Was nicht bedeutet, dass manche Therapeut/innen nicht doch zu Schubladendenken neigen. Daher ist es gut, sich vorher darüber zu informieren, welche Einstellung der/die Behandler/in hat.

Häufig haben Patientinnen schon einen langen Leidensweg hinter sich und kommen mit sehr hohen Erwartungen und unrealistischen Vorstellungen in die homöopathische Praxis. Es kann tatsächlich vorkommen, dass gleich zu Beginn einer homöopathischen Behandlung erstaunliche Resultate erzielt werden. Meist jedoch liegt einer dauerhaften Veränderung von Körper und Seele ein langer Entwicklungsprozess zugrunde. Gerade wenn Krankheiten schon Jahre oder Jahrzehnte bestehen, benötigt der Heilungsprozess Zeit.

In der homöopathischen Praxis – und nicht nur dort – ist es wichtig, dass sich die Patientin eine Behandlerin auswählt, die ihr ähnlich ist. Eine Frau, die an ihrer Sexualität arbeiten möchte und die von sich glaubt, dass Sexualität eine wichtige Rolle in ihrem Leben spielt, sollte sich auch eine Behandlerin suchen, die sie selbst erotisch und anziehend erlebt. Viele Frauen sind eher auf der Suche nach einer idealen Wunschmutter, die das wiedergutmacht, was die wirkliche Mutter verbockt hat, oder einem idealen Ersatzvater, der ihnen die Aufmerksamkeit gibt, die beim eigenen Vater gefehlt hat. Hier spielt die Erotik dann eine andere Rolle.

Die kollektive Ebene: Vorbelastungen aus homöopathischer Sicht

Eine homöopathische Behandlung beeinflusst auch »miasmatische Vorbelastungen«, wie sie in der Homöopathie genannt werden. Miasma bedeutet »Krankheitshauch«. Wenn wir von miasmatischen Vorbelastungen sprechen, meinen wir sowohl die kollektive wie auch die individuelle, beispielsweise durch die Gene von Vater und Mutter bedingte, Einflußfaktoren, die es oft noch zu bereinigen gilt. Das miasmatische Problem ist nicht unbedingt in diesem Leben entstanden, die auslösende Ursache kann viel länger zurückliegen. Die Ursache kann entweder in einem früheren Leben zu finden sein oder wurde von einem Vorfahren wie Vater, Mutter oder Großmutter »übertragen«.

Durch die Gabe einer Arznei werden der Patientin häufig Themen und Konflikte bewusst, die in der Biografie der Mutter, der Großmutter oder einer anderen Vorfahrin entstanden sind. Kriegstraumata, ausgelöst durch Evakuation, Bombenalarme oder Vergewaltigungen sind Themen, die zum Beispiel auf emotionaler Ebene oder in Träumen auftauchen und oft erst nach konkreter Recherche zugeordnet werden können.

So hängt das Thema Partnerfindung häufig ebenfalls mit Kriegssituationen zusammen. Nach dem Zweiten Weltkrieg waren viele Männer gefallen, und die Frauen waren auf sich gestellt und leisteten Unglaubliches beim Wiederaufbau. Sie übernahmen Aufgaben, die ihnen vor dem Krieg nicht zugeteilt worden wären, weil die Rollenzuteilung bestimmte, dass Männer diese Aufgaben zu erledigen hatten. Die Frauen entwickelten ein neues Selbstbewusstsein, dass sich oft auch auf die nächste Generation übertrug. In der übernächsten Generation, also bei den heute 30-40-Jährigen haben viele Frauen Schwierigkeiten, einen Lebenspartner oder eine Partnerin zu finden. Sicher gibt es hierfür viele Erklärungsmodelle. In der Homöopathie stellt sich jedoch oft heraus, dass sich die Problematik auflöst, wenn Patientinnen, angeregt durch eine Arznei, die Problematik ihrer Großmütter und ihrer Mütter (Einsamkeit, erzwungene Disziplin und Härte, Unabhängigkeit als Folge davon) bewusst wird und sie diese – meistens durch Träume – erlösen. Es scheint eine Ebene zu geben, auf der auch heute junge Frauen ihren Frieden mit der Geschichte ihrer Ahninnen machen müssen, um selbst zu genesen und ein ausgefülltes Leben leben zu können.

Wenn die Vergangenheit belastet – Homöopathische Arzneien als Schlüssel zu Zeitschleifen

Wie Sie im Kapitel »Die eigene Ausgangssituation« gelesen haben, entstehen gerade in der Sexualität oft Zeitschleifen, die erwachsenen Frauen das Sexleben vermiesen. Sie erleben Gefühle, Missempfindungen und Gedankengänge, die in vergangenen Situationen ihre Berechtigung gehabt haben, in der Gegenwart jedoch fehl am Platze sind. Frauen, die unter der Abwesenheit eines Elternteils – häufig des Vaters – gelitten haben, erleben zum Beispiel sehr ähnliche Gefühle, wenn sie von ihrer Partnerin/ihrem Partner getrennt sind oder wenn es zu Meinungsverschiedenheiten kommt. Dabei steht die Heftigkeit der Verlassenheitsgefühle in keiner Relation zum Auslöser. Wenn die Partnerin/der Partner einige Tage lang keine Zeit für oder keine Lust auf Gemeinsamkeit hat, ist das eine Situation, mit der eine Frau umgehen können sollte, ohne in tiefste Verlassenheitszustände zu geraten. Häufig tritt jedoch genau das ein, und durch die Einnahme der richtigen Arznei kann hier die Koppelung zwischen »Alleinsein« in der Beziehung und »von einem Elternteil verlassen werden« aufgelöst werden. In der Folge werden Alleinsein oder Konflikte dann weniger dramatisch durchlebt, wodurch die Partnerschaft eine neue Qualität erhält. Sie dient weniger dem Kompensieren von Verlassenheit als dem Sich-Begegnen. Die Homöopathie bietet hier also wieder einmal geniale Lösungen, da sie eine zusätzliche Energiequelle zur Verfügung stellt, mit deren Kraft sich auch Gedankenmuster leichter ändern lassen.

Häufig sind es Menschen in Zeitschleifen, die erst dann in die homöopathische Praxis kommen, wenn sie schon alles andere ausprobiert haben. Als homöopathische Heilpraktikerin bin ich immer wieder dankbar, wenn ich die Möglichkeit habe, mit feinstofflichen Energien eine Veränderung auf der körperlichen, der emotionalen und der geistigen Ebene zu bewirken.

Die wichtigsten Mittel gegen das Verharren in Zeitschleifen sind Natrium chloratum (muriaticum), Acidum nitricum, Ignatia, Sepia und Lycopodium. Alle diese Arzneien haben die Fähigkeit, die schmerzhaften Gefühle, unter denen eine Frau leidet, von der Erinnerung an die jeweils auslösende Situation loszukoppeln. Dadurch bleibt die Erinnerung als solche erhalten, verliert jedoch ihren destruktiven Einfluss auf die Gegenwart. Im folgenden Kapitel werden diese und andere Mittel sowie die Seelenzustände, die sie beeinflussen, näher beschrieben.

Anmerkungen

1 Enders, Norbert, Dr. med.: *Enders' Handbuch Homöopathie.* Heidelberg 1998, S. 497.

2 ebd.

3 ebd.

4 ebd.

8. Kapitel

Homöopathische Arzneimittelbilder im Zusammenhang mit Sex, Liebe und Partnerschaft

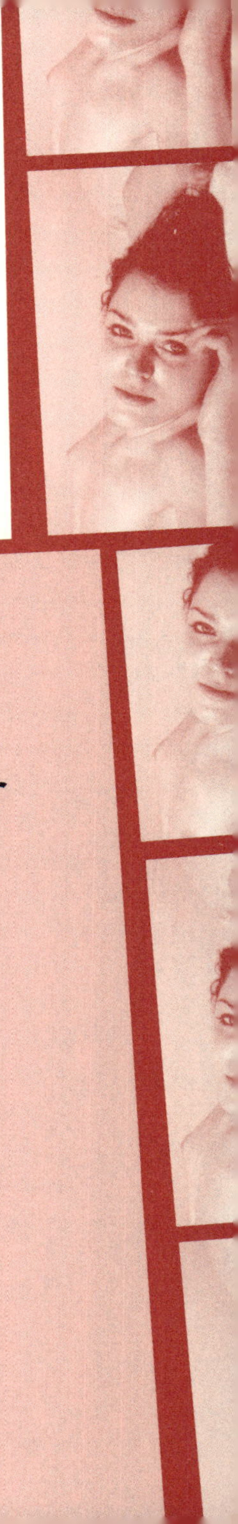

Natrium chloratum (muriaticum) – das Salz der Erde

Ihr seid das Salz der Erde.
Wenn aber das Salz seine Schärfe verliert,
womit soll es salzig gemacht werden?
Matthäus 5, 13

Natrium chloratum oder Natrium muriaticum, wie es früher genannt wurde, ist nichts anderes als die homöopathische Essenz von Kochsalz. Oft lassen sich die Eigenschaften einer Arznei durch den Vergleich mit der Ursubstanz herleiten. So hat Kochsalz eine sehr lange Geschichte und für den Menschen eine große Bedeutung. Es ist einerseits lebensnotwendig, führt aber in zu hohen Dosen zu Vergiftung. Als homöopathische Arznei wird Kochsalz eingesetzt, wenn ein Mensch innerlich zur Salzsäule erstarrt ist. Welche Situationen dazu führen können, lässt sich anhand der biblischen Geschichte von Sodom und Gomorrha verstehen.

Als die beiden Städte zerstört waren, verließ Lot mit seiner Familie die Heimat, doch seine Frau sah sich noch einmal um und erstarrte zur Salzsäule. Die Zerstörung der Städte Sodom und Gomorrha steht für traumatische Ereignisse im Leben, für Verlust, Krankheit, Schmerz. Das Verlassen der Städte symbolisiert »Weitergehen im Leben«. Lots Frau bleibt jedoch stehen und schaut sich um, d.h. sie bleibt an der Vergangenheit hängen und erstarrt genau in diesem Moment. So leidet ein natriumaspektierter Mensch, weil er an vergangenen Ereignissen festhält und sich weigert, in der Zeit weiterzugehen, Schmerzen und Trauer zu überwinden. Das Leiden wird konserviert.

Es ist beeindruckend, dass die zentrale Thematik von Natrium, nämlich am Vergangenen festzuhalten, bereits in der Bibel thematisiert wurde. Allen, die Natrium in seiner Tiefe begreifen möchten, sei deshalb empfohlen, die diesbezüglichen Bibeltexte zu lesen: Kapitel 19 aus dem 1. Buch Mose sowie Kapitel 17 aus dem Evangelium des Lukas.

Natrium chloratum ist eines der wichtigsten und vielseitigsten Arzneimittel in der homöopathischen Materia Medica. Es ist das wichtigste Mittel für Beschwerden durch und nach enttäuschter Liebe. Dies meint sowohl die Eltern als die ersten Liebesobjekte, wie auch die Liebespartner/innen im Erwachsenenalter. Es ist weiterhin das wichtigste Mittel für das Unglück innerhalb einer Beziehung und für die unglücklich Liebenden, deren Wunschpartner/in nicht erreichbar ist. Bei einer Frau des Arzneimitteltyps Natrium kann die Sexualität völlig verschwunden sein, sie kann jedoch auch eine tiefe Sehnsucht nach Beziehungen haben, welche sie von einem Mann zum nächsten treibt.

Im Folgenden werden drei unterschiedliche Natrium-Typen vorgestellt. Man darf dabei jedoch nicht vergessen, dass jede Typisierung auch eine Verallgemeinerung bedeutet. Zudem können alle Typen ineinander übergehen bzw. mal mehr und mal weniger stark ausgeprägt sein.

Der depressive, enttäuschte Typ

Natrium chloratum ist auch eines der wichtigsten Arzneimittel für die Behandlung der Depression und vieler chronischer Erkrankungen, von Bluthochdruck über Migräne bis hin zu Neurodermitis oder Colitis ulcerosa. Ausschlaggebend für die Verordnung von Natrium chloratum ist die Verbindung der Symptome mit allen Verstrickungen und Dramen, die man sich im Zusammenhang mit Liebe vorstellen kann.

Das Erscheinungsbild des unglücklich liebenden Natrium-Menschen ist häufig das eines an Depression Erkrankten. »So erleben wir den Verkümmerten in seiner ängstlichen, in sich gekehrten Depression, in den Zuständen des Enttäuschtseins, des Gekränktseins, das er *nie vergessen kann.*«[1]

Wenn eine Patientin in der frühen Kindheit einen Elternteil durch Scheidung oder Tod verloren hat, ist das homöopathisch gesehen ebenso eine enttäuschte Liebe wie die Abwendung eines Elternteils oder unglückliche Lieben in der Pubertät und später, oder unverarbeitete Trennungen von Liebespartnern, die eine neue Liebe verhindern.

In der homöopathischen Literatur werden Natrium-Menschen häufig sehr negativ beschrieben, meistens kommt Unverständnis für die emotionale Unbeweglichkeit dieser Menschen zum Ausdruck. Die Besserung geht oft nur langsam, in kleinen Schritten voran. Therapeut/innen werden oft ungeduldig und wütend, weil sie nicht begreifen, dass jemand so hartnäckig an augenscheinlich unökonomischen Perspektiven und kognitiven Verzerrungen festhalten kann. Eine Natrium-Frau hat ein chronisch niedriges Selbstwertgefühl und hält es deshalb auch für völlig normal, dass sie entweder keinen Partner/keine Partnerin hat, keine/n findet oder dass ihre Partnerschaften schnell wieder beendet sind, nach dem Motto »Wer will mich schon? Ich bin ja auch zu traurig für andere. Ich falle anderen nur zur Last.« Die Patientin dieses Arzneimitteltyps ist zu Beginn der Behandlung meistens weder offen für eine kritische Selbstbetrachtung noch für neue Verhaltensweisen und äußert in der Anamnese solche oder ähnliche Sätze: »Ich habe es aufgegeben, an die Liebe zu glauben. Es hat sowieso alles keinen Zweck. Die Tipps für die Partnersuche funktionieren doch ohnehin nur bei anderen.« Auf meine Nachfrage erfahre ich, dass sie schon seit Monaten oder Jahren nicht mehr unter Leute gegangen ist. Diese Natrium-Patientinnen glauben, sie hätten mit der Liebe abgeschlossen und leben sehr zurückgezogen. Dabei wirken sie nicht selten verhärmt und depressiv. Ein Schatten scheint über ihnen zu liegen, sie wirken gedrückt, weniger lebendig als andere. Dies zeigt sich auch in der Mimik, die immer mehr erstarrt.

Während andere Arzneimitteltypen davon ausgehen, dass sie völlig normal seien und dass ihre Art, die Welt zu sehen, die einzig mögliche ist, weiß die Natrium-Patientin, dass es ihr schlechter geht als anderen. Sie fühlt sich ausgeschlossen und vom Leben abgeschnitten. Besonders im Sommer, wenn die Menschen leichte Kleidung tragen und miteinander flirten, geht es ihr schlecht. Nachdem sie schon mehrere Therapien ausprobiert hat und vielleicht sogar schon eine mehrjährige Analyse abgeschlossen hat, sucht sie ihr Heil in alternativen Methoden.

Der beziehungssüchtige Typ

Ein anderer Natrium-Typ glaubt, nur in einer Partnerschaft glücklich werden zu können. Auf der Suche nach dem Glück jagt sie den Frauen oder den Männern nach. Sie lässt sich immer wieder auf unverbindliche Affären ein in der Hoffnung, die jeweilige Person werde schon bleiben, wenn sie erst merkt, wie schön es mit ihr ist. Dieser Natrium-Typ ist nur im

Zusammensein mit einem anderen Menschen in der Lage, schöne Gefühle zu erleben. Eine solche Frau ist abhängig von der Sexualität mit dem Partner/der Partnerin, denn nur dort kann sie Nähe und Intimität erleben. In Abwesenheit des Partners/der Partnerin stehen Einsamkeits- und Verlassenheitsgefühle im Vordergrund. Sobald er oder sie sich meldet – und sei es auch nur per SMS –, steigt die Stimmung wieder. Um die Möglichkeit, Sex zu haben, nicht zu gefährden, verzichtet diese Natrium-Frau darauf, den Partner/die Partnerin zu kritisieren, eigene Wünsche zu formulieren oder einfach mal »nein« zu sagen. Sie ist in dieser Phase gar nicht in der Lage, eigene Bedürfnisse beispielsweise in puncto Verbindlichkeit zu formulieren oder Grenzen zu setzen. »Spielchen« zu spielen, zu flirten und sich geheimnisvoll zu geben, liegt ihnen völlig fern. Sie verabscheuen Unehrlichkeit und Oberflächlichkeit. Eine Unterhaltung ist durch »schwere« Themen gekennzeichnet. Es scheint nichts Leichtes, Heiteres im Leben einer natriumkranken Frau zu geben. Die Natrium-Frau verhält sich gegenüber ihrer Partnerin oder ihrem Partner gerne als hingebungsvolle, liebende, weibliche Frau, die ihren Ärger und ihr Misstrauen unterdrückt, um sich ihrem Partner/ihrer Partnerin nur von ihrer Schokoladenseite zu zeigen. Sie befürchtet Liebes- und Kontaktentzug, wenn Unstimmigkeiten auftreten. Und selbst wenn er eine Stunde später als vereinbart zum mühsam vorbereiteten Candle-Light-Dinner erscheint, nimmt sie sich zurück und mimt die verständnisvolle, nachsichtige Frau.

Meistens werden diese Frauen schnell wieder verlassen, weil sie für ihre jeweiligen Partner/innen gar nicht greifbar sind. Eine Frau ohne Ecken und Kanten, die immer verfügbar ist, ist uninteressant. Sobald der oder die Angebetete einer Natrium-Frau den Rücken kehrt, geht es ihr jedoch viel schlechter. Die Depression kommt wieder. Sie fühlt sich im Stich gelassen, bricht zusammen. Erst die Aussicht auf eine neue Partnerschaft oder ein erneutes Treffen bringt wieder Licht in ihre Seele und lässt sie lebendig werden.

Der unglücklich verliebte Typ

Neben den beiden bereits beschriebenen Natrium-Typen gibt es noch einen dritten Typen, den chronisch unglücklich verliebten.

Das Symptom »Verliebt in einen verheirateten Mann oder Chauffeur« aus dem Kent'schen Repertorium, einem Standardwerk der homöopathischen Literatur, mutet etwas altmodisch an. Wer hat schon einen Chauffeur? Konzentrieren wir uns jedoch auf die verheirateten Männer und die gebundenen Frauen, kommen wir dem Symptom aber schon leichter auf die Spur. Gemeint sind hier nämlich Fantasiebeziehungen zu unerreichbaren Männern oder Frauen.

Diese Natrium-Patientin lebt ihre Liebe und Sexualität überwiegend in der Fantasie mit einer unerreichbaren Partnerin oder einem unerreichbaren Partner. Ein Mann ist unerreichbar, wenn er verheiratet ist, wenn er die Wochenenden, Weihnachten, Ostern und sonstige Feiertage mit seiner Familie verbringt. Ein Mann ist auch dann nicht erreichbar, wenn er sagt, er werde sich trennen, wenn seine Frau ihren beruflichen Stress überwunden hat, die Kinder aus dem Haus sind usw. Solange ein Mann nicht geschieden ist, ist er verheiratet und somit nicht erreichbar für eine neue verbindliche Beziehung, auch wenn er behauptet, unglücklich, emotional ausgehungert oder auf eine andere Weise durch seine jetzige Beziehung belastet zu sein. Eine Frau ist als Partnerin unerreichbar, wenn sie bereits in einer Beziehung lebt oder wenn sie generell nicht an Frauen interessiert ist.

Unerreichbare Männer und Frauen im Sinne dieses homöopathischen Symptoms sind auch Therapeut/innen, Ärzt/innen, Steuerberater/innen, Kund/innen und andere Menschen, die eine Frau in einem beruflichen oder therapeutischen Kontext kennen gelernt hat und in die sie sich verliebt hat. Hiermit ist nicht ein Verhältnis gemeint, das auf gegenseitigem Interesse beruht, sondern Männer und Frauen, mit denen sich die Natrium-Frau in ihrer Fantasie emotional und erotisch beschäftigt, die ihr in der Realität jedoch keinerlei Anhaltspunkte für Verliebtheit oder erotisches Interesse signalisieren.

Typisch für natriumaspektierte Frauen ist, dass sie viel Zeit mit Grübeln verbringen und sich fragen, wie sie nun einen bestimmten Satz des Liebesobjekts zu interpretieren haben und ob er/sie das nun so oder anders gemeint hat. Sie analysieren jeden Satz, jede Geste und interpretieren je nach Stimmung alles Mögliche hinein. Wenn sie gerade nicht damit beschäftigt sind, die Reaktionen ihres/ihrer Angebeteten zu interpretieren, ergehen sie sich Phantasien über eine gemeinsame Zukunft. Das

Leben scheint für diese Natrium-Frauen nur durch eine Beziehung zu dem/der Unerreichbaren lebenswert zu sein. Dieses Verhalten, homöopathisch gesehen nur eines von vielen Symptomen, finde ich sehr häufig in meinen Anamnesen der Patientinnen. Häufig ist es ein Schlüsselsymptom und führt mich zur richtigen Arznei.

Natrium in der Interaktion mit anderen und in der Therapie

Viele Natrium-Frauen verzichten nicht nur auf eine lebendige Sexualität, sondern auch auf ein erfülltes Leben, indem sie sich von Männern/Frauen abhängig machen, krampfhaft einer Beziehung nachjagen oder in einer destruktiven, von Abhängigkeit geprägten Beziehung verharren, weil sie sich einreden, es sei in Wirklichkeit ja doch nicht so schlimm und es gebe immer noch gute Gründe, diese Beziehung aufrechtzuerhalten. Andere Frauen ruinieren ihre Gesundheit, indem sie jahrelang versuchen, die Liebe eines uninteressierten Liebesobjektes zu erwecken. Sie betteln um Aufmerksamkeit und hoffen bei jeder Verabredung, dass es nicht die letzte sein wird. Freundschaftliche Beziehungen zu anderen werden von Natrium-Frauen oft funktionalisiert. Freunde und Freundinnen dienen dann als Lückenbüßer und Hilfstherapeut/innen für die Zeit, in der es keinen Kontakt zum Traumpartner gibt.

»So erleben wir ihn [den Arzneimitteltyp Natrium] in seinen Bedürfnissen nach Nähe, nach Zuwendung im Seelisch-Geistigen wie im Körperlich-Sexuellen, in seinem Bedürfnis nach mehr Entfaltung in der *Beziehung zum Du*, dessen Schicksal, dessen Maß oder Maßlosigkeit, dessen Haltung oder Haltlosigkeit zum Beginn eines Erkrankungsprozesses wird.«[2]

Im Gegensatz zu vielen Psychotherapeut/innen und Psychiater/innen sehen Homöopath/innen solche Symptome wertneutral. Natürlich kann je nach persönlichem Hintergrund der Behandlerin eine Wertung unterlaufen. Therapeutinnen sind schließlich auch Frauen und haben die o.g. Verstrickungen häufig selbst erlebt. Es erfolgt jedoch im Idealfall keine Pathologisierung. Der psychoanalytisch geprägte Therapeut spricht vielleicht vom Ödipuskomplex oder der Vaterübertragung und etikettiert damit die Problematik. Die Verhaltenstherapeutin analysiert das Verhalten und die kognitiven Verzerrungen, gibt Empfehlungen für ein Verhaltenstraining und arbeitet auf intellektueller Ebene mit der Patientin, was bei Natrium-Patientinnen leider selten funktioniert. Ihre Problematik wird häufig mit »abhängiger Persönlichkeit« auf der Persönlichkeitsebene und mit »pathologischer Partnerwahl« auf der Verhaltensebene benannt.

In der Homöopathie geht man davon aus, dass sowohl die abhängige Persönlichkeit wie auch die pathologische Partnerwahl jeweils nur ein Symptom von vielen sind, welches durch die Wahl der passenden Arznei beeinflusst, verändert und schließlich aufgelöst werden kann.

Verharren in der Vergangenheit

Ein weiteres wichtiges Merkmal von Natrium-Typen ist die Fixierung der Patientin auf die Vergangenheit. Der Natrium-Typ kann Kränkungen und traumatisierende Erlebnisse nicht vergessen, und so ist Natrium eines der nachtragendsten Mittel in der homöopathischen Materia Medica. Es lebt, liebt und leidet in der Vergangenheit. Natrium kann auch nicht oder nur sehr schwer verzeihen. Das Verharren bei unangenehmen Ereignissen zeigt sich im wiederholten Beklagen dessen, was geschehen ist, und in der Zuweisung von Schuld: »Die Mutter ist schuld daran, dass ich keine Partnerschaft leben kann, weil sie mich emotional vernachlässigt hat.« Die Fixierung auf die Vergangenheit kann sich auch in einem unbewussten Wiederholungszwang ausdrücken. Häufig wiederholen Natrium-Patientinnen Verhaltensweisen und Gedankenstrukturen, die früher einmal ihre Gültigkeit hatten, mittlerweile jedoch längst überholt sind (siehe auch »Zeitschleifen«, S. 72 und S. 158). Eine Frau, die in ihrer Kindheit stark unter den Alkoholproblemen des Vaters gelitten hat und mit Rückzug und Misstrauen reagiert hat, verhält sich als Erwachsene noch genauso, obwohl es keine Alkoholiker in ihrem Umfeld gibt und ihre Freund/innen berechenbar und zuverlässig sind. Wenn sie für ihr Verhalten kritisiert wird, macht sie den Vater dafür verantwortlich und gibt zu verstehen, dass das so sein muss. Es ist jedoch nicht zwangsläufig so, dass erlebte Traumatisierungen lebenslange Spuren hinterlassen müssen. Während manche Menschen belastende Erlebnisse aus eigener Kraft hinter sich lassen können, brauchen die anderen Natrium, um loslassen zu können.

Loslassen bedeutet, neu zu fühlen und situationsadäquat zu reagieren. Das fällt der überwiegend depressiven, verhärteten Natrium-Persönlichkeit schwer. In ihrer Biografie findet man häufig eine unglückliche Kindheit und das dort erlebte Unglück wird in Form von Depressionen immer weiter wiederholt. Menschen, die auch im fortgeschrittenen Erwachsenenalter und nach psychotherapeutischen Interventionen immer noch die Eltern oder bestimmte Kindheitserlebnisse für ihre Misere verantwortlich machen, zeigen sowohl das »Verharren bei unangenehmen Ereignissen« wie auch »Nicht-Verzeihen-Können«.

Bei beziehungssüchtigen Frauen und bei Frauen, die sich immer wieder in unerreichbare Partner/innen verlieben, gab es in der Vergangenheit häufig ein kleines Mädchen, das den Vater geliebt und schmerzlich vermisst hat, und einen Vater, der seiner Tochter nicht genügend Beachtung geschenkt hat.

Das Loslassen der Vergangenheit geschieht unter der Behandlung mit Natrium chloratum/muriaticum schneller als ohne die Arznei, aber im Vergleich zu anderen Arzneimitteln entwickelt sich Natrium oft sehr langsam. Auch Patientinnen, denen mit Natrium geholfen werden kann, merken erst langsam, dass es ihnen besser geht. Das liegt zum einen an der langen Zeit, in der die Symptome ihr Leben beeinträchtigt haben, zum anderen kann es auch an überhöhten Erwartungen liegen, welche die Patientinnen an die Behandlung stellen.

Vielleicht kennen Sie auch Menschen, denen es immer nur schlecht geht. Und vielleicht möchten Sie sie schütteln und ihnen zurufen: »Mensch, du verhungerst vor vollen Schüsseln. Hör auf, dich nur um dich selbst zu drehen und dich dabei hemmungslos zu bemitleiden, nimm das Leben mit beiden Händen und freu dich drüber!« Ein Mensch, der natriumkrank ist, kann das jedoch nicht. Er verhungert tatsächlich vor vollen Schüsseln, er lässt die Verantwortung für sein Wohlergehen bei anderen und wirft ihnen vor, dass es ihnen besser geht als ihm. Erst die Einnahme des Arzneimittels Natrium bringt Licht in das depressive Dunkel. Als ob die eingepökelten Gefühle der Vergangenheit langsam und sachte aus dem Fleisch der Seele gelöst werden, um sich dann aufzulösen, nimmt hier ein fast wundersamer Heilungsprozess seinen Lauf. Die Trauer, der Hass und auch die Angst vor dem Leben weichen einem freundlichen Zutrauen. Erst dann werden neue Erfahrungen möglich. Erfahrene Homöopath/innen berichten, dass die Einnahme von Natrium in sehr hohen Potenzen erstaunlich häufig bewirkt, dass sich die Patientin wieder verlieben kann oder dass die Beziehungspartner/innen erreichbar werden.

Als ich zum ersten Mal Natrium muriaticum bekommen habe, war ich in einem desolaten Zustand. Es ging mir dauerhaft schlecht, ich litt unter chronischen Kopfschmerzen, Schilddrüsenproblemen und war überwiegend traurig. Das vorherrschende Lebensgefühl war Traurigkeit. Das kam mir jedoch völlig normal vor, da ich es seit der frühen Kindheit so kannte. Meine Mutter war Alkoholikerin und sowohl meine Geschwister als auch mein Vater litten sehr darunter. Die Stimmung zu Hause war meistens gedrückt, wir Kinder durften niemand mit nach Hause bringen, ich hatte keine Freunde, weil ich mit niemand darüber reden konnte, was bei uns los war.

Als ich 16 war, hatte ich meinen ersten Freund. Das war der erste Lichtblick nach vielen Jahren. Leider trennte er sich schon nach fünf Monaten ganz plötzlich von mir. Danach ging es mir lange sehr schlecht. Ich erinnere mich nur daran, dass ich oft stundenlang in einem Sessel gesessen habe und vor mich hingestarrt habe.

Nachdem ich mehrere Jahre lang ohne Freund war, hatte ich mit 19 zum ersten Mal Sex. Aber das hat mir nicht gefallen. Ich fand das Vorspiel viel schöner als das Vögeln danach, und ich tat es nur, weil es meinem damaligen Freund wichtig war. Er lebte in einer anderen Stadt und deshalb ging die Beziehung wohl auch auseinander. Mit 23 hatte ich dann wieder einen Freund, der in einer anderen Stadt lebte, und das gestaltete sich sehr dramatisch. Er verließ mich wegen einer anderen. Mit 25 verliebte sich ein älterer Kollege in mich. Zuerst war es sehr schön. Dann wurde ich schwanger, und es wurde kompliziert. Ich merkte zu spät, dass er ein Alkoholproblem hatte.

Als ich in die homöopathische Behandlung kam, war die Trennung von dem Vater meines Sohnes zwei Jahre her. Ich war Single und sehr unglücklich darüber, gleichzeitig hatte ich aber die Hoffnung auf eine glückliche Beziehung aufgegeben. Ich ging nicht aus und hatte kaum Freund/innen. Als ich dann Natrium bekam, wurde alles anders. Es wurde heller und ich erlebte mich mit der Zeit immer öfter fröhlich als traurig. Mir fiel auf, dass ich in meiner Kindheit gar nicht gelernt hatte, fröhlich zu sein. Das normale Lebensgefühl war gedrückt gewesen. Es fiel mir wie Schuppen von den Augen, dass es ist nicht normal ist, traurig und schwer zu sein. Das war eine revolutionäre Erkenntnis.

Ich hatte Blut geleckt und wollte immer mehr von diesem guten Gefühl. Zunächst gab es häufig Rückfälle, meistens am Wochenende und wenn eine Verabredung geplatzt war. Dann fiel mir jedoch auf, dass diese Rückfälle sich so anfühlten, wie es mir früher dauerhaft ging, und ich hörte auf, damit zu hadern. Ich versuchte, mir die Wochenenden selbst zu gestalten und legte auf verbindliche Verabredungen wert. Im Sommer gab es wieder Rückfälle. Ich wollte ausgehen, wusste aber nicht, wohin und mit wem. Ich fühlte mich einsam und vom Leben ausgeschlossen. Natrium half mir jedoch immer weiter. Mittlerweile habe ich auch eine neue Beziehung.

Katrin, 34 Jahre, Grafikerin

Ich hatte mit 17 eine Beziehung zu meinem Stiefvater. Ich liebte ihn. Die Beziehung musste jedoch vor meiner Mutter geheim gehalten werden. Wir trafen uns heimlich außerhalb der Wohnung und auch, wenn meine Mutter zum Sport gegangen war. Ich fühlte mich einerseits geliebt und sehr erwachsen, weil ich mit einem erwachsenen Mann zusammen war und schon Sex hatte, andererseits hatte ich furchtbare Schuldgefühle gegenüber meiner Mutter und litt darunter, dass ich nur die heimliche Geliebte sein konnte. In Gegenwart meiner Mutter ignorierte mein Stiefvater mich oder behandelte mich ganz betont streng. Wenn sie weg war, entschuldigte er sich und versprach mir, dass er sich trennen würde und dass wir dann für immer zusammen sein könnten. Irgendwann konnte ich nicht mehr. Mit 19 zog ich aus, und wir beendeten die Affäre. Ich brach den Kontakt zu meiner Mutter und zu meinem Stiefvater ab und machte eine Ausbildung zur Krankenschwester. In dieser Zeit trennte sich meine Mutter von meinem Stiefvater. Ich hatte keinen Freund und lebte ziemlich einsam und traurig vor mich hin, denn ich hing immer noch an meinem Stiefvater. Ich träumte von ihm und konnte mir nicht vorstellen, jemals mit einem anderen Mann zu schlafen.

Eine Freundin von mir studierte Homöopathie. Sie erzählte mir von Natrium und dass es ein natriumtypisches Symptom sei, an alten Lieben festzuhalten. Ich fand das sehr beeindruckend und entschloss mich zu einer homöopathischen Anamnese. Die Heilpraktikerin fragte mich nach allem möglichen. Eine Frage lautete: »Was müsste passieren, damit Ihr Kummer aufhört?« In diesem Moment wurde mir klar, dass ich mich zutiefst nach meinem Stiefvater sehnte. Ich antwortete: »Dass ich jemanden treffe, den ich noch einmal so lieben kann wie ich ihn geliebt habe.« Ich war selbst überrascht über diese Antwort. Intellektuell war mir klar, dass mein Stiefvater mich missbraucht hatte. Emotional vermisste ich ihn jedoch immer noch. Das machte es jedoch auch nicht besser. Die Homöopathin beruhigte mich und sagte, dass sich das auflösen würde, ich sollte nur mit meiner Mutter darüber sprechen, was geschehen war. Sie gab mir fünf Globuli und den Auftrag, meiner Mutter alles zu erzählen, was damals geschehen war.

Na Klasse! Ich hatte seit mehreren Jahren nicht mit meiner Mutter gesprochen. Und diese fünf Kügelchen sollten es jetzt bringen? Aber ich nahm die Globuli ein und ging nach Hause. Nach einigen Tagen merkte ich, dass etwas in mir vorging, konnte es aber nicht benennen. Ich fühlte mich leichter, hatte überwiegend gute Laune und spürte zu meiner Überraschung, dass ich mich nach meiner Mutter sehnte. Ich entschloss mich, bei ihr vorbeizufahren. Sie freute sich total, als sie mich wieder sah. Ich wartete nicht lange und erzählte ihr die ganze Geschichte. Sie weinte und war total schuldbewusst. Sie sagte, sie habe damals das Gefühl gehabt, dass irgendetwas nicht in Ordnung sei, dass sie es aber nicht habe benennen können. Sie berichtete auch, dass sie selbst in den letzten Jahren der Beziehung so depressiv gewesen sei, dass sie kaum etwas wahrgenommen hätte. Sie bat mich unter Tränen um Verzeihung. Damit hatte ich nicht gerechnet. Ich hatte immer Angst gehabt, dass sie mir vorwerfen würde, ich hätte ihr den Mann gestohlen und sei für das Scheitern der Beziehung verantwortlich. Aber sie sprach mich von aller Schuld frei und bat mich um Verzeihung. In diesem Moment fiel eine alte Last von mir ab. Ich konnte ihr aus ganzem Herzen verzeihen. Seitdem haben meine Mutter und ich eine sehr gute Beziehung.

Ich besuchte die Homöopathin nach zirka sechs Wochen wieder und erzählte ihr, was geschehen war. Sie schien darüber gar nicht überrascht zu sein und gab mir wieder fünf Kügelchen. Ich fragte nach dem Namen der Arznei. »Natrium muriaticum« sagte sie, »damit Sie endlich das Leben führen können, für das Sie sich heute entscheiden!« Ein toller Satz!

Ich war gespannt, was nun geschehen würde. In den nächsten Wochen passierte eigentlich gar nichts. Aber plötzlich hatte ich einen Freund und war glücklich. Natürlich kam das nicht wirklich über Nacht. Mein neuer Freund Peter lebte im gleichen Haus, und wir kannten uns schon vom Sehen. Dann stand er einmal vor der Tür und fragte, ob ich ihm mit ein bisschen Milch aushelfen könnte. Ich hatte gerade eine Flasche Wein aufgemacht und bot ihm ein Glas an. So fing alles an. Am nächsten Tag fand ich eine Balkonpflanze vor meiner Tür. So ging das weiter. Peter erzählte mir, dass er schon länger ein Auge auf mich geworfen hatte, aber dass er keine Möglichkeit gesehen habe, mich kennen zu lernen, weil ich so verschlossen und unnahbar gewirkt habe. Dann sei ihm die Idee mit der Milch gekommen ...

Mit Peter ist es ganz anders als mit meinem Stiefvater. Wir sind ebenbürtig und Peter interessiert sich wirklich für mich. Wir verbringen viel Zeit miteinander, und er ist nie genervt, wenn ich mich mit ihm verabreden möchte. Nein, er freut sich sogar darüber. An solchen Dingen merke ich, dass ich über viele Jahre einfach im falschen Film gewesen bin. Meine Wirklichkeit hat sich von Grund auf verändert, weil ich die Welt mit anderen Augen sehe. Bevor ich Natrium bekommen habe, wäre ich nie auf die Idee gekommen, einem fremden Mann ein Glas Wein anzubieten, wahrscheinlich hätte ich noch nicht einmal die Türe geöffnet.

Genau genommen habe ich einen Großteil meiner Einsamkeit selbst produziert. Ich hatte mich in ein Schneckenhaus zurückgezogen, ging erst ans Telefon, wenn ich auf dem Anrufbeantworter gehört hatte, wer anrief; öffnete nie, wenn es an der Tür klingelte, es sei denn, ich hatte mich mit meiner Freundin verabredet. Wenn sie eine der sowieso schon seltenen Verabredungen absagen musste, weil beispielsweise ihr Kind krank war, war ich gekränkt und machte es ihr sehr schwer, mich wieder zu erreichen. Ich log und gab vor, ich sei verabredet, gleichzeitig fühlte ich mich einsam und gegenüber allen anderen Menschen schrecklich benachteiligt. Mit meinem Stiefvater war mir ein Unglück geschehen, alles, was danach passierte, war hausgemacht. Es war, als wäre ich stehen geblieben und hätte in dem Moment verharrt, als das mit meinem Stiefvater zu Ende ging. Was für eine Geschichte. Ich bin froh, dass es vorbei ist.

Cornelia, 28 Jahre, Diplom-Ingenieurin

Acidum nitricum

Acidum nitricum ist ein wichtiges Mittel für Frauen, die darunter leiden, dass sie immer noch ohne Partner/in sind, obwohl sie attraktiv und erfolgreich sind und dem äußeren Anschein nach alle Kriterien einer idealen Partnerin in sich vereinen. Acidum nitricum, die homöopathische Essenz der Salpetersäure, wird darüber hinaus sowohl bei der Behandlung von Schmerzen beim Geschlechtsverkehr und in der Erregungsphase wie auch bei emotionalen Blockaden eingesetzt, die Liebe und Partnerschaft verhindern.

Salpetersäure ist ätzend und auch die Gedanken und die Gefühle von Acidum nitricum können mitunter ätzenden Charakter haben. Die Acidum-Frau ist nachtragend und verbringt häufig viel Zeit damit, bö-sen, hasserfüllten Gedanken nachzuhängen, in denen sie Widersacher beschimpft, bestraft oder verflucht. Häufig beschäftigen sich diese hasserfüllten Gedankengänge mit verflossenen Liebhaber/innen und Partner/innen.

Acidum-nitricum-Frauen geben sich nach außen hin sanft und liebenswürdig höflich. Ihren Freundinnen und Freunden gegenüber können sie liebevoll und fürsorglich sein, doch im Inneren dieser Menschen sieht es ganz anders aus. Wenn sie jemanden für ihren Feind halten, sind sie ihm gegenüber unerbittlich und hart. Acidum nitricum kann weder verzeihen noch vergessen.

Wenn Patientinnen zur Anamnese kommen und über splitterartige Schmerzen beim Geschlechtsverkehr oder in der Erregungsphase klagen, tauchen häufig auch die Themen »Nicht-Verzeihen-Können«, »Rachsucht« und »unerbittliche Verfolgung von Feinden« auf. Frühere Beziehungspartner/innen sind zu Feind/innen geworden, frühere Freundinnen zu Hassobjekten. Der Acidum-Typ ist bekannt dafür, Kontakte zu Freundinnen und Freunden willkürlich abzubrechen und für immer aus deren Leben zu verschwinden. Dabei scheint es so zu sein, dass sich der Hass mit der Zeit ansammelt und immer geringere »Störungen« ausreichen, um den Kontakt zu Freund/innen abzubrechen. Solche Störungen können eine nicht angenommene Einladung, der Verdacht auf ein in die Welt gesetztes Gerücht oder eine einfache Meinungsverschiedenheit sein. Wenn der Kontakt dann abgebrochen ist, geht die Auseinandersetzung im Inneren in Form von hasserfüllten Zwiegesprächen weiter. Die Trennung ist keine wirkliche Trennung, sondern nur ein Abbruch, denn im Inneren finden weiterhin destruktive Diskussionen und Streitereien mit dem ehemaligen Freund oder der Freundin statt. Mit der Zeit verselbständigen sie sich und laufen irgendwann unbewusst ab.

Wenn ein Acidum-nitricum-Mensch, veranlasst durch Gerüche, eine Filmszene oder das Gespräch mit einer anderen Person, an eine frühere Begebenheit erinnert wird, bei der er gekränkt wurde und den Kontakt abgebrochen hat, löst diese Erinnerung die gleichen Gefühle aus wie damals, mit dem Unterschied, dass die Gefühle in jedem Fall unangemessen und unkontrolliert ablaufen. Wenn Sie zum Beispiel beim Einkaufen an einen Menschen geraten, der hasserfüllt und völlig unangemessen reagiert, weil man die gekauften Waren nicht schnell genug in die Tasche packt oder weil das Kind quengelt und ihn behindert, dann haben Sie es höchstwahrscheinlich mit Acidum nitricum zu tun.

Im Zusammenhang mit Liebe und Sex verhindert der kumulierte Hass tiefe Empfindungen und somit neue Liebesbeziehungen. Nach mehreren gescheiterten Beziehungen gehen Acidum-nitricum-Frauen dazu über, ihre Beziehungen mit ihrem brillanten Verstand zu »designen«. Sie überlegen sich, welche Eigenschaften der zukünftige Partner oder die Partnerin haben soll und beginnen, gezielt zu suchen. Sie entwickeln ein Idealprofil und treffen sich gezielt mit Männern oder Frauen, die diesen Wunschkriterien entsprechen. Bei Übereinstimmung lassen sie sich auf eine Beziehung ein. Sobald der Partner/die Partnerin jedoch nicht mehr in dieses Raster passt, wird er oder sie entsorgt. Dann sind diese Frauen wütend, und es gibt einen Menschen mehr, dem sie ihre Hasstiraden widmen. Aber schon bald kommt der/die Nächste.

Der neue Trend zum Onlinedating scheint übrigens hervorragend zu dieser Beziehungssuche nach Plan zu passen. Ausführliche Informationen und Hilfestellung dazu finden Sie in dem Ratgeber *Liebe aus dem Netz.*[3]

Acidum nitricum und Sex

Frauen, die in diesem Verhaltensmuster gefangen sind, verschließen sich mit der Zeit emotional und verlieren ihre Liebesfähigkeit. Sie gehen dazu über, Beziehungen zu konsumieren. Häufig lässt mit nachlassender Liebesfähigkeit auch die sexuelle Potenz nach. Hier kommt der zweite Aspekt von Acidum nitricum zum tragen. Mit all dem Hass, den diese Frauen in sich speichern, können sie sich in der Liebe immer weniger hingeben. Sie werden nur langsam oder gar nicht mehr feucht, wenn ihr Partner oder ihre Partnerin sie verwöhnen möchte, und auch der Orgasmus lässt immer länger auf sich warten. Zunächst gelingt es ihnen noch durch schiere Willensanstrengung, einen Orgasmus zu bekommen, später bleibt er ganz aus. Häufig kommt es auch zu Schmerzen beim Vorspiel und bei der Penetration. Es sind weniger Scheidenkrämpfe, die ihnen die Lust vermiesen, sondern eher splitterartige oder stechende Schmerzen im Vaginalgewebe. Meistens suchen Acidum-nitricum-Frauen die Schuld bei ihren Partner/innen. Sie werfen ihnen vor, sie nicht zärtlich genug zu berühren oder sich nicht genug Mühe zu geben. Dabei fragen sie sich nicht, ob sie überhaupt in der Lage sind, sich den Liebkosungen hinzugeben. Sie halten still und beobachten, ob auch alles seine Richtigkeit hat. Sie glauben, Sexpartner/innen seien austauschbar und es käme zum Beispiel bei Männern nur auf objektivierbare Details wie die Stoßtechnik, die Berührungsintensität beim Streicheln oder die Penisgröße an. Manche Frauen erleben das Gleiche in mehreren aufeinander folgenden Beziehungen, bis sie auch sich selbst einmal hinterfragen. Wieder andere suchen eine Homöopathin auf, weil sie von ihrer allgemeinen Unzufriedenheit und ihrem sexuellen Desinteresse beunruhigt sind.

Acidum nitricum im Unterschied zu Natrium muriaticum

Sowohl Patientinnen als auch Behandlerinnen verwechseln die homöopathischen Arzneien Natrium muriaticum und Acidum nitricum immer wieder. Acidum-nitricum-Menschen haben häufig noch gar nicht erkannt, wie groß der Hass in ihnen ist, sie sehen sich als Opfer und verlangen deshalb Natrium muriaticum. Während Natrium jedoch eher von Trauer und Leid geprägt ist, überwiegen bei Acidum nitricum der Hass und die boshaften Gedanken. Die Natrium-Frau muss die Vergangenheit hinter sich lassen und die Leichtigkeit des Lebens kennen lernen, während Acidum nitricum die Liebe lernen muss, wenn sie gesund und glücklich werden möchte. Sowohl Natrium wie auch Acidum nitricum haben Unrecht erlebt und sind traumatisiert. Die Traumatisierung der Natrium-Frau fand in der frühen Kindheit statt, die der Acidum-nitricum-Frau eher im frühen

Erwachsenenalter. Es ist der Hass auf die Täter/innen, auf jene, die ihr Unrecht getan haben, welches immer noch in ihr schwelt. Dieses Unrecht ist ebenso wie bei Natrium ein reales Unrecht. Bei Acidum nitricum ist es weniger der Schmerz, sondern vielmehr der Hass, der bindet und neue Lebenserfahrungen verhindert. Die Acidum-nitricum-Frau beharrt darauf, dass die Welt so ist, wie sie sie in ihrem oft sogar unbewussten Hass erlebt, nämlich böse, hart, ungerecht und grausam. Von ihren Träumen hat sie sich meistens schon längst verabschiedet, wenn sie in die Praxis kommt. Die Gabe der Arznei bewirkt, dass positive Träume von Liebe und Beziehung wieder bewusst werden.

Nachdem zwei Beziehungen, die mir viel bedeutet hatten, gescheitert waren, hatte ich viele Beziehungen, die jedoch immer nur einige Monaten oder sogar nur Wochen dauerten. Ich verliebte mich nicht mehr. Die Gefühlsintensität nahm mit jeder Beziehung ab, und meine Wut auf die Männer nahm mit jeder Beziehung zu. Ich sprach jedoch nie über diese Gefühle, schließlich wollte ich nicht als vergrätzte Emanze dastehen. Also tat ich so, als wäre alles in Ordnung, trennte mich jedoch meistens bei der ersten Auseinandersetzung.

Bei der letzten Beziehung veränderte sich meine Sexualität. Plötzlich wurde ich nicht mehr feucht und hatte Schmerzen beim Eindringen. Was war das denn? Es hatte doch sonst immer gut geklappt, auch wenn der Typ nicht die große Liebe war. Ich besorgte mir Gleitcreme und damit ging es dann wieder besser. Aber ich verlor die Lust am Sex, und irgendwann hatte ich auch keinen Orgasmus mehr. Die Beziehung, in der ich gerade war, war ganz o.k. Mein Freund trug mich auf Händen. Als ich jedoch die Lust am Sex verlor, machte er Theater: »Was hast du denn? Liebst du mich nicht mehr? Stimmt etwas nicht? Was soll ich anders machen? Lass uns unsere Liebe bewahren«, und so weiter. Ich erklärte ihm, dass meine Gefühle für eine tiefere Beziehung wohl nicht ausreichten und trennte mich.

Ich war total wütend auf alles, vor allem jedoch auf die Männer, die mir das angetan hatten. Was sie mir angetan hatten, konnte ich in diesem Moment gar nicht artikulieren. Ich konzentrierte mich auf meine Karriere und legte das Thema »Monika und die Männer« erst mal beiseite. Doch irgendwann bohrte sich ein Gedanke in meinen Kopf: »Du wirst eine verhärtete alte Jungfer, wenn du so weitermachst, meine Liebe!« Ha! Jungfrau werde ich wohl nicht mehr, dafür waren es zu viele. »Du wirst alt, verbittert und verschrumpelt in einem teuren Seniorenheim enden, wenn du nicht endlich etwas änderst.« Das könnte schon eher sein. Die Stimme in meinem Kopf hatte Recht. Ich wollte etwas ändern und entschied mich für eine homöopathische Behandlung.

Ich bekam Acidum nitricum in der C1000-Potenz und sollte es drei Wochen lang jeden Tag einnehmen. O.k. Am Ende der drei Wochen hatte ich mit Yoga begonnen und praktizierte jeden Tag 90 Minuten. Was war mit mir passiert? Da gab es eine Übung namens Bujangasana, die klappte fast gar nicht. Ich quälte mich jedes Mal. Einmal wollte ich es genau wissen und zwang mich, sie drei Minuten auszuhalten. Drei Minuten hören sich nach echt wenig Zeit an, aber man muss es erst mal schaffen. Nach zwei Minuten brach ich weinend zusammen. Ich heulte und heulte und heulte. Was war das denn? Das hatte ich ja überhaupt nicht gebucht. Nach zwanzig Minuten formte sich ein Satz in mir: »Du hast noch nie wirklich geliebt. Du kennst die Liebe gar nicht.«

Dann vereinbarte ich einen Termin mit meiner Homöopathin. Die verordnete mir die gleiche Arznei in der C100.000-Potenz. Komischerweise ging es mir daraufhin viel besser. Meine Gedanken und Gefühle ordneten sich. Mir wurde klar, dass ich tatsächlich noch nie geliebt hatte. Liebe schien etwas ganz anderes zu sein, als das, was ich dafür gehalten hatte. Mir wurde klar, dass ich in den letzten Jahren sowohl Männer wie auch Beziehungen konsumiert hatte. Und plötzlich war dieses andere Gefühl in mir. Es war weich und freundlich.

Ich dachte mir, »na gut, dann üb das mit der Liebe doch mal«. Ich übte also dieses Asana (Yoga-Stellung) und suchte überall in meinem Leben nach der Liebe. Ich verliebte mich nach einigen Monaten, und es war diesmal ganz anders. Ich wollte den Mann nicht haben, besitzen oder benutzen, sondern wollte nur, dass er glücklich war, am besten natürlich mit mir. Meine Motivation war eine andere geworden, weniger selbstbezogen, würde ich sagen. Wir hatten auch erst nach einigen Wochen zum ersten Mal Sex. Und auch das war ganz anders, viel intensiver und umfassender. Meine Probleme aus der letzten Beziehung waren wie weggeblasen. Wenn ich mir überlege, wie verkrampft und berechnend ich früher mit dem Thema Partnerschaft umgegangen bin, erschreckt es mich heute noch.

Monika, 39 Jahre, Lektorin

Sepia – das Feindbild Mann

Sepia ist eine der mächtigsten Arzneien, die Frauen wieder mit ihrer sexuellen Kraft in Kontakt bringen. Sepia wird sowohl bei Abneigung gegen den Sex, Abneigung gegen den Partner/die Partnerin, Anorgasmie, Orgasmusschwierigkeiten, Libidoverlust, depressiven Verstimmungen nach dem Sex als auch bei Folgen von sexueller Gewalt, wie Flashbacks, eingesetzt. Die Symptome »Abneigung gegen Sex« und »Abneigung gegen den Partner/die Partnerin« werden von Patientinnen, die in einer Partnerschaft leben, häufig als störend empfunden. Sie leiden darunter, dass sie ihre Partner/innen durch ihre unerklärliche Abneigung gegen sie und gegen Sex verletzen. Häufig haben diese Frauen gleichzeitig einen unerfüllten Kinderwunsch und hormonelle Störungen.

Die Ursubstanz

Das homöopathische Mittel Sepia wird aus dem Tintenfisch gewonnen. Der Tintenfisch ist ein Kopffüßler, d.h. die Tentakel sitzten direkt am Kopf, und nicht am Körper. Hier findet sich eine leicht nachzuvollziehende Analogie zur Sepia-Persönlichkeit. Die Sepia-Persönlichkeit ist nur schwer in der Lage, Emotionen als solche wahrzunehmen und sie auch zu kommunizieren. Sepia-Menschen leben sehr zurückgezogen und haben häufig wenig Kontakt zu anderen Menschen. Kontakt ängstigt sie, sicher auch weil sie selbst Defizite im Kommunikationsverhalten haben. Sie vermeiden den Aufenthalt in Gruppen. Aufgrund ihrer Ängste geben sie sich verschlossen und zurückhaltend, was ihnen häufig als Arroganz ausgelegt wird. Entsteht Nähe zu einzelnen Menschen, gibt es häufig nur ein »Entweder-Oder«. Grenzen verschwinden, die Freundschaft oder Beziehung wird sehr symbiotisch. Meistens fehlt sepiabedürftigen Menschen auch die Fähigkeit, sich abzugrenzen. Es fällt ihnen schwer, sich nach dem Erleben großer Nähe wieder zurückzuziehen und dabei zu hinterfragen, welche Qualität die jeweilige Bekanntschaft hat und ob diese Qualität überhaupt den eigenen Interessen entspricht.

Sepia und die kollektive Ebene: die Würde der Frau

Die zentralen Themen von Sepia sind die Würde der Frau und die Folgen der Würdeverletzung durch den Mann. Da die Geschichte der Frau in den letzten 4.000 Jahren eine Geschichte von Würdeverletzung und Verlust der menschlichen Grundrechte darstellt, kommt Sepia im feministischen Kontext eine besonders große Bedeutung zu. Die im Kapitel über die Geschichte der Sexualforschung dargelegte Problematik der selektiven Verbreitung und der Verschleierung von Informationen über weibliche Sexualität gehört ebenso dazu wie die Hexenverfolgung und die Verleugnung der matriarchalen Religionen durch männliche Historiker.

Der Arzneimitteltyp Sepia kann in seinen heutigen Erscheinungsformen nur verstanden werden, wenn die Geschichte der Frau in den letzten Jahrhunderten bekannt und bewusst ist.

Sepia gilt als »Frauenmittel«, weil es traditionell meistens bei klimakterischen Beschwerden, hormonell bedingten Depressionen, Abneigung gegen Männer und Sex und bei sonstigen »Frauenleiden« eingesetzt wird. In einer homöopathischen Behandlung, die sich nicht nur mit dem Kurieren vordergründiger Symptome begnügt, sondern auch die initiatische Ebene einer Therapie berücksichtig, kommt fast jede Frau mit dem Thema der kollektiven Würdeverletzung und des kollektiven Missbrauchs von Frauen in Berührung – und damit auch an die in ihr seit Tausenden von Jahren lebenden Wurzeln weiblichen Wissens und matriarchaler Nähe zur Göttin.[4]

Die Sepia-Problematik

Die Problematik von Sepia besteht häufig in einem einseitig negativen Männerbild. Sepia glaubt, dass alle Männer frauenfeindliche, patriarchale Unterdrücker und Missbraucher sind. Eine Frau, die das Symptombild von Sepia zeigt, erlebt sich selbst oft als ohnmächtiges Opfer männlicher Gewalt. Die Arznei Sepia scheint sich bei Frauen auf die Fähigkeit zur Abgrenzung auszuwirken. Wenn diese Fähigkeit fehlt, kommt es zu sexuellen Übergriffen, emotionaler und psychischer Gewalt. Ist diese

Fähigkeit im Übermaß vorhanden, werden Frauen zu Männerhasserinnen, die ihre Energie häufig darauf verwenden, sich im Berufs- und Privatleben männerfreie Zonen zu schaffen. Akzeptiert werden höchstens homosexuelle Männer, im Extremfall gilt heterosexuelle Sexualität als Gewaltakt.

Wie bei allen Arzneimitteln tritt diese Problematik in verschiedenen Ausprägungen auf. Die langjährig verheiratete Frau in liebloser Ehe, die vielleicht noch nie Freude am Sex hatte und nach mehreren Geburten, schwerer Hausarbeit und traditioneller Rollenverteilung nun in den Wechseljahren unter Depressionen und einem Gebärmuttervorfall leidet, kann genauso Sepia benötigen wie eine junge Frau, die in Beziehungen zu Männern immer wieder sexuelle und nicht-sexuelle körperliche Gewalt erlebt. Beiden Frauen fehlt die Fähigkeit, Grenzen zu setzen, sich selbst wertzuschätzen und das eigene Leben dieser Wertschätzung entsprechend zu gestalten. Auch wenn die Sepia-Thematik mit dem Spannungsfeld zwischen Mann und Frau zusammen hängt, benötigen auch viele Frauen in lesbischen Beziehungen Sepia, vor allem, wenn sie immer wieder Situationen erleben, in denen sie ihrer Partnerin Grenzüberschreitung und zu starkes sexuelles Interesse vorwerfen.

Nach der Einnahme von Sepia sind auch ältere Frauen, die ein im heutigen Sinne unemanzipiertes Leben geführt haben, plötzlich in der Lage, Forderungen an ihren Ehemann zu stellen und »nein« zu sagen, wenn sie »nein« meinen. Ebenso schaffen Frauen, die in gewalttätigen Beziehungen leben, es häufig erst mit Sepia, sich daraus zu befreien. Sowohl ausgelaugte Hausfrauen und Mütter wie auch »Männer hassende Emanzen« lernen durch Sepia, zunächst mit den eigenen Bedürfnissen gewaltlos umzugehen. Frauen in lesbischen Beziehungen schaffen es ebenfalls, sich stärker auf die eigene innere Abgrenzung zu konzentrieren, anstatt sie an die Partnerin zu delegieren. Häufig merken Frauen erst durch Sepia, dass sie es selbst sind, die sich unglaubliche Härten abverlangen, sei es im Beziehungs- oder im Berufsleben.

Sepische Sexualität

Die Sepia-Frau hat im gesunden Zustand eine ausgeprägte Libido, auch eine große sexuelle Kraft, der sepische Orgasmus kann wie ein reinigendes Gewitter oder ein Sturm auf dem Ozean sein. Im kranken Zustand hat sie häufig Schwierigkeiten, zum Orgasmus zu kommen. Während sie versucht, einen Orgasmus zu haben, denkt sie häufig an alle möglichen Dinge, die sie noch zu erledigen hat. Es kann auch sein, dass sie aggressive Gedanken beispielsweise gegen ihren Partner/ihre Partnerin hegt: »Immer will er/sie nur das Eine. Ich bin für ihn/sie ja doch nur ein Objekt. Er/Sie benutzt mich für seine Befriedigung.« Im defizitären Zustand wird gar keine Sexualität gelebt, und Männer werden, so gut es geht, gemieden. Wenn sie Sexualität lebt, fehlen ihr häufig ein realistisches Selbstverständnis und kommunikative Strategien. Ihr negatives Männerbild, das Männer grundsätzlich als Täter klassifiziert, bestimmt ihr Verhalten im Kontakt mit Männern stark mit und führt ihnen gegenüber zu einer passiv-verletzbaren oder aggressiv-abgrenzenden Opferhaltung.

Die 24-jährige Studentin Lisa erlebte eine kurze Romanze mit ihrem Kommilitonen Frank. Er besuchte sie zu Hause, sie kamen sich näher und landeten in ihrer Hängematte. Es passierte nicht viel, sie streichelten sich ein bisschen, und er küsste ihren Hals. Als sie diese Zärtlichkeiten erwidern wollte, wies er sie zurück: »Das geht nicht, weil meine Frau dann den fremden Geruch an mir riecht.«

In dem Moment ging für Birgit die Welt unter. Sie warf Frank aus der Wohnung und begann zu leiden. Sie fühlte sich gekränkt, verletzt und herabgesetzt. Ihr Gemütszustand veränderte sich von Wut hin zu Gleichgültigkeit. Sie ging nicht mehr an die Uni, weil sie Frank nicht begegnen wollte und verabredete sich auch nicht mehr mit anderen Freunden.

In der homöopathischen Sprechstunde gab sie an, die Situation mit Frank als entwürdigend erlebt zu haben, weil es für sie etwas sehr Besonderes und Wertvolles sei, auf diese Weise Zärtlichkeiten auszutauschen. Auf meine Frage, warum sie sich nicht vorher Klarheit über die Lebenssituation von Frank verschafft habe, antwortete sie, dass sie vorausgesetzt habe, dass er ernsthaft an ihr interessiert sei. Unter »ernsthaftem« Interesse verstand Lisa einen konkreten Beziehungswunsch. Sie ging davon aus, dass man sich nur dann auf erotische Situationen einlässt, wenn man sich eine dauerhafte verbindliche Beziehung mit dem anderen wünscht. Im Laufe des Gesprächs stellte sich heraus, dass Lisa immer wieder solche und ähnliche Situationen mit

Männern erlebt hatte. Und immer wieder ging sie von Neuem davon aus, dass ein Mann, der sich ihr flirtend näherte, »ernsthafte« Absichten hegte. Sie reagierte also auf die Interpretation der Verhaltensweisen des jeweiligen Mannes, ohne ihre Interpretation zu verifizieren, also ohne herauszufinden, ob er wirklich so an ihr interessiert war, wie sie sich das vorstellte. Dabei ließ sie ihre eigenen Gefühle außer Acht. Sie hinterfragte weder die Intensität ihrer Gefühle noch die Absicht, mit der sie sich auf eine erotische Situation einließ.

Dabei war es keineswegs so, dass Lisa sich mit jedem der Männer, der sich ihr erotisch näherte, eine feste Beziehung vorstellen konnte. Meistens war sie selbst einfach nur erotisiert und wünschte sich Körperkontakt oder Sex. Wenn der Mann sie zurückwies oder danach verschwand, war sie am Boden zerstört. Lisa erwartete von den Männern völlig andere Verhaltensweisen und eine Selbstreflexion, die sie selbst nicht an den Tag legte.

Lisa hatte bereits mehrere Psychotherapie-Versuche hinter sich, konnte ihr Verhalten auch als unpassend erkennen, war jedoch nicht in der Lage, es zu verändern. Obwohl sie immer wieder enttäuscht wurde, hielt sie an ihren Einstellungen fest. Sie fühlte sich mehr und mehr als ohnmächtiges Opfer, welches emotional und sexuell von Männern ausgebeutet wird.

Als Arznei erhielt Lisa Sepia in einer sehr hohen Potenz. In den nächsten Monaten veränderte sie ihren Umgang mit Männern. Sie begann, ihr sexuelles Verlangen wahrzunehmen und es von der Sehnsucht nach einer festen Partnerschaft zu unterscheiden. Zum Teil ging sie ihrem sexuellen Verlangen nach, jedoch ohne sich dabei als benutztes Opfer zu fühlen. Lisa wurde zirka sechs Monate lang mit Sepia behandelt. In dieser Zeit entwickelte sie eine andere Selbstwahrnehmung. Sie konnte bei sich bleiben und ihre eigenen Gefühle und Bedürfnisse wahrnehmen und in den Vordergrund stellen. Dabei hörte sie auf, sich als Opfer zu fühlen und nahm ihre Beziehungen in die Hand. Sie fragte die Männer geradeheraus, was sie wollten und erklärte ihnen, was gehen könnte und was nicht.

Das Feindbild Mann und die eigene Weiblichkeit

Genauso groß wie die Aversion gegen das »Männliche« ist bei Sepia oft auch die Aversion gegen den eigenen weiblichen Körper. Frauen, die ihren

Körper nicht mögen und sich am liebsten so kleiden, dass man sie für einen Mann hält, brauchen häufig Sepia. Das bedeutet nicht, dass jede androgyne Frau, die gerne Männersachen trägt, behandelt werden muss. Burschikos wirkende, raubeinige Frauen, die mit einem dringenden Entwicklungswunsch in die homöopathische Praxis kommen und unter Liebeskummer, Menstruationsbeschwerden oder sexuellen Problemen, wie Abneigung gegen Sex, Libidoverlust oder Schmerzen beim Sex, leiden, kann mit Sepia sehr oft geholfen werden. Auch bei einer stolzen, magersüchtigen Frau, die von sich sagt, dass sie keine Frau sein möchte und sich immer wieder in destruktiven Beziehungen wiederfindet, kommt Sepia in die engere Arzneimittelwahl.

Frauen, die Sepia brauchen, fühlen sich Männern gegenüber unterlegen, erleben sich als Opfer einer patriarchalen Gesellschaft und sehen in Männern häufig nur den gewalttätigen, sexistischen Frauenverletzer. Sie werfen Männern egoistisches, rücksichtsloses Verhalten vor, sind aber selbst nicht in der Lage, sich an die Hand zu nehmen und liebevoll mit sich umzugehen. Der liebevolle Umgang mit sich selbst ist jedoch die Voraussetzung dafür, sich von verletzenden Situationen fernzuhalten und auch im Kontakt mit Männern genau zu überprüfen, worum es geht.

Sepia-Frauen verbindet häufig, dass sie das Männliche grundsätzlich als etwas Feindliches interpretieren. Dies kann bewusst oder unbewusst geschehen. Meistens liegt dieser Haltung ein Erlebnis von sexueller Gewalt zugrunde, dessen Folgen nicht überwunden wurden. In der Folge glauben sepische Frauen häufig, sie müssten selbst viel männlicher werden, um in einer männlich dominierten Gesellschaft klarzukommen. Sie beginnen, hart und streng mit sich selbst zu sein. Dabei verleugnen sie ihr eigenes Frau-Sein und werden dem verhassten Männlichen immer ähnlicher. Bei Sepia-Frauen bleibt die Menstruation oft aus oder kommt nur selten; wenn sie kommt, dann ist sie schmerzhaft und zwingt die Frau zum Rückzug.

Der Hass auf das »Weibliche« geht bei Sepia-Frauen teilweise so weit, dass sie Frauen verachten, die lange Haare, Miniröcke und Stöckelschuhe tragen und Männern gefallen wollen. Die Lösung der Sepia-Problematik besteht in der Integration des Ungeliebten »Weiblich-Schwachen« und »Weiblich-Starken«. Wenn die Sepia-Frau ihre eigene Weiblichkeit, Weichheit und Bedürftigkeit angenommen hat, kann sie Männern souverän begegnen, im Alltag und in der Sexualität.

Die 29-jährige verheiratete Altenpflegerin Annette kommt wegen Depression, Migräne, Menstruationsbeschwerden, unerfülltem Kinderwunsch, rezidivierenden Blaseninfektionen, fehlender Libido, fehlender Lubrikation und Anorgasmie in die homöopathische Praxis. Sie berichtet, dass sie nicht mit ihrem Mann schlafen möchte und ihn nicht küssen kann. Sie sei als Kind regelmäßig von einem Verwandten missbraucht worden, der habe sie immer festgehalten und dabei geküsst. Allein die Vorstellung einer Zunge im Mund löst Ekel und Übelkeit aus. Sie möchte gerne ein Kind, ist aber schon seit zwei Jahren krankgeschrieben und schafft weder ihren Haushalt, noch hat sie Hobbys.

Annette ist zwar leicht übergewichtig, das steht jedoch in keinem Verhältnis zu den schwarzen, sackartigen Gewändern, mit denen sie ihren Körper verhüllt. Sie hatte bereits vier Therapeutinnen, die alle mit ihr am Thema »sexueller Missbrauch« gearbeitet haben. Annette erwartet von einer Therapeutin, dass sie lieb zu ihr ist, dass sie Annette auffängt, wenn es ihr schlecht geht und dass sie sie gegenüber ihrem Mann in Schutz nimmt. Wenn die Therapeutinnen von Annette erwarten, dass sie ihr Verhalten gegenüber dem Ehemann ändert, bricht sie die Therapie ab.

Annettes Gefühle für ihren Ehemann sind ambivalent. Er war ihr erster Sexualpartner, sie beschwert sich über ihn und wirft ihm Rücksichtslosigkeit und Desinteresse an ihrer Person vor. Der Ehemann hat einen 8-Stunden-Job, hilft im Haushalt und hat ein Hobby, das der Patientin ein Dorn im Auge ist: Er hat einen großen Garten, in dem er viel Zeit verbringt. Für ihn ist Annette die erste Sexualpartnerin, und ich habe den Verdacht, dass es ihm sowohl an Erfahrung wie auch an Fantasie fehlt. Ich frage die Patientin, was sie denn davon abhält, sich von ihm zu trennen, wenn es ihr so schlecht geht. Das weiß sie auch nicht. Sie will, dass sich ihr Mann ändert, er soll lieber zu ihr sein. Sie möchte, dass er mehr Zeit mit ihr verbringt. Wenn er das jedoch tut, streiten sie nur, und sie schimpft ihn aus.

Ich verordne Sepia in einer bestimmten Potenz, die täglich eingenommen werden kann. Die Patientin berichtet nach zwei Wochen, dass es ihr immer direkt nach der Einnahme besser gehe, dass das »Bessergehen« jedoch nicht anhalte. Ich erhöhe die Potenz. Zwei Wochen später berichtet die Patientin, dass ihr die Hausarbeit besser gelänge. Wieder vier Wochen später erzählt sie, dass sie bereits dreimal mit ihrem Partner geschlafen habe, aber dass sie dabei immer noch nicht feucht würde und es so furchtbar lange dauern würde, bis sie einen Orgasmus hätte.

Ich frage sie nach ihren Masturbationstechniken und erfahre, dass sie sich noch nie selbst befriedigt hat. Sie habe immer das Gefühl, etwas Schlechtes, Ungehöriges zu tun. Ich erkläre ihr, dass die Sexualität mit sich selbst eine Voraussetzung ist, um mit einem Anderen eine schöne Sexualität zu haben, und weise sie darauf hin, dass sie von ihrem Partner nicht erwarten kann, dass er Dinge herausfindet, die sie noch nicht einmal selbst weiß. Daraufhin erkläre ich ihr die weibliche Anatomie und gebe ihr einen Vibrator zum Ausprobieren mit. Sie soll jeden Tag üben, am besten, wenn ihr Mann arbeitet. Drei Wochen später geht es Annette viel besser. Der Sex klappt besser. Sie kommt schneller zum Orgasmus und sie wird wieder feucht. Die Migräneanfälle haben sich von fünf auf zwei Anfälle im Monat reduziert. Die Depression ist auf dem Rückzug, die Patientin beginnt abzunehmen und trägt Kleidung in freundlichen Farben.

Annette hat Alpträume, in denen sie vergewaltigt und aufgeschlitzt wird, und erinnert sich immer wieder an das Missbrauchserlebnis. Die Träume geben ihr Lebensgefühl wieder. Sie fühlt sich von ihrem Mann, den anderen Familienmitgliedern und den Arbeitskollegen verfolgt. Sie erlebt immer wieder Situationen, in denen sie das Opfer ist. Im Job wurde sie gemobbt, der Partner übergeht ihre Bedürfnisse, die Eltern verhalten sich ihr gegenüber egoistisch. Sie mag ihren Partner immer noch nicht küssen.

Wir machen eine Wahrnehmungsübung, die auf die Flashbacks beim Küssen abzielt. Annette sieht beim Küssen den verhassten Onkel vor sich und reagiert so, als wäre er jetzt hier. Die Bilder, die sie vor sich sieht, werden durch das Küssen ausgelöst, haben jedoch nichts damit zu tun. Annette weiß, dass der Onkel tot ist, und sie ist freiwillig mit ihrem Ehemann zusammen. Vor einigen Jahren hatte sie einen Autounfall und musste einige Wochen im Krankenhaus bleiben. Trotzdem fuhr sie danach wieder Auto. So ähnlich sollte das auch mit dem Küssen sein. Nach der Übung kann Annette sich vorstellen, ihren Mann zu küssen, ohne Ekelgefühle zu bekommen. Sie bekommt die Aufgabe, ihn jeden Tag zu küssen und dabei die Augen offen zu lassen. Wichtig ist, dass sie die Initiative übernimmt und sich dabei immer wieder bewusst macht, dass sie in der Gegenwart ist. Außerdem erhöhe ich die Potenz der Arznei.

Acht Wochen später berichtet die Patientin, dass sie ihren Partner gerne küsst, wenn sie die Aktive ist und nicht umgekehrt. Sie ist in der achten Woche schwanger und klagt über Übelkeit und Ängste. Sie hat sich das Baby gewünscht, ist jedoch entsetzt darüber, dass etwas in ihr geschieht, was sie nicht kontrollieren kann. Diese Gefühle haben Sepia-Frauen häufig während der ersten Schwangerschaft. Nach der Einnahme einer weiteren Gabe löst sich die Angst einfach auf, und Annette kann sich den Prozessen hingeben, die in ihrem Körper stattfinden.

Sepia begleitet Annette durch die Schwangerschaft und auch noch ein halbes Jahr nach der Geburt. Die Depression kommt jedoch nach der Geburt ihrer Tochter nicht wieder zurück. Sie hat im Lauf der Monate eine Blasenentzündung, die mit Cantharis und Pulsatilla ausgeheilt werden kann. Die Migräne bleibt während der Schwangerschaft ganz weg, tritt nach der Geburt aber wieder auf. Nach einer weiteren Sepia-Gabe reduziert sich die Anfallshäufigkeit auf einmal im Monat. Annette und ihr Mann sind mit diesem Zustand sehr zufrieden.

Die 28-jährige Natalie kommt wegen Neurodermitis in die Praxis. Ihre Haut ist an einigen Stellen schon offen und blutig. Natalie hat schon als Kind Kortisonsalben verschrieben bekommen, will diese jetzt jedoch nicht mehr anwenden. Sie berichtet, dass sie als Kind sexuell missbraucht wurde und später lesbisch geworden ist. Ihre momentane Beziehung ist kompliziert. Natalie hat den Eindruck, dass sie von ihrer Freundin nur als Sex-Objekt gesehen wird. Sie streitet viel mit ihr über dieses Thema. Manchmal verschwindet sie auch für einige Tage von der Bildfläche, wenn sie das Gefühl hat, sexuell benutzt worden zu sein. Dieses Gefühl kann ganz plötzlich auftreten. Schon wenn ihre Freundin für Natalies Empfinden zu schnell ihr Genital berührt, kann es sein, dass sie wortlos aufsteht und geht. Sie selbst hat eher selten Lust auf Sex. Sie mag ihren Orgasmus nicht, erlebt ihn als bloße Reaktion auf einen mechanischen Reiz. Ihre eigene Sexualität ist ihr lästig. Sie will von mir wissen, was das mit Liebe zu tun habe.

Mit Männern will Natalie nichts zu tun haben. Sie arbeitet in einem Frauenprojekt und lebt in einer lesbischen WG. Natalie trägt vorzugsweise sackartige Oberteile, die alle weiblichen Formen verbergen und ebenso weite Hosen, meistens in dunklen Farben. Sie scheint alles dafür zu tun, möglichst unförmig und unerotisch auszusehen.

Natalie erhält von mir Sepia. Im Laufe der nächsten Monate wird sie daraufhin zugänglicher. Es wird leichter, mit ihr zu sprechen und sich auszutauschen. Sie berichtet mir, dass die negativen Gefühle in der Sexualität anders geworden seien. Sie sind zwar noch da, treten jedoch verändert auf. Natalie fühlt sich immer noch häufig benutzt und zum Sex-Objekt degradiert, merkt jedoch viel früher, wann sie sich so fühlt. Ihr ist aufgefallen, dass sie vor der Sepia-Gabe erst viel später reagieren konnte. Sie räumt ein, dass diese Gefühle mit ihrem Missbrauchserlebnis zu tun haben könnten. Die Neurodermitis ist vom Erscheinungsbild her weniger aggressiv. Die offenen Stellen sind zurückgegangen.

Natalie erhält wieder Sepia. Sechs Wochen später kommt sie deutlich verändert in die Praxis. Sie trägt einen dreiteiligen Anzug bestehend aus Hose, Weste und Jackett und wirkt darin selbstbewusster und erotischer. Natalie berichtet mir, dass sie nun häufiger von ihrem Vater träume. Ihr Vater war Alkoholiker, der als betrunkener, arbeitsloser Familienvater ein schwaches Männerbild abgab. Weinend erzählt sie, dass sie von einem Nachbarn sexuell missbraucht wurde und dass weder die Mutter noch der Vater ihr helfen konnten. Natalie hat Sehnsucht nach ihrem Vater und schämt sich dafür. Die Neurodermitis ist weiter zurückgegangen. Es sind keine blutigen Stellen mehr zu sehen, und der Juckreiz hat nachgelassen.

Natalie erhält wieder eine Gabe Sepia. Bei der nächsten Konsultation vier Wochen später berichtet sie mir, dass sie weniger aggressiv gegenüber ihrer Partnerin sei und dass sie sich beim Sex auch weniger oft benutzt fühle. Trotzdem gefiele ihr das alles nicht. Warum man denn nicht ohne Sex zusammen sein könne. Ich empfehle ihr, regelmäßig zu masturbieren und dafür einen Madonna-Vibrator zu benutzen, um auch die G-Zone zu stimulieren.

Nach einer weiteren Sepia-Gabe kann Natalie sich emotional mehr öffnen und auch in der Beziehung mehr Nähe zulassen. Sie beginnt, Sex mit ihrer Partnerin spielerischer anzugehen, und dabei verändern sich auch ihre Orgasmen. Als Natalie wieder kommt, berichtet sie von einem Traum, in dem sie Sex mit ihrem Vater gehabt habe. Es hat ihr gefallen und sie war zunächst traurig, als der Traum vorbei war. Dann sei sie jedoch darüber erschrocken, dass sie als Missbrauchsopfer von Inzest geträumt habe. Dabei ist sie sich sicher, dass der Vater niemals übergriffig gewesen ist. Wenn er betrunken war, wurde er weinerlich und schlief ein. Ich bitte sie, den Traum rein symbolisch zu deuten. Damit geht es ihr besser. Der Traum hat sie auf einer sehr tiefen Ebene mit dem männlichen Prinzip verbunden. In der nächsten Zeit bildet sich die Neurodermitis fast vollständig zurück und auch Natalies Sexualleben harmonisiert sich.

Die Sepia-Frau und ihr Vater

Wie bei so vielen Arzneimittelbildern spielt auch in der Sepia-Biografie der Vater eine große Rolle. Hier ist es eher der schwache Vater, welcher der Tochter Steine in den Weg zur Frau legt. Häufig ist dieser Vater ein Mann, der Angst vor Frauen hat und sich vielleicht einen Sohn anstatt einer Tochter gewünscht hat. Solange die Tochter ein kleines Mädchen ist, liebt der Vater sie und erzieht sie vielleicht wie einen Sohn. Das Mädchen möchte dem Vater gefallen und wird zu einem kleinen Raubein, das lieber mit Werkzeug hantiert und mit Jungen rauft, als Barbiepuppen an- und auszuziehen und der Mutter in der Küche zu helfen. Sobald das Mädchen in die Pubertät kommt, hört der Vater scheinbar auf, es zu lieben, denn jetzt wird deutlich, dass dieses Mädchen kein Junge ist. Er muss sich mit der Tatsache abfinden, das seine Tochter eine Frau wird. Wachsende Brüste und runde Hüften lassen sich nicht mehr verleugnen. Das Mädchen ist verunsichert: Warum verhält der Vater sich ihr gegenüber jetzt anders? Warum liebt er sie nicht mehr? Manchmal gehen Väter so weit zu schimpfen, wenn das Mädchen jungenhaftes Verhalten zeigt: »Kannst du dich nicht normal benehmen? Du bist ja gar kein richtiges Mädchen. Wie siehst du schon wieder aus? So etwas tut ein Mädchen nicht.«

Die Tochter ist nun vollends verunsichert. Das früher erwünschte Verhalten wird plötzlich sanktioniert, und weibliches Rollenverhalten hat sie nicht gelernt, vielleicht entspricht es ihr auch gar nicht. Das widersprüchliche Verhalten des Vaters bewirkt eine destruktive Mischung aus Unsicherheit, Angst, Trauer, Wut, Ablehnung und Sehnsucht. Wen wundert es, wenn das Mädchen seine Pubertät durchleidet und vielleicht sogar krank wird?

Frauen mit einer Sepia-Pathologie haben oft sexuelle Gewalt erlebt. Sexuelle Übergriffe durch den Vater oder andere männliche Familienmitglieder werden häufig berichtet. Die jeweiligen Situationen werden manchmal konkret erinnert, häufig gibt es jedoch nur Verdachtsmomente oder Ängste. Der Kontakt zu den Eltern ist meistens belastet, der Kontakt zum Vater wurde nicht selten ganz abgebrochen. Die Wut auf den Vater oder auf andere Täter wird auf alle Männer übertragen. In dieser Traumatisierung liegt häufig die Ursache für konkrete sexuelle Probleme, wie fehlende Libido, Anorgasmie, Schmerzen beim Sex und depressive Verstimmungen nach dem Sex. Trotzdem hat nicht jede Frau, der mit Sepia geholfen werden kann, zwangsweise sexuelle Gewalt erlebt. Es kann auch sein, dass die Einstellungen, die zu dem sepia-typischen Verhalten gegenüber Männern führen, von der Mutter oder der Schwester übernommen wurden.

Es ist auch möglich, dass der Vater mit seiner eigenen schwachen Persönlichkeit der Tochter ein ungünstiges Männerbild vermittelt hat, welches ihr Zusammensein mit Männern im Erwachsenenalter prägt. Vor allem Väter, die in ihrem Verhalten der Tochter gegenüber einerseits wenig konsequent und andererseits sehr unreif waren, können eine spätere Sepia-Pathologie bewirken. Unreifes Verhalten eines Vaters in Bezug auf seine Tochter kann so aussehen, dass der Vater beispielsweise emotional Zuflucht bei der Tochter sucht. Häufig finden sich in den Biografien von Sepia-Patientinnen Väter, die sich emotional bei der Tochter angelehnt haben, wenn sie Streit mit der Ehefrau hatten. So wurde die Tochter zur ebenbürtigen Gesprächspartnerin auserkoren. Den Frauen ist häufig nicht bewusst, dass sie auf diese Weise zu Schaden gekommen sind. Es gab weder Gewalt noch sexuelle Übergriffe im Elternhaus. Als Mädchen waren die Frauen stolz auf ihre Rolle in der Familie, fühlten sich gegenüber der Mutter aufgewertet. Aber indem der Vater die Tochter aufwertet und ihr die Rolle einer Erwachsenen zuweist, wertet er die Rolle der Ehefrau im Familiensystem ab und nimmt der Tochter die Möglichkeit, kind- und altersgerechte Erfahrungen zu sammeln. Aber auch hier ist es nicht alleine der Vater, der Fehler macht, auch die Mutter wird ihrer Rolle nicht gerecht. Ihre Aufgabe besteht darin, auf ihre Wichtigkeit im System und auf ihren Platz an der Seite des Ehemannes zu bestehen. Fast alle kleinen Mädchen träumen davon, später einmal ihren Vater zu heiraten und den Platz der Mutter einzunehmen. Manchmal sind sie eifersüchtig auf die Mutter. Ein schwacher Vater nimmt die Zuneigung des Mädchens so ernst, als wäre es die Zuneigung einer ebenbürtigen erwachsenen Frau. Er fühlt sich geschmeichelt, beginnt eine tiefe und »erwachsene« Beziehung zu seiner Tochter und vermeidet auf diese Weise die Auseinandersetzung mit seiner Partnerin. Die Mutter schaut zu und genießt vielleicht sogar ihre Ruhe.

Auch wenn niemals ein sexueller Übergriff stattgefunden hat, hindert die Beziehung des Mädchens zu ihrem Vater sie daran, Männern adäquat zu begegnen. Männer werden entweder zu Monstern, die sie verletzen, oder zu Wesen, die der komplexen eigenen Psyche niemals gerecht werden können. In beiden Fällen leidet die Frau unter ihren Beziehungen und erlebt Männer als übermächtig und sich selbst als ohnmächtig.

Eine Sepia-Pathologie kann auch durch eine sexualisierte Atmosphäre in der frühen Jugend entstehen. Auch hier kommt dem Vater eine tragenden Rolle zu. Frauen berichten häufig davon, dass der Vater ihre Schamgefühle in der Pubertät nicht ernst genommen hat, indem er sich zum Beispiel immer wieder darüber lustig gemacht hat, dass sie die Arme vor der Brust verschränkt haben, wenn er sie umarmte, um eine Berührung der Brüste durch den Vater zu vermeiden.

Sandra kommt wegen unbefriedigenden sexuellen Erlebnissen in die Praxis. Sie kann sich beim Sex nicht konzentrieren, denkt immer an alles andere, aber nicht an das, was gerade geschieht. Sie mag ihren Freund und genießt auch seine Berührungen, kann sich aber nicht wirklich darauf einlassen.

In der Anamnese berichtet Sandra von einem kränkenden Erlebnis in ihrer Pubertät: Sandra war bereits mit 12 Jahren voll entwickelt und hatte einen großen Busen. Sie besuchte mit dem Vater Verwandte. Als ihr Onkel sie sah, sagte er mit einem Seitenblick auf Sandras Oberweite zu ihrem Vater: »Boah, ist die Sandra aber groß geworden!« Der Vater antwortete: »Tja, dabei haben wir aber gar keine Hormone gefüttert.« Mit dieser Antwort bezog er sich auf den damals gerade aktuellen Kälberskandal, bei dem Bauern ihre Kälber mit Hormonen, vor allem mit Östrogenen gemästet hatten. Sandra kannte diese Zusammenhänge und verstand genau, was die Männer meinten. Sie sprachen über sie, als wäre sie auch nur ein Stück Vieh, das man mit Mastfutter aufzieht. Sie wäre am liebsten im Boden versunken, so sehr schämte sie sich. Sie war zutiefst verletzt, aber niemand interessierte sich für ihre Gefühle. Dabei litt sie sowieso schon darunter, so frühreif zu sein und fand es völlig ungerecht. Sie mochte ihren Körper nicht und versteckte ihren Busen unter weiten Pullovern und T-Shirts.

Sandra hatte dieses Erlebnis irgendwann vergessen und sah keinen Zusammenhang zu ihrem heutigen Problem. Mich brachte es jedoch – neben einigen weiteren Symptomen – dazu, ihr Sepia zu geben. In den nächsten Wochen hatte sie einige Träume, in denen der Vater vorkam. Sie erlebte den Vater in diesen Träumen als unzureichend und lächerlich. Gemeinsam fanden wir heraus, dass dies der damals erlebten Situation entsprach. Der Vater war nicht in der Lage gewesen, zu seiner Tochter zu stehen und ihr dabei zu helfen, mit den körperlichen Veränderungen umzugehen. Er hätte in der Situation mit dem Onkel auch stolz und fürsorglich reagieren können, indem er beispielsweise gesagt hätte: »Ja, ist sie nicht hübsch geworden?« Oder: »Stimmt, und wir sind alle sehr stolz auf sie.« Stattdessen verbündete er sich mit dem Onkel.

Die Patientin erhielt Sepia in einigen unterschiedlichen Potenzen. Ihre Träume veränderten sich. Sie träumte öfter von Pferden und von Wasser. Zu diesem Zeitpunkt nahm ihre Lust auf Sex deutlich zu, und irgendwann ertappte sie sich selbst dabei, wie sie ganz bei der Sache war und die Zärtlichkeiten ihres Freundes genießen konnte.

Als ich Sandra wiedersah, fragte ich sie nach dem »Kälbermasterlebnis«. Sandra lachte und sagte, dass es seine Bedeutung verloren hätte. Sie wusste zwar, dass es sie gekränkt hatte, war auch nach wie vor der Meinung, dass sich der Vater gründlich daneben benommen hatte, aber es hatte aufgehört, ihr weiterhin wehzutun. Der Schmerz darüber war zur schmerzlos erinnerbaren Vergangenheit geworden.

Hyoscyamus – die schamlos lustvolle Frau

Hyoscyamus, das Bilsenkraut, auch Dolldill, Schweinkraut oder Pantasiekraut genannt, gehört wie die Tollkirsche und die Alraune zu den Halbschattengewächsen und ist eine der ältesten bekannten Giftpflanzen. Im Mittelalter verrührten Hexen das Bilsenkraut zusammen mit anderen

Halbschattenpflanzen zur legendären Flugsalbe, einer Paste, mit der man sich in rauschhafte Zustände versetzen und beeindruckende Halluzinationen erleben konnte. Hyoscyamus führt in der Ursubstanz denn auch zu einer hochgradigen Erregung des zentralen Nervensystems. Bei dieser Hyoscyamusvergiftung ist die Patientin verwirrt, ruhelos und aggressiv. Sie schlägt um sich und beißt, ist dabei eifersüchtig und spricht obszön und schamlos über Sexuelles, zieht sich dabei auch gerne nackt aus.

Hyoscyamus wurde in mittelalterlichen Hexenprozessen verwendet, um die Verurteilten vor dem Foltern zu betäuben, aber auch um sie zum Sprechen zu bringen. Da die obszönen Reden zu den Vergiftungssymptomen der Pflanze gehören, ist es kein Wunder, dass die armen Frauen von Kopulationen mit fabelhaften Wesen fantasierten.

Zustände, die durch die homöopathische Arznei Hyoscyamus, also durch die potenzierte und stark verdünnte Form der Ursubtanz geheilt werden, zeichnen sich häufig durch verbalen oder emotionalen Exhibitionismus aus. Frauen, die Hyoscyamus brauchen, geben sich leicht und gerne preis, nicht nur sexuell, sondern auch, indem sie schnell sehr persönliche Details über sich offenbaren, die man eigentlich nur engsten Vertrauten oder überhaupt nicht mitteilen würde. Die Hyoscymaus-Frau hat wenig Tabus und plaudert gerne über Sexuelles, verliert dabei jedoch manchmal die Schamgrenze ihrer ZuhörerInnen aus den Augen. Sie hat meistens eine sehr erotische Ausstrahlung und kann Sex hemmungslos genießen. Deshalb geht sie oft und schnell erotische Bekanntschaften ein. Sie hat oft den Ruf, »leicht zu haben« zu sein, weil es ihr gefällt, schnell zur Sache zu kommen und weil sie auf das konventionelle Datingprozedere keinen Wert legt. Leider werden Hyoscyamus-Frauen deshalb häufig von Männern ausgenutzt, denen es nur um Sex geht und die an der Partnerin gar nicht interessiert sind. Hyoscyamus kann das nicht verstehen und leidet sehr unter der Zurückweisung, wenn der Mann sich nach dem leicht erbeuteten Sex kommentarlos zurückzieht und den Kontakt abbricht. Die Hyoscyamus-Frau lernt Männer oder Frauen am liebsten beim Sex kennen. Darin liegt etwas völlig Unschuldiges. Sex ist für die erotische Hyoscyamus-Frau in keiner Weise moralisch bewertet, sondern schlicht eine Möglichkeit, Partner/innen kennen zu lernen.

Ein anderer Hyoscyamus-Typ lebt Sexualität kaum oder gar nicht. Ihr wurde die sexuelle Verspieltheit bereits in der Kindheit rigoros ausgetrieben. Dieser versteckte Hyoscyamus-Typ ist schwer zu erkennen. Häufig kommt die Behandlerin erst auf das Mittel, wenn die Patientin ihre Regelsymptome schildert. Auffallend sind sehr starke Regelblutungen. Wenn Frauen von sich selbst sagen: »Ich blute wie ein Schwein!« oder »Es blutet wie Sau!« kann das auf einen Hyoscyamus-Aspekt hindeuten. Doch nicht jede Frau, der Hyoscyamus bei ihren Menstruationsbeschwerden hilft, hat auch exhibitionistische Neigungen.

Die 23-jährige Zahntechnikerin Ute fällt durch ihre erotische Ausstrahlung auf. Sie trägt enge Jeans und ein bauchfreies Top und wirkt ausgesprochen sympathisch. Sie lebt in einer festen Beziehung, kann aber nach drei Monaten Beziehung nicht mehr mit ihrem Freund schlafen. Wenn sie Sex mit ihm hat, geht es ihr währenddessen schlecht, danach weint sie und hat starke Schuldgefühle. Ute weiß nicht, wieso es ihr so geht. Sie klagt weiterhin über Kopfschmerzen, Menstruationsbeschwerden und eine sehr starke Monatsblutung. In der Anamnese erzählt sie von einem Erlebnis, das sie im Alter von 14 Jahren hatte. Es war Sommer und sie besuchte ein Mädchen aus der direkten Nachbarschaft. Das Mädchen telefonierte eine Weile mit seiner Großmutter und musste dann kurz weg, um eine Besorgung zu erledigen. Da kam der Bruder der Freundin ins Zimmer und überfiel die Patientin. Er drückte sie auf den Boden und küsste sie, riss ihr T-Shirt hoch und knetete ihre Brüste. Ute konnte sich nicht wehren und hielt still. Als Utes Freundin wiederkam, hörte der Bruder auf.

Ute lief verstört nach Hause und erzählte es der Mutter. Die Mutter meinte, Ute solle sich nicht so anstellen, sie hätten wohl nur ein bisschen gerauft. Inzwischen behauptete der Bruder des Mädchens aus der Nachbarschaft, sie sei eine Hure, und er würde allen erzählen, was sie mit sich machen ließe. Sie hat das Erlebnis bis heute niemandem erzählt.

Ich verordne Ute Hyoscyamus. Nach einigen Wochen berichtet sie von einem Traum: Sie ist nackt und masturbiert. Dabei sehen ihr viele Leute zu. Sie genießt es. Sie sieht keinen Zusammenhang zwischen diesem Traum und ihrer Problematik. Es geht ihr psychisch besser. Sie hat weniger häufig Kopfschmerzen. Daraufhin erhält sie noch einmal das Arzneimittel Hyoscyamus. Beim nächsten Termin erzählt sie einen neuen Traum: Sie ist nackt, masturbiert und keiner sieht zu. Plötzlich erkennt sie Zusammenhänge. Sie hat den sexuellen Übergriff des Nachbarjungen als erregend erlebt und sich für diese

Erregung geschämt. Das Gefühl der Scham hat sich mit der sexuellen Erregung vermischt und ihr die Lust am Sex vermasselt.

Sie erhält eine weitere Gabe Hyoscyamus. Nach vier Wochen erzählt sie, dass sie sich allgemein leichter fühlt. Die Menstruationsbeschwerden haben nachgelassen. Sie hat ihrem Freund erzählt, dass sie sich von Vergewaltigungsfantasien angesprochen fühlt, woraufhin sie »Fesseln« und »Überfall« gespielt haben. Ute gefällt es. Es erregt sie und sie schläft mit ihrem Freund. Sie hat einen Orgasmus, und es geht ihr währenddessen richtig gut. Danach kippt die Stimmung um, und sie weint. Sie denkt, sie hat etwas Schmutziges getan und fühlt sich schuldig, schlecht und billig.

Ich gebe ihr noch einmal Hyoscyamus. Nach drei Wochen haben die Schuldgefühle aufgehört, und Ute kann ihre sexuelle Lust genießen. Die Fesselspiele gehören zu ihrem Repertoire, müssen aber nicht immer sein. Die körperlichen Beschwerden sind jetzt, nach vier Monaten, alle abgeklungen.

Das Hyoscyamus-Mädchen

Hyoscyamus-aspektierte Mädchen mögen es häufig, nackt oder leicht bekleidet durch die Wohnung oder den Garten zu tanzen. Dabei wirken sie sinnlich und erotisch. Häufig entdecken sie sehr früh, dass es großen Spaß macht, die Klitoris und die Vulva zu streicheln. Nichts hält sie davon ab, das auch in der Öffentlichkeit zu tun. Diese Verhaltensweisen führen Mütter, Großmütter und andere erziehungsberechtigte Frauen häufig dazu, die Mädchen streng zu reglementieren und ihnen sowohl das Nackttanzen wie auch das Onanieren zu verbieten. In der Folge werden die Kinder häufig verhaltensauffällig, die schulischen Leistungen lassen nach, es kommt zu Wut-, Beiß- und Schreianfällen und oft auch zum hyperkinetischen Syndrom (Hyperaktivität). Ratlose Eltern suchen Psychologen und Psychiater auf, und schlimmstenfalls wird das Mädchen mit Psychopharmaka behandelt und beginnt so seine *psychiatrische* Laufbahn.

Das Arzneimittelbild von Hyoscyamus konnte mit diesen Informationen vervollständigt werden, nachdem erwachsene Frauen das Mittel geprüft hatten. Bei solchen Prüfungen hatten sich Prüferinnen immer wieder an Erlebnisse aus ihrer Kindheit erinnert, die den oben geschilderten ähneln.

Wenn ich heute verhaltensauffällige Mädchen in der homöopathischen Sprechstunde kennen lerne, frage ich immer nach dem Bedürfnis des Kindes, nackt zu sein und nach seiner Fähigkeit, sich selbst zu befriedigen. Meistens sind die Eltern peinlich berührt und wundern sich über die gezielten Fragen. Sehr oft berichten sie dann beschämt-aggressiv von den obszönen Verhaltensweisen ihrer Tochter.

Wenn das Mädchen nun mit Hyoscyamus behandelt wird, kommt alles wieder ins Gleichgewicht. Die sexuelle Energie geht vielleicht ein bisschen zurück, und das Kind wird innerlich ruhiger und gelassener. Es ist jedoch sehr wichtig, dass es manchmal nackt herumlaufen und tanzen sowie sich selbst befriedigen darf. Natürlich ist es für alle Beteiligten ungünstig, wenn das Mädchen in der Öffentlichkeit onaniert und sich erotisch darbietet. Einerseits verschwindet dieser Drang durch die Bahandlung mit Hyoscyamus und andererseits kann man mit Hyoscyamus-Mädchen sprechen und ihnen beibringen, dass es Dinge gibt, die sie auch zum eigenen Schutz besser nur zuhause machen sollten, wenn sie alleine sind oder wenn nur die Mutter dabei ist.

Ich habe schon an anderer Stelle darauf hingewiesen, wie schwierig das Thema Aufklärung sein kann. Gerade bei Hyoscyamus-Kindern ist es besonders wichtig, ihnen auch konkrete Informationen über die sexuelle Lust zu geben, damit sie lernen können, mit dieser Kraft umzugehen. Ich glaube auch, dass es sinnvoll ist, Kinder über Masturbationstechniken aufzuklären. Jungen finden häufig von selbst heraus, wie es funktioniert, lernen es von Freunden oder erwachsenen Männern. Es gibt auch Mädchen, die von selbst merken, dass bestimmte Berührungen schöne Gefühle bewirken. Andere kommen jedoch gar nicht auf die Idee, sich selbst genauer zu untersuchen. Wenn die Mutter nebenbei einmal erwähnt, dass es schön und entspannend sein kann, wenn man sich selbst streichelt, reicht das oftmals schon aus. Das Kind weiß, dass es normal und erlaubt ist, sich selbst erotische Gefühle zu machen. »Aber was, wenn mein Kind das jetzt immer und überall macht?«, fragen aufgebrachte Mütter und Väter an diesem Punkt. Wenn es wirklich dazu kommen sollte, dass das Kind »es« immer und überall tut, sollten sie erst dann etwas unternehmen, anstatt ihrem Kind die Lust an der eigenen Sexualität schon im Vorfeld zu verderben. Die meisten Kinder, die ich als Mutter und als Homöopathin kennen gelernt habe, spüren ziemlich genau, was man in der Öffentlichkeit tun kann und was man besser bleiben lässt. Kinder, die das nicht spüren und ihre exhibitionistische Neigung zeigen, bekommen Hyoscyamus. Dadurch entwickeln sie ein gesundes Schamgefühl.

Mit dem Ruf einer Hure leben

Hyoscyamus-Frauen haben häufig die Erfahrung gemacht, von Männern verächtlich behandelt zu werden oder sogar abfällig als Hure bezeichnet zu werden, wenn sie sich freudig und rückhaltlos ihrer sexuellen Lust hingegeben haben. Wenn eine Frau dies einmal erlebt, ist es sehr kränkend; wenn sie es immer wieder erlebt, führt es häufig zu Depressionen oder ungesundem Verhalten. Die Hyoscyamus-Frau leidet unter bigotten, verklemmten Männern. Solche Männer setzen einerseits alles daran, eine Frau ins Bett zu bekommen, doch nachdem sie ihr Ziel erreicht haben, lassen sie die Frau häufig fallen oder beschimpfen sie als Hure, als Frau, die leicht zu haben und deshalb weniger wert ist. Es gibt Männer, die von einer leidenschaftlichen Frau glauben, dass sie nur an Sex interessiert sei und weniger an der emotionalen Bindung zu ihrem Geliebten. Natürlich stellt sich hier die Frage, welches Verhalten als das weniger gesunde Verhalten zu interpretieren ist, das der Männer oder das der Hyoscyamus-Frauen. Frauen, die ihre Lust hemmungslos ausleben, entsprechen einfach nicht der herrschenden Gesellschaftsnorm, die heute interessanterweise rigider ist als beispielsweise im antiken Griechenland. In der Praxis heilt Hyoscyamus oft die Verletzungen, die entstanden sind, wenn Frauen verlassen oder zurückgewiesen wurden, nachdem sie sich rückhaltlos geöffnet und schamlos hingegeben haben.

Die meisten Männer haben einen dringenden Entwicklungsbedarf, was ihre Einstellungen zu sexuell aktiven Frauen betrifft. Hier ein typischer Männerwitz, der das widerspiegelt:

Eine Frau sollte gut kochen können,
eine Frau sollte eine gute Gesprächspartnerin sein,
eine Frau sollte eine Granate im Bett sein,
sie dürfen sich nur niemals kennen lernen.

Solche »Witze« drücken die Unfähigkeit vieler Männer aus, Frauen in ihrer Ganzheit zu lieben. Als Homöopathin kann ich Frauen mit Hyoscyamus behandeln, die aufgrund ihrer grundsätzlich zu begrüßenden Hemmungslosigkeit unter diesem männlichen Defizit leiden. Nach der Einnahme der Arznei kann die Hyoscyamus-Persönlichkeit ein anderes Gefühl für die eigenen Wertigkeit entwickeln, so dass ihr Selbstwertgefühl nicht noch größeren Schaden nimmt.

Manche Frauen mit starken Hyosyamus-Aspekten entscheiden sich irgendwann für eine tantrische Ausbildung und für ein freies, polygames Leben. Sie haben damit eine Möglichkeit für sich gefunden, ihr Wesen innerhalb gesellschaftlich akzeptierter Strukturen auszuleben.

Staphisagria: Wenn Liebe-Machen weh tut

Traditionell wird Staphisagria, der Rittersporn, bei Schnitt- und Stichverletzungen sowie bei der Flitterwochenzystitis (s. S. 94) eingesetzt. Staphisagria ist jedoch auch eine wichtige Arznei, wenn es um die Behandlung von Liebeskummer, Problemen durch Enthaltsamkeit, verletzte Liebe und Orgasmusschwierigkeiten geht. Als Staphisagria in Arzneimittelprüfungen von Homöopath/innen getestet wurde, kamen die Testpersonen sowohl in ihren Träumen als auch in Gesprächen oder Fantasien häufig auf Themen wie Ritterlichkeit/Ritter, Anbetung einer Frau, Heldenverehrung, Enthaltsamkeit, Sich-Aufheben für den Richtigen oder die Richtige, platonische Liebe, Empfindung reiner Liebe, Transzendenz von Geilheit und »niederen« Trieben.

Hohe Minne, niedere Minne

Der Hauptaspekt der Staphisagria-Problematik ist die Abspaltung von so genannten »niederen Gefühlen« wie Begehren und Ärger, von romantischen, verklärenden Empfindungen. Dieses Dilemma kam im mittelalterlichen Rittertum stark zum Ausdruck. In der »hohen Minne« wurde der verehrten, geliebten Dame von adligem Rang im Minnegesang gehuldigt. Zum körperlichen Vollzug kam es dabei jedoch nie. Der Ritter ließ seine »niederen« Triebe an einer der Mägde aus. Die »niedere Minne« war sehr viel konkreter, da wurde gevögelt, vergewaltigt, gezeugt und verleugnet. Eine Frau, die sich der niederen Minne hingab, hatte jedoch wenig Chancen auf eine legitimierte Beziehung.

Die Staphisagria-Patientin lebt häufig entweder die »niedere Minne« oder die »hohe Minne« und hat Schwierigkeiten, das eine mit dem anderen zu vereinen. Sie gerät immer wieder an Männer oder Frauen, mit denen sie heftigen, zum Teil auch außergewöhnlichen Sex hat, die sie danach jedoch einfach sitzen lassen. Oder aber sie hat Verehrer/innen, die keinen Sex mit ihr haben wollen oder die ihr beim Sex nicht die Intensität geben möchten, die sie sich wünscht. Staphisagria heilt sowohl die Kränkung durch den verlogenen Mann, der Frauen in Heilige und Huren unterteilt und nach dem Sex verschwindet, wie auch den Liebeskummer, der durch das Verzehren nach dem zum Idealtyp stilisierten Partner oder der Idealpartnerin entstanden ist. In jedem Fall ist eine Kränkung entstanden, und die Heilung von Staphisagria scheint etwas mit Wiedergutmachung zu tun zu haben. Dabei geht es nicht um großmütiges Vergeben, sondern um einen Ausgleich.

Häufig haben Staphisagria-Frauen Vergewaltigungs- und SM-Fantasien, die sie einerseits sehr erregen, andererseits aber heftige Schuldgefühle und Askesebestrebungen bei ihnen auslösen. Und leider können sie diese Fantasien nicht bzw. nur unter Zuhilfenahme von Alkohol und anderen Drogen ausleben. Sie bemühen sich, »sauberen«, reinen Blümchensex zu haben oder sogar völlig abstinent zu leben, weil sie ihre wahren Vorlieben unterdrücken und loswerden wollen. Immer wieder geraten sie so in Situationen, in denen sie von Männern oder Frauen ausgebeutet und gedemütigt werden. Wenn eine Frau es jedoch schafft, das Wechselspiel zwischen Macht und Ohnmacht in die Sexualität zu verlagern, hat sie gute Chancen auf eine ausgeglichene Beziehung. Nach der Behandlung mit Staphisagria finden Frauen häufig den Mut, ihre langgehegten sadomasochistischen Fantasien auch auszuleben. Von diesem Moment an erleben sie auf der Beziehungsebene keine Demütigungen und Erniedrigungen mehr. Der Zusammenhang zwischen der unterdrückten eigenen Sexualität und dem Ausgebeutetwerden im emotionalen Bereich ist vor der Behandlung mit Staphisagria nicht bewusst. Die Behandlung mit Staphisagria hat jedoch fast immer eine Zunahme von konstruktiver Aggressivität zur Folge. Frauen werden durch Staphisagria wütend oder lernen, ihre bereits vorhandene Wut zu kanalisieren und sinnvoll einzusetzen. Außerdem bewirkt Staphisagria eine Abnahme der moralischen Bedenken und eine zunehmende Akzeptanz der eigenen Lust.

Er war ein Kollege, Therapeut, und wir besuchten gemeinsam eine Fortbildung. Die Anziehung zwischen uns war so groß, dass es schon fast knisterte. Ein wunderbarer Mann: sensibel, gebildet, einfühlsam ... Und diese Hände, große, schlanke Finger, perfekt manikürt ... Wir hatten Blickkontakt und mir wurde ganz heiß. Er fragte mich, ob er mich nach Hause bringen könne. Wir saßen kaum im Auto, da fielen wir schon übereinander her. Es war total leidenschaftlich. Er legte mich übers Knie und versohlte mir den Hintern. Ich kannte das noch nicht und war völlig außer mir vor Erregung. Dieser großartige, brutale Mann, der doch so einfühlsam sein konnte. Bei mir zu Hause ging es dann weiter. Wie taten es die ganze Nacht. Es war umwerfend.

Am nächsten Morgen stand er auf und fuhr nach Hause, um sich frisch zu machen. Bis dahin war alles in Ordnung. Als aber um 10 Uhr die Fortbildung begann, war plötzlich gar nichts mehr in Ordnung. Der Typ war kühl und herablassend, tat so, als würde er mich nur flüchtig kennen! In der ersten Pause fragte ich ihn, warum er mich so behandelt. Er sagte ungefähr Folgendes: »Was hast du denn? Wir hatten eine heiße Nacht, und ich hätte nicht gedacht, dass eine wie du so was hinkriegt, aber sonst ist doch nichts passiert, oder? Ich weiß gar nicht, was du willst!«

In diesem Moment brach etwas in mir auseinander. Ich verließ die Fortbildung und brach weinend zusammen. Ich fühlte mich gedemütigt, beschmutzt und missbraucht. Ich hatte mich fesseln und schlagen lassen, mich diesem Mann total ausgeliefert, und was war der Dank? Verachtung und

Kälte! War er ein Sadist? War ich eine Masochistin? Mein Gott, das wusste ich ja noch gar nicht.

Am nächsten Tag bekam ich von meiner Homöopathin Staphisagria C1000. Es ging mir schlagartig besser, aber ich wurde unglaublich wütend. Gleichzeitig war ich wie angefixt von diesem Mann. Ich wollte ihn wiederhaben! Und ich konnte das Ganze doch nicht einfach so auf sich beruhen lassen.

Mein Kollege besaß tatsächlich die Dreistigkeit, mich fünf Tage später anzurufen. Scheinheilig fragte er, ob ich mich beruhigt hätte. Ebenso scheinheilig lud ich ihn zu einer kleinen Party ein. Die Party fand jedoch gar nicht statt, genauer gesagt, hatte ich eine Party für zwei geplant. Vorher hatte ich einen SM-Shop aufgesucht und mich mit dem nötigen Equipment ausgestattet. Mein »Freund« kam und ich umgarnte ihn, ließ das Thema »schlechtes Benehmen« völlig außen vor und gab ihm stattdessen Champagner zu trinken. Dann verführte ich ihn und fesselte ihn. Daraufhin geschah etwas Eigenartiges: Diesmal versohlte ich ihm den Hintern. Gott, war das großartig! Er hatte einerseits Angst und trotzdem schien es ihm zu gefallen, denn er hatte eine unglaubliche Erektion. Er bettelte mich an, ich möge doch aufhören. »Ja, gerne mein Ärmster, aber doch nicht einfach so! Wie heißt das Zauberwort?« – »Bitte, Bitte!« – »Hach, armer Schatz, leider kann ich noch nicht aufhören, dich zu bestrafen. Du brauchst das doch, dass man streng zu dir ist.« Er hatte verstanden! Lieb und artig kniete er sich vor mich hin und bat mich um Verzeihung. Ich verzieh ihm und nahm ihn mir. So ein schlechter Kerl!

Danach war mein »Freund« die Liebenswürdigkeit in Person. Er lud mich in ein 5-Sterne-Restaurant ein und trug mich auf Händen. Was war passiert? Ich hatte den Spieß umgedreht und war dabei auf eine dominante Ader bei mir und auf eine devote bei ihm gestoßen.

Am nächsten Tag stand ich bei meiner Homöopathin auf der Matte und wollte mehr Staphisagria. Ich fühlte mich befreit. Die Homöopathin gab mir dann noch eine Portion für meinen Freund mit. Er hatte Schwierigkeiten beim Gehen und sein Hintern sah auch ziemlich schlimm aus. Wir sind zusammen geblieben und haben jetzt eine völlig normale Beziehung. Unser Sex ist großartig und manchmal jenseits von Blümchensex.

Angela, 45 Jahre, Psychotherapeutin

Die geschlagene Frau

Vor der Behandlung ist die Selbsteinschätzung von Staphisagria-Frauen meistens sehr unrealistisch, ihre Selbstwahrnehmung ist idealisiert. Einerseits trauen sie sich nur sehr wenig zu und haben häufig Schwierigkeiten, ihren Alltag zu meistern, andererseits sind die Erwartungen an die eigene Sensibilität und auch an die ihrer Mitmenschen sehr hoch. Dabei geht die Fähigkeit zur realen Einschätzung des eigenen Verhaltens oder dem des Partners/der Partnerin häufig verloren. Staphisagria-Patientinnen sind deshalb oft Frauen, die in Beziehungen ausharren, obwohl sie psychische und körperliche Gewalt erleben.

Bettina, eine 44-jährige Hausfrau, war mit einem Bauunternehmer verheiratet, sie hatte eine Tochter und kümmerte sich um den Haushalt. Als sie in die Praxis kam, hatte sie ein schüchternes, unterwürfiges Auftreten. Bettina trug hochwertige Designerkleidung und viel Schmuck. Sie kam auf Anraten einer Freundin in die homöopathische Sprechstunde. Als ich fragte, warum die Freundin sie geschickt habe, zeigte mir Bettina ein Foto von sich. Auf dem Foto sah ich eine Frau, die von grünen und blauen Flecken übersät war. Ihr Gesicht war verquollen, sie konnte kaum die Augen öffnen. Bettina war so entstellt, dass man sie kaum erkannte. Das Foto hatte ihre 19-jährige Tochter aufgenommen, nachdem der Vater die Mutter verprügelt hatte. Ich sah noch weitere solcher Fotos und erfuhr, dass dies schon seit 10 Jahren so ging. Der Bauunternehmer verprügelte Bettina regelmäßig, beschimpfte sie vor seinen Freunden. Bettina war stark traumatisiert, traute sich nicht mehr allein auf die Straße und hatte Angstzustände. Der Ehemann schüchterte sie dermaßen ein, dass sie Angst davor hatte, ihn zu verlassen. Sie sah in ihm eine fast allmächtige, einflussreiche Person, die sogar die Richter manipulieren könne.

Ich verordnete Staphisagria und bat Bettina, nach drei Wochen wiederzukommen. Es ging ihr nach dieser Zeit psychisch etwas besser, sie war nicht wieder verprügelt worden, und sie hatte eingesehen, dass sie ein eigenes Leben anfangen muss, um wieder gesund zu werden. Sie hatte immer noch große Angst vor ihrem Mann, empfand mittlerweile aber auch Wut. Sie war bereit, mit einem Anwalt zu sprechen und ein Frauenhaus aufzusuchen. Ich verordnete Staphisagria in einer höheren Potenz. Nach vier Wochen war Bettina wieder sehr verängstigt. Ihr Mann hatte sie wieder geschlagen und ange-

droht, sie umzubringen. Ich gab ihr nochmals Staphisagria und damit war der Damm gebrochen. Drei Tage später verließ sie ihn gemeinsam mit ihrer Tochter. Sie wohnte eine Zeit lang im Frauenhaus. Dann reichte ihr Mann die Scheidung ein. Sie verklagte ihn wegen Körperverletzung und ihr wurde neben dem Unterhaltsausgleich eine hohe Summe Schmerzensgeld zugesprochen.

Trotzdem ging es Bettina immer noch nicht gut. Ihr Ex-Mann hatte ihr ausrichten lassen, dass sie bald von einem Schlägertrupp Besuch bekäme, und sie hatte große Ängste. Es dauerte insgesamt zwei Jahre, bis Bettina wieder frei und sorglos leben konnte. Sie erhielt neben Staphisagria noch andere Arzneien für die Folgen von Schock, beispielsweise Ignatia. Erst danach ließen die sozialen Ängste nach. Es dauerte insgesamt drei Jahre, bis Bettina sich wieder auf eine Liebesbeziehung einlassen konnte.

Die 33-jährige Stefanie lebt mit ihrem 5-jährigen Sohn und ihrer Lebensgefährtin zusammen. Sie arbeitet als Medium, d.h. Leute kommen zu ihr, um durch ihre hellseherischen Fähigkeiten bzw. durch »Channeling« Lösungen für ihre Probleme zu finden. Stefanie hat ein ausgesprochen freundliches und helles Wesen. Es ist ihr sehr wichtig, die Menschen in ihrem Umfeld zu lieben, und sie arbeitete hart an sich, um all ihre Aggressionen und negativen Gedanken in positive Energien umzuwandeln. Stefanie war mehrere Jahre mit einem Mann verheiratet, bevor sie sich in ihre jetzige Partnerin verliebte und ihren Mann verließ.

Sie kommt wegen chronischer Blasenentzündungen in die Praxis, und ich behandele sie eine ganze Weile mit der Arznei Silicea, leider nur mit mäßigem Erfolg. Eines Montags bittet sie dringend um einen Termin, den sie auch erhält. Einige Stunden später sitzt sie weinend und mit einem blauen Auge vor mir. Ihre Freundin hat sie geschlagen. Sie waren gemeinsam als Ausstellerinnen auf einer Esoterikmesse, und Stefanie kam später ins Hotel zurück, weil sie noch mit anderen Ausstellerinnen in einer Kneipe war. Daraufhin bekam sie von ihrer Freundin zu hören: »Was fällt dir ein, du Schlampe! Mich hier warten zu lassen und dich mit anderen zu vergnügen, wo du doch genau weißt, dass ich dich brauche!« Stefanie hat auch blaue Flecken am Körper und erzählt mir, dass ihre Freundin sehr eifersüchtig sei und sie ganz für sich beanspruche. Sie hat jedoch großes Verständnis für sie, weil ihre Freundin eine sehr schwere Kindheit hatte und sexuell missbraucht wurde.

Die Freundin scheint depressiv zu sein, spricht in schlechten Zeiten tagelang nicht mit Stefanie und bewacht sie dann wieder eifersüchtig. Es ist nicht das erste Mal, dass sie Stefanie geschlagen hat. Für mich sind diese Informationen neu, Stefanie hat mir bisher immer nur von ihrer wunderbaren Beziehung vorgeschwärmt, so dass es unpassend gewesen wäre, nach Konflikten zu fragen. Stefanie hat große Schuldgefühle ihrer Freundin gegenüber, weil sie selbst sich »so egoistisch« verhalten hat. Sie ist zu diesem Zeitpunkt der Behandlung nicht bereit, eine andere Sichtweise der Dinge zuzulassen.

Ich verordne Stefanie Staphisagria in einer Hochpotenz und telefoniere eine Woche später mit ihr. Sie berichtet mir, dass sie es geschafft hat, aus dem gemeinsamen Schlafzimmer auszuziehen, dass ihre Freundin nun regelmäßig meditieren wolle und ihr versprochen habe, sie nie wieder zu schlagen. Zwei Monate später sitzt Stefanie wieder geschlagen und gedemütigt im Wartezimmer. Interessanterweise haben die Blasenbeschwerden in dieser Zeit nachgelassen, und sie hat sich bei ihrer Freundin ausbedungen, einige Abende allein zu verbringen. Ich verordne wieder Staphisagria und vier Wochen später ruft Stefanie mich an, um mir mitzuteilen, dass sie sich nun doch von ihrer Partnerin getrennt habe. Sie sei von jetzt auf gleich ausgezogen, als ihre Freundin sie wieder geschlagen habe. Ihr sei klar geworden, dass ihre Freundin sich nicht ändern könne, wenn ihr gewalttätiges Verhalten keine negativen Konsequenzen nach sich zöge – und sie würde es nicht mehr akzeptieren, geschlagen zu werden. Es sei ganz plötzlich über sie gekommen, und sie könne sich nicht mehr vorstellen, dass sie sich früher einmal so klein gemacht habe. Eine Woche später sehe ich Stefanie wieder. Sie ist immer noch getrennt, dabei jedoch gefasst und guten Mutes. Die Blasenbeschwerden sind fast vollständig verschwunden. Sie erhält noch eine Gabe Staphisagria. Zwei Monate später berichtet sie mir, dass sie eine neue Beziehung habe und dass sie diese von Anfang an anders angegangen sei. Sie sei irgendwie selbstbewusster geworden und habe verstanden, dass sie vor allem ihrem eigenen höheren Selbst verpflichtet sei, jedoch nicht dem kranken Ego eines anderen Menschen.

Lycopodium – die erotische Leistungsshow

Das Arzneimittel Lycopodium wird aus den Sporen der Bärlapp-Pflanze gewonnen. Das Pulver wurde traditionell von Apothekern zum Bestäuben von Pillen und darüber hinaus zur Herstellung von Feuerwerkskörpern verwendet.

Die Hauptproblematik von Lycopodium besteht im Anerkennen der eigenen Schwäche. Als Schwäche interpretiert die Lycopodium-Persönlichkeit jedoch ganz normale, menschlich nachvollziehbare Gefühle wie Anziehung, Kummer nach Benachteiligung, Kränkung oder auch Liebesgefühle. Solche Gefühlsregungen werden folglich unterdrückt und verheimlicht, denn Schwächen müssen überwunden und verborgen werden. Die Lycopodium-Frau vertuscht Schüchternheit, Unwissenheit und mangelndes Selbstwertgefühl. Stattdessen muss ein Hochschulabschluss her, zwischendurch wird ein Rhetorik-Training absolviert und die Figur wird mit Fatburning auf Vordermann gebracht. Für die Lycopodium-Frau zählt nur das, worin sie selbst stark und erfolgreich sein kann. Sie sieht das Leben unter dem Leistungsaspekt, denn nur die eigene Leistung ist berechenbar. Der Lycopodium-Frau geht es nur gut, wenn sie die Leistungsanforderungen an eine Situation erfüllt. Aus wichtigen Ereignissen wie einem Date, der ersten Nacht oder einem gemeinsamen Urlaub macht sie eine Prüfungsaufgabe, die sie unbedingt erfüllen muss. Sexualität funktioniert jedoch nicht nach lycopodischen Gesichtspunkten, und deshalb hat die Lycopodium-Frau selten entspannten Spaß daran.

Die ehrgeizige Frau

Lycopodium ist vielleicht das allerwichtigste Arzneimittel für Frauen, die Schwierigkeiten mit der Sexualität haben, weil sie sich dabei unter Leistungsdruck setzen. Wie bereits vorher beschrieben, zieht sich das Leistungsdenken wie ein roter Faden durch die verschiedenen Ebenen des Lebens. Lycopodium ist auch eines der wichtigsten Mittel für die Behandlung von Erektionsstörungen beim Mann, und es lassen sich einige Parallelen zur weiblichen Problematik ziehen.

»Lycopodium spricht als Arznei besonders die männliche Sexualität an und bestimmte, häufig eher Männern zugeordnete Verhaltensweisen und Eigenschaften. Eine dieser Eigenschaften lässt sich beschreiben als das Bestreben, eigene Unzulänglichkeiten und Schwächen zu vertuschen, z.B. in der Sexualität oder im persönlichen Gespräch. Die eigenen Unzulänglichkeiten zu verbergen, ist ja an sich ein sehr sinnvolles Verhalten – warum sollte man seine Unzulänglichkeiten zur Schau stellen? Bei einem Lycopodium-Mann hat sich dieses Verhalten jedoch so sehr verselbständigt, dass es so etwas wie eine permanente innere Abwehr gibt. Diese Abwehr ist andauernd nur damit beschäftigt, die Umgebung und Äußerungen der Mitmenschen auf potenzielle Angriffe hin zu untersuchen. Dazu kommt, dass viele Gefühle für eine Lycopodium-Persönlichkeit persönliche Schwächen und Unzulänglichkeiten darstellen, die man verbergen muss. In Wirklichkeit handelt es sich bei den meisten dieser vermeintlichen Unzulänglichkeiten um folgerichtige Empfindungen. Hinter diesem Verhaltensmuster verbirgt sich die Befürchtung, aufgrund dieser menschlichen Seite abgelehnt oder angegriffen zu werden.«[5]

Lycopodische Frauen haben ausgeprägte Persönlichkeitsaspekte, die dem männlichen Prinzip folgen. Sie stehen im Leben »ihren Mann«, haben sich oft in einer Männerdomäne hochgearbeitet und verlangen von sich höchsten Einsatz im Job. Sie arbeiten in einer Führungsposition, in der es überlebensnotwendig ist, Deckung zu wahren.

Dieses Verhalten, das ihnen im Beruf den Erfolg garantiert, übertragen sie auf ihr Liebesleben. So entstehen bekannte Probleme: Ihr Körper rebelliert gegen den Anforderungsmarathon, reagiert mit Symptomen wie Magenproblemen, Spannungskopfschmerzen, Reizbarkeit. In der Sexualität leidet die lycopodische Frau unter Anorgasmie, was sie als persönliche Niederlage ansieht. So täuscht sie dem Partner lieber einen Orgasmus vor, um weiterhin das Bild der perfekten Frau aufrechtzuerhalten.

Lycopodium und der Orgasmus

Lycopodische Frauen mit Orgasmusproblemen stellen sich oft so dar, als würden sie nicht richtig funktionieren. Dabei wird im Gespräch deutlich, dass sie der Meinung sind, ihre Sexualität sei etwas, das einfach zu funktionieren hat – so wie alles andere in ihrem Leben auch. Für Gefühle gibt es keinen Raum. Wenn der Körper nicht funktioniert wie er angeblich sollte, wenn die lycopodische Frau beispielsweise beim Vorspiel nicht schnell genug erregt wird und befürchtet, dass der Partner oder die Partnerin das anhand mangelnder Feuchtigkeit wahrnehmen kann, erlebt sie sich als unzureichend.

Die Sexualität dient weder der Entspannung noch der Intimität, sondern einzig und allein der Erfüllung von Ansprüchen und Normen. So ist die lycopodische Frau eine dankbare Abnehmerin von Sexratgebern, die ihr mit 1.001 Tricks, Techniken und Tipps den Weg zur perfekten Geliebten ebnen sollen. Tipps, Tricks und Techniken werden dann ausprobiert und an den Mann oder die Frau gebracht, wobei die Liebe meistens auf der Strecke bleibt.

Auch Beziehungen sieht die lycopodische Frau nicht als Raum für den Austausch von Zärtlichkeit und dem Erleben von emotionaler Intensität, sondern als Plattform zur Manifestation des eigenen Erfolgs. So wird beispielsweise die Beziehung zu einem möglichst erfolgreichen Mann zum Statussymbol, der Mann ist Mittel zum Zweck. Dass der Mann sie als gute Geliebte wahrnimmt, ist für die lycopodische Frau ein Kriterium für guten Sex, wie es ihr dabei geht, spielt keine Rolle. Die Fähigkeit Orgasmen vorzutäuschen hat sie auch perfektioniert, um diese Illusion aufrechtzuerhalten. Sexuelle Lust fällt dem Ehrgeiz zum Opfer.

In der Praxis zeigen lycopodische Frauen offen, dass sie wütend auf ihren Körper sind, weil er den Dienst verweigert. Ebenso wütend sind sie auf die Therapeutin, die vorsichtig anmerkt, dass das Problem etwas mit überhöhten Erwartungen zu tun haben könnte. »Wenn Sie sich überfordert fühlen, sagen Sie es gleich, dann suche ich mir eine kompetente Kollegin!«, bekommt man dann zu hören. Auch wenn ich mich als Therapeutin keineswegs überfordert fühle, bringt Diskutieren in diesem Stadium lycopodischer Verbohrtheit gar nichts. Ich verordne die Arznei und warte vier Wochen ab. Das ist für beide Beteiligten ökonomischer.

Im Folgenden zwei lycopodische Beispiele.

Mein Partner und ich wünschten uns ein Baby, aber ich konnte nicht schwanger werden. Wir hatten uns untersuchen lassen und es lag eindeutig an mir. Ich hatte nur selten einen Eisprung. Natürlich hatten wir immer dann Sex, wenn ich gerade einen Eisprung haben sollte, aber auch dann passierte gar nichts. Mein Partner war kurz davor, seine Mitarbeit zu verweigern. Ich aber wollte um jeden Preis ein Kind haben und war bereit, alles dafür zu tun.

Wir standen kurz vor einer künstlichen Befruchtung, als mein Partner mir eine homöopathische Behandlung vorschlug. Er glaubte, dass ein ganzheitlicher Ansatz mir eher helfen würde, schwanger zu werden. Ich war bereit, die homöopathische Behandlung anzugehen, der Hauptgrund dafür bestand für mich jedoch in der Kostenersparnis gegenüber einer künstlichen Befruchtung. Ansonsten hielt ich nichts von alternativen Heilmethoden. Ich war eine ehrgeizige, karrierebesessene Anwältin, die der Meinung war, das Leben habe nach ihrer Vorstellung zu funktionieren. Ich war tough, schlagfertig und unabhängig und ließ mir von niemandem irgendetwas sagen.

Es fiel mir schwer, als Anwältin zu einer Heilpraktikerin zu gehen, aber mein Partner war der festen Überzeugung, dass es richtig sei. Die Anamnese war für mich sehr unbefriedigend. Falls sie ein System hatte, war dieses für mich jedenfalls nicht zu durchschauen. Ich erhielt im Anschluss fünf weiße Kügelchen und sollte in vier Wochen wiederkommen. Konsterniert ging ich nach Hause. Sollte ich etwa von diesen Liebesperlen schwanger werden?

In den nächsten vier Wochen geschah etwas Eigenartiges. Ich wurde ruhiger und gelassener, obwohl ich mich vorher gar nicht unruhig oder angespannt gefühlt hatte. Ich träumte, dass ich eine Reise machen würde, aber die Koffer vergessen hatte. Ich wusste auch nicht genau, wohin diese Reise ohne Gepäck gehen sollte, aber ich fühlte mich wohl in der Situation. Im Gespräch mit meiner Homöopathin fand ich heraus, dass es mich in der Realität sehr verunsicherte, wenn ich eine Situation nicht im Griff hatte. Und ich hatte in meinem Leben alles im Griff, bis auf meinen Bauch.

Die Homöopathin fragte nach der Sexualität und ich beschrieb mich als perfekte Liebhaberin, die offen für alles ist, gerne auf die erotischen Angebote des Partners eingeht und dabei auch regelmäßig Orgasmen hat. Bei der Frage, wann ich den letzten Orgasmus gehabt hätte, musste ich plötzlich weinen. Wie peinlich! Ich hatte tatsächlich schon seit einem Jahr keinen Orgasmus mehr gehabt, sondern immer nur so getan, als ob. Ich hielt das für normal. Immerhin wollte ich ja geliebt werden, aber wieso musste ich nur so weinen? Die Heilpraktikerin sagte etwas von »Leistungsshow« und dass Liebe nichts mit Belohnung für Leistung zu tun habe und gab mir wieder fünf Liebesperlen.

In den nächsten vier Wochen wurde mir klar, dass ich ein Leben lebte, von dem ich bloß dachte, dass es mir entspräche. Ich erfüllte meine Vorstellung vom Leben einer erfolgreichen, attraktiven Frau, die alles bekommt, was sie will. Ich fühlte mich zunächst hohl und leer, wurde traurig und weinte viel. Ich entschied mich, Urlaub zu nehmen und etwas für mich zu tun. Ich begann, wieder Klavier zu spielen und zu malen. Dabei merkte ich, dass ich nichts ohne Ziel und ohne Ehrgeiz tun konnte. Wenn ich mit meinem Partner Sex hatte, dachte ich entweder nur an meinen Orgasmus oder daran, dass ich jetzt gefälligst sofort schwanger werden wollte. Ich war wie getrieben. Aber es fiel mir immerhin auf. Ich fand mich schrecklich und vereinbarte einen neuen Termin mit der Homöopathin. Ich bekam wieder fünf Globuli, und von da an ging es mir immer besser. Ich entschied mich, jeden Tag etwas ohne Ziel zu tun und plötzlich hatten wir auch wieder schöneren Sex. Ich konnte mich selbst beim Sex besser vergessen und hatte dann auch mehr Spaß daran. Ich wurde viel netter und merkte, dass ich eine ziemlich verbissene Frau gewesen war, bevor ich die Arznei bekommen hatte.

Beim nächsten Termin wollte ich wissen, welche Arznei ich bekommen hatte: Lycopodium. Ich las nach und fand heraus, dass Lycopodium häufig bei Juristen, Ärzten, Psychologen und Lehrern angezeigt war und dass es wenig beliebt zu sein schien. Die Heilpraktikerin erklärte mir, dass Lycopodium Menschen mit einer leistungsorientierten Erziehung helfen könne, ihr Leistungsdenken auf den Beruf zu beschränken und im Privatleben andere Maßstäbe zu setzen. Jetzt ging mir ein Licht auf. Ich hatte mein Privatleben genauso gelebt wie mein Berufsleben. Ich war eine Macherin und wollte ein Kind machen, nicht empfangen. Empfangend sein konnte ich gar nicht. Ich wollte alles kontrollieren. Die Idee einer künstlichen Befruchtung war die Krönung intellektueller Schöpfungskraft. Man konnte Kinder »machen« und war nicht länger Sklavin seiner weiblichen Natur. Mir fiel auf, wie sehr ich mich dabei selbst vergewaltigt hatte. Gleichzeitig träumte ich viel von meinem Vater, der für mich ein strenges Vorbild war. Er hatte mich immer nur für meine schulischen Leistungen gelobt. Körperliche Zuwendung hatte ich kaum erlebt. Es ging gar nicht um mich, sondern nur darum, ob ich funktio-

nierte. Später lobte er mich für meine Diplome und für meinen beruflichen Erfolg. Ich war traurig, denn wie sollte ich dieses Muster überwinden? Ich war überhaupt nicht glücklich, hatte es mir und anderen nur vorgespielt. Ich hatte eine Vorstellung erfüllt, eine gängige Vorstellung zwar, aber immerhin nur eine Vorstellung. Aber wer war ich wirklich? Wie wäre ich geworden, wenn es egal gewesen wäre, wie meine Noten aussehen?

Ich bekam wieder neue Kügelchen. Nach zirka 10 Tagen ging es mir besser. Ich entschied mich, meine Kinder anders zu erziehen als ich selbst erzogen worden war. Ich hatte begriffen, dass es nicht wirklich wichtig war, ob man gute Leistungen bringen konnte. Es machte nicht glücklich. Aber welche Kinder? Es sah ja nicht so aus, als würde ich jemals welche haben ... Dabei fiel mir auf, dass ich schon seit einigen Tagen auf meine Periode wartete. Oooops. Und dann ein positiver Schwangerschaftstest. Ich war tatsächlich schwanger! Es hatte geklappt.

Zuerst dachte ich, dass das wohl ein Zufall sei und dass es nichts mit der Homöopathie zu tun gehabt hätte, aber dann wies mich mein Partner darauf hin, dass ich mich in den letzten vier Monaten sehr zum Positiven verändert hätte. Er meinte, ich sei weicher und liebenswürdiger geworden. Ihm war es deutlich aufgefallen, dass sich mein Wertesystem verändert hatte, und er gab mir homöopathische Fallgeschichten zu lesen. Ich erfuhr, dass es bei Lycopodium immer darum ging, sich um seiner selbst willen zu lieben und auch um seiner selbst willen geliebt zu werden, wodurch das krampfhafte Streben nach Anerkennung durch erbrachte Leistungen überflüssig wurde. Ich fragte meinen Partner, woher er das alles wüsste, und er erzählte mir, dass er vor einigen Jahren Potenzschwierigkeiten gehabt hatte und er durch Lycopodium nicht nur seine Potenz, sondern auch seine Liebesfähigkeit entwickeln konnte. Was für eine Arznei!!

Renate, 37 Jahre, Rechtsanwältin

Ich hatte Orgasmusprobleme und habe mich deshalb in homöopathische Behandlung begeben. Es war für mich noch nie leicht gewesen, einen Orgasmus zu haben, aber inzwischen war es ganz unmöglich geworden. Sex interessierte mich nicht mehr, ich hatte keine Lust mehr. Mein Freund merkte zunächst nichts davon, weil ich trotz fehlender Lust weiter mit ihm schlief. Wenn ich keinen Orgasmus hatte, tröstete ich ihn und sagte, dass es gar nicht immer sein müsste. Manchmal tat ich auch so, als hätte ich einen Orgasmus gehabt. Wenn wir zusammen schliefen, mühte ich mich redlich ab, einen Orgasmus zu bekommen, das artete jedoch regelmäßig in einen Krampf aus. Ich bekam immer schlechtere Laune und wurde sehr reizbar.

Ich entschied mich also für eine homöopathische Behandlung und erhielt das Arzneimittel Lycopodium. Im Lauf der ersten vier Wochen veränderte ich mich bereits. Ich wurde innerlich ruhiger und gelassener, war weniger reizbar und wollte öfters kuscheln. Nach Sex war mir erst mal nicht zumute, obwohl meine Libido langsam wieder zunahm. Ich erzählte in der Praxis davon und erhielt neben einer neuen Arzneimittelgabe die Empfehlung, mich regelmäßig selbst zu befriedigen. Ich bekam regelrechte Hausaufgaben mit auf den Weg, Übungen, die mein Körperbewusstsein und meine Empfindungsfähigkeit stärken sollten. Ich berührte mich und atmete dabei in mein Becken, hielt den Atem an und lenkte ihn zu meiner Klitoris. Allein, dass ich mir die Zeit hierfür nahm, war sehr wohltuend. Mit der Zeit bekam ich auch wieder mehr Lust. Ich begriff, dass die Lust Raum brauchte, um entstehen zu können und dass dieser Raum bei mir etwas mit Zeit und Passivität zu tun hatte. In dem Moment, in dem ich aufhören konnte, Lust haben zu wollen, kam die Erregung. Wieso war mir das früher nicht aufgefallen?

Zunächst schrieb ich diese Erlebnisse nicht der Arznei zu, sondern dem Sommer, eine Jahreszeit, zu der ich mich immer besser fühle. Dann trank ich Kaffee, was ich während der homöopathischen Behandlung eigentlich unterlassen sollte, weil der Kaffee die Wirkung der Arznei aufheben würde. Aber da ich sowieso nicht wirklich an die Homöopathie glaubte und mir auch nicht vorstellen konnte, dass meine Verbesserungen mit dem Mittel zusammenhingen, nahm ich dieses Risiko in Kauf. Innerhalb von vier Stunden, nachdem ich Kaffee getrunken hatte, ging es mir drastisch schlechter. Ich hatte miserable Laune und war innerlich gestresst und aggressiv. Ich bestand darauf, mit meinem Freund Sex zu haben, obwohl ich gar keine Lust hatte, und es war wie früher. Ich war besessen davon, jetzt unbedingt einen Orgasmus haben zu müssen. Unser Sex artete in eine Turnübung aus und mein Freund hatte irgendwann keine Lust mehr. Ich warf ihm vor, dass alles nur seine Schuld sei. Ich fühlte mich nicht nur unbefriedigt, sondern auch einsam und unverstanden. Das kam mir dann doch irgendwann komisch vor und ich bat am nächsten Tag um eine erneute Arzneigabe, die ich auch erhielt.

Und wenige Stunden nachdem ich das Mittel eingenommen hatte, fühlte ich mich wieder besser und wurde ausgeglichen und freundlich.

Zwei Monate danach hatte ich einen entspannten und schönen Orgasmus. Er kam einfach so. Rückblickend kann ich sagen, dass er in dem Moment kam, in dem ich in der Lage war, meine Lust, die Lust meines Partners und das Zusammensein zu genießen, während ich innerlich locker blieb und tief atmete. Das Atmen hatte ich mit mir selbst geübt und es war mir in Fleisch und Blut übergegangen. Der Knackpunkt war aber wohl diese lockere Entspanntheit, die sich im Laufe der Zeit bei mir entwickelt hatte. Mein Kopf war ausgeschaltet und ich hatte aufgehört, es unbedingt zu wollen.
Susanne, 37 Jahre, Erzieherin

Lycopodische Freundinnen

Ehrgeiz und Leistungsdenken der lycopodischen Frau spiegeln sich auch im Umgang mit Frauen wieder. Die lycopodische Frau ist die gefürchtete Freundin, die immer noch einen Tick erfolgreicher, attraktiver und begehrenswerter sein möchte. Lycopodischen Frauen fehlt die Fähigkeit, Nähe wahrzunehmen, sie auszudrücken und mit ihr umzugehen. Sie spüren nicht, dass Nähe angenehm sein kann. Freundschaftliche Beziehungen zu Frauen werden funktionalisiert. Sie dienen einem Zweck, zum Beispiel dem Informationsaustausch, der Unterhaltung oder dem nächsten Karrieresprung. Dabei tun sie nur so, als wären sie an der einen oder anderen Stelle emotional berührt, weil sie gelernt haben, dass das gut ankommt. Die fehlende Empfindungsfähigkeit beruht nicht auf Bosheit oder Hass, sie ist einfach nicht vorhanden. Lycopodium-Menschen sind sehr intelligent und in der Lage, ihre eigene Problematik zu durchschauen. Wenn sie merken, dass es jemanden gibt, der sie so mag wie sie sind, können sie sich auch in ihren Ängsten zeigen. Für die Möglichkeit, aus ihrem Teufelskreis auszubrechen, sind sie dankbar.

Platin – Zwischen Hochmut und Unterwerfung

Das Edelmetall Platin ist die Ausgangssubstanz für die homöopathische Arznei Platin. Der Schmelzpunkt von Platin beträgt 1.773 Grad Celsius. Das Metall ist dadurch schwer zu bearbeiten und nur Meister/innen der Goldschmiedekunst sind dazu in der Lage. Platinschmuck ist unverwüstlich, und das Metall kann Edelsteine auch ohne Fassung halten – für immer. Platin ist einmalig in seiner Reinheit, sein Feingehalt ist höher als bei jedem anderen Schmuckmetall.

Die Frau, die Platin braucht, leidet unter Schmerzen beim Geschlechtsverkehr, Verkrampfungen im Vaginalbereich und Orgasmusschwierigkeiten. In der Literatur wird Platin als wichtigstes Mittel für die Behandlung von Gefühlskälte benannt. Die Ursache für die sexuellen Probleme von Platin lassen sich von der Ursubstanz ableiten. Der Schmelzpunkt von Platin ist so hoch, dass kaum jemand die Liebe einer Platin-Frau erringen kann.

Frauen, die Platinsymptome haben, wirken in ihrem Auftreten häufig sehr edel und unerreichbar. Sie haben oft ausgesprochen feine und schöne Gesichtszüge, kleiden sich dezent und teuer und sind sehr gepflegt. Dadurch heben sie sich von der breiten Masse ab. Dabei sind sie in ihrer Schönheit und Unerreichbarkeit häufig sehr einsam und verhärtet.

Die zentrale Problematik von Platin ist der Stolz. Platin ist zu stolz, um sich einem anderen Menschen emotional hinzugeben und beim Sex die Kontrolle zu verlieren. Körperliche Intimität und emotionale Nähe sind für Platin-Frauen gleichbedeutend mit Demütigung. Gleichzeitig haben sie häufig starke sexuelle Fantasien, in denen sie erniedrigt und benutzt werden. Im Folgenden werden drei Platintypen vorgestellt. Die Typisierung dient wie bei den bereits vorgestellten Arzneimittelbildern nur der Veranschaulichung. In Wirklichkeit sind wir alle »Mischfrauen«.

Die »trophy-wife«

Platin-Frauen mögen schöne Dinge und haben eine Affinität zu großzügigen vermögenden Partner/innen. Hier entsteht ein Dilemma. Viele Platin-

Frauen glauben nicht an die Liebe, und manch eine lässt sich beispielsweise auf die Beziehung zu einem Mann ein, der ihr zwar ein bequemes Leben in Überfluss und Luxus ermöglicht, den sie jedoch insgeheim für seine Dummheit verachtet, weil er weder mit ihrer Intelligenz, noch mit ihrer Bildung und Sensibilität Schritt halten kann. Der Mann ist sich dessen wohl bewusst und schätzt an seiner Frau vor allem ihre Schönheit und ihr elitäres Auftreten. Er behandelt sie gut und möchte ab und zu mit ihr schlafen. Das ist ihr lästig. Sie möchte nur Pelze, Schmuck und ein bequemes Leben. Für ihn ist sie dagegen eines von vielen Statussymbolen, das er sich aufgrund seiner monetären Potenz leisten kann. Im Lauf der Zeit kommt dieses Missverhältnis auf körperlicher Ebene zum Tragen. Die im tiefsten Innern unbefriedigte, einsame Frau reagiert mit Scheidenkrämpfen. Sie verweigert dem »Kretin« den Zutritt zu ihrem Körper. Die Alternative, sich zu trennen und sich einen liebevollen, sensiblen Partner zu suchen, kommt ihr nicht in den Sinn. Wenn die Scheidenkrämpfe sehr stark sind, kommt sie oder ihr Mann vielleicht auf die Idee, eine homöopathische Praxis aufzusuchen. Bei Platin sind es oft die Männer, die ihre Frauen in die Praxis bringen, in der Hoffnung, dass sie durch homöopathische Arzneien zugänglicher werden.

Eine 42-jährige Patientin vereinbart einen Anamnesetermin. Am Tag davor ruft mich ihr Mann an, druckst ein bisschen herum und fragt, ob ich auch etwas gegen die Gefühlskälte seiner Frau unternehmen könnte. Er habe gehört, dass Homöopathen traditionell auch die Familienmitglieder befragen, um sich ein umfassenderes Bild zu machen. Er klagt darüber, dass er es seiner Frau nicht recht machen könne, er habe ihr schon alles Mögliche geschenkt und sich auch viel Zeit für die Beziehung genommen, aber sie sei seit einigen Jahren überhaupt nicht mehr freundlich zu ihm. Ich erkläre ihm, dass ich seine Frau nach den Regeln der homöopathischen Arzneikunst behandeln werde und die Gefühlswelt dabei eine große Rolle spielt, aber dass ich nicht versprechen könne, dass sie ihn nach der Behandlung lieber mag. Daraufhin vereinbart auch er einen Anamnesetermin.

Seine Frau betritt am betreffenden Tag die Praxis und herrscht mich an: »Damit Sie es gleich wissen, mir können Sie mit Ihren ganzen Büchern nicht imponieren. Mich interessiert auch gar nicht, was Sie hier eigentlich machen, ich bin nur hier, weil mein Mann meint, ich müsse etwas gegen meine chro-

nischen Kopfschmerzen unternehmen.« Die Patientin ist schlank, sehr gepflegt und elegant gekleidet. Die folgende Anamnese verläuft untypisch, da die Patientin jede zweite Frage mit einer Handbewegung abwehrt und mich herrisch auffordert, doch endlich zur Sache zu kommen. Ich frage nach ihrer Ehe und sie gibt an, dass ihr die kriecherische Art ihres Mannes auf die Nerven ginge. Auf meine Frage, was sie denn davon abhielte, sich von ihm zu trennen, sagt sie: »Ach, die sind doch alle gleich.« Ich verordne Platin. Ihr Mann erhält nach der Anamnese Staphisagria.

Nach sechs Wochen sehe ich die Patientin wieder. Sie wirkt entspannter und unterhält sich mit mir, ohne mir ins Wort zu fallen. Die Kopfschmerzen sind etwas besser. Wir kommen auf die Sexualität zu sprechen. Ihr sei das alles zu langweilig und zu schmutzig, sagt sie. Ob sie denn darüber mit ihrem Mann sprechen könne, frage ich, und was sie denn unter weniger langweiligem Sex verstünde. Nein, mit ihrem Mann wolle sie auf keinen Fall sprechen, der käme dann nur auf dumme Gedanken. Ich verordne wieder Platin.

Weitere sechs Wochen später wirkt die Patientin viel gelöster. Sie berichtet, dass ihr Mann sie einfach festgehalten habe, als sie ihn abgewiesen habe, und da sei etwas ganz Eigenartiges geschehen. Sie habe angefangen zu weinen und sei dann plötzlich sehr erregt gewesen. Aber das würde sie nicht wollen, da es sie nur abhängig mache. Sie erhält wieder Platin.

Zwei Monate darauf scheint sich wieder etwas verändert zu haben. Die Kopfschmerzen sind ganz verschwunden und sie berichtet, dass sie sich in der Ehe wohler fühle. Sie habe ihre eigene Lust früher immer als erniedrigend erlebt, weil sie sie in Abhängigkeit gebracht hätte. Inzwischen sei es so, dass sie sich weniger abhängig fühle und akzeptieren könne, dass eine gewisse emotionale Verbindlichkeit wohl zur Sexualität dazu gehört.

Platin-Superwoman

Ein anderer Platin-Typ ist selbst sehr erfolgreich und in der Lage, sich Designerklamotten und schönen Schmuck zu leisten. Diese Frau weigert sich jedoch ebenfalls, sich einem Partner/einer Partnerin zu öffnen. Gleichzeitig hat diese Platin-Frau Sehnsucht nach einem Menschen, der sie erkennt und zu nehmen weiß. Sie wünscht sich auch im zwischenmenschlichen Bereich ein Gegenüber, das in der Lage ist, ihr Grenzen zu setzen. Stattdessen trifft sie nur auf Männer oder Frauen, die sie aufgrund ihrer Schönheit begehren. Sie befürchtet, von diesen Menschen nur als Statusobjekt gesehen zu werden und behandelt sie von oben herab. Sie demütigt und kränkt ihre Verehrer oder ihre Liebhaberinnen in der Hoffnung, dass sie sich das nicht länger gefallen lassen und endlich mal auf den Tisch hauen. Das geschieht jedoch zu selten. Stattdessen treibt die Platin-Frau ihre Verehrer/innen in den finanziellen Ruin oder gar in den Selbstmord, doch das lässt sie kalt. Sie fürchtet vielmehr, dass ihre Schönheit mit zunehmendem Alter verblasst und dass sie dadurch an Reiz verliert. Sie fürchtet sich vor der Einsamkeit und zieht sich gleichzeitig in die Depression zurück. Häufig suchen Platin-Frauen erst in diesem Stadium Hilfe bei einer Homöopathin.

Platin-Supermodel

Zwischen diesen zwei Extremen gibt es noch einen dritten Platin-Typ: Frauen, die mitunter in kurzer Zeit viele wechselnde Liebhaber/innen haben und auch, wenn sie ständig Sex haben, darin keine Befriedigung finden. Sex berührt sie nicht. Diese meist jüngeren Frauen wissen schon, dass sie ein Kontaktproblem haben und dass es nicht normal ist, beim Sex nichts zu empfinden. Sie hören auf, Sex zu konsumieren und denken nach, kaufen sich Ratgeber und merken, dass ihr Problem viel tiefer sitzt. Immer wenn sie mit einem Mann oder einer Frau zusammen sind, gibt es eine innere Stimme, die behauptet: »Nein, du kriegst mich nicht!«

Die 29-jährige Medizinstudentin Sabine kommt wegen ihres Kontaktproblems in die Praxis. Sie ist eine Frau, die dem aktuellen Schönheitsideal voll entspricht. Sie hat dichte lange Haare und Modelmaße. Doch sie hält es bei keinem Mann länger aus: »Mir ist keiner gut genug. Ich glaube, dass ich einen noch besseren Mann verpasse, wenn ich mich auf eine Beziehung einlasse.« Was denn ein »noch besserer Mann« sei, frage ich, worauf sie antwortet: »Attraktiver, erfolgreicher, wohlhabender.« Sexualität sei für sie nicht so wichtig, sie erlebe keinen Orgasmus.

Vier Wochen nach der ersten Platineinnahme erzählt Sabine von Toilettenträumen, in denen sie auf öffentlichen Toiletten sitzt und ihr alle zusehen.

Sie schämt sich und leidet, kann aber nicht von der Toilette herunter. Wir sprechen über Intimität in Beziehungen und über Liebe. »Kenne ich nicht«, sagt Sabine.

Zwei Monate nach einer weiteren Platineinnahme haben sich die Träume verändert. Sabine empfindet sexuelle Lust, während sie auf der Toilette sitzt und alle zusehen können. Sie hat zur Zeit einen Freund, mit dem sie sich wohl fühlt. Die Sexualität gefällt ihr besser. Sie erzählt, dass ihr Freund, ein Studienfreund, nicht locker gelassen habe und sie so lange gestreichelt habe, bis sie einen Orgasmus hatte. Aber sie ist sich wieder nicht sicher, ob es nicht noch einen besseren Mann für sie gäbe. Bisher war sie immer mit erfolgreichen Männern zusammen, die sie in großen Autos abgeholt und teuer ausgeführt haben. Sie freut sich über die schöne Sexualität, hat das Statusdenken jedoch noch nicht abgelegt.

Sechs Monate später hat Sabine einen neuen Freund. Der Sex gefällt ihr auch mit ihm, und sie erlebt zum ersten Mal Liebesgefühle, die auch erwidert werden. Sabine möchte in dieser Beziehung bleiben und bekommt in den nächsten zwei Jahren immer dann Platin, wenn sie sich mit dem Gedanken trägt, einen »noch besseren Mann« zu suchen.

Die 32-jährige Einkäuferin Tasha möchte homöopathisch behandelt werden, weil sie Orgasmusschwierigkeiten hat und unter Depressionen leidet. Sie sagt von sich, dass sie beim Sex nicht loslassen kann, weil sie nicht loslassen will. Gleichzeitig hat sie viel Lust auf Sex und glaubt, ihn regelmäßig haben zu müssen. Sie kennt diese heimliche Stimme, die sagt: »Nein, Du kriegst mich nicht!« Tasha wurde sexuell missbraucht und glaubt, dass ihre innere Verweigerung mit diesem Erlebnis zusammenhängt. Sie hat bereits eine Psychotherapie hinter sich und möchte gerne länger mit einem Mann zusammen sein können. Sie hat Sex mit wechselnden Partnern, die sie beim Ausgehen kennen lernt. Sie möchte die Männer gar nicht näher kennen lernen, bevor sie Sex mit ihnen hat, und sie mag ihre Sexpartner auch nicht besonders. Sie schläft mit ihnen und verschwindet dann wieder aus ihrem Leben.

Tasha erhält über ein Jahr lang immer wieder Platin, und im Laufe der Zeit verändert sie ihr sexuelles Verhalten. Sie freundet sich mit Männern an, bevor sie sich auf Sex einlässt und trainiert ihre Beckenbodenmuskulatur. Sie übt den Orgasmus mit sich und das Befreundetsein mit Männern. Nach einem Jahr ist sie so weit, dass sie Intimität auf der Gefühlsebene zulassen kann.

Tasha: »Nach der Psychotherapie war mir vom Kopf her alles klar. Ich hätte mich mit einem Mann anfreunden sollen anstatt mit wildfremden Männern hemmungslos herumzuvögeln, was mir sowieso nichts brachte. Aber obwohl ich dieses zerstörerische Muster glasklar sehen konnte, war ich nicht in der Lage, es zu ändern. Ja, ich wusste auch, dass ich Männer in meinem tiefsten Innern verachten musste, aber es war mir nicht möglich, diese Verachtung auch zu spüren, geschweige denn, sie zu verändern. Es war, als würde ich mich selbst aus der Ferne analysieren. So wusste ich alles über mich, konnte mich aber nicht verändern. Verhaltensprogramme gaben mir nur das Gefühl, fremdbestimmt zu sein, aber sie veränderten meine Einstellung nicht. Erst als ich Platin bekam, begann ich mich wirklich zu verändern. Es war, als würde ich ganz langsam immer mehr von mir selber spüren: Hass, Verachtung, Rachegefühle, Sehnsucht. Und mit jeder erneuten Einnahme kamen die Gefühle und die Gedanken mehr zusammen. Es ist schwer, das in Worte zu fassen, es war, als würde ich von innen heraus immer mehr ich selbst, obwohl ich vorher schon das Gefühl hatte, ich selbst zu sein.

Ich verlor tatsächlich die Lust am Sexkonsum und begann, mich mit Männern als Menschen zu befassen. Sie gefielen mir nicht. Ich hatte immer etwas an ihnen auszusetzen. Der Schwanz war zu groß oder zu klein, das Gehaltskonto war mir meistens zu klein, und der eine hatte dieses nicht und der andere hatte jenes nicht. Irgendwann wurde mir schlagartig klar, dass ich mir immer nur beweisen wollte, dass gar kein Mann gut genug für mich war und dass ich damit eigentlich den Täter meinte. Diese Erkenntnis öffnete mir ganz neue Möglichkeiten. Ich konnte das Gefühl der Verachtung von »den Männern« auf den Mann lenken, der mich sexuell missbraucht hatte. Dadurch konnte ich einen Mann dann zum ersten Mal so sehen, wie er wirklich war.«

Heilung der Platin-Problematik

Die Lösung dieser Problematik besteht darin, zu akzeptieren, dass Intimität auch emotionale Missempfindungen hervorrufen kann und einzusehen, dass, selbst wenn in einer Liebesbeziehung Demütigungen geschehen, deshalb noch lange nicht die Welt untergeht. Sie muss im übertragenden Sinn entweder dem Schmelzpunkt verringern oder durch einen unerschrockenen Partner oder eine Partnerin zum Schmelzen gebracht werden.

Therapie unter Freundinnen – Vorsicht bei Schubladendenken

Ich habe dieses Buch für Laiinnen der Homöopathie geschrieben, und so sind die hier aufgeführten homöopathischen Arzneimittelbilder in ihrer Darstellung sehr stark vereinfacht und somit unvollständig. In der homöopathischen Praxis sind die Symptomenbilder wesentlich umfangreicher und vielschichtiger, und es gibt darüber hinaus noch viele andere Arzneien, mit denen sexuelle Probleme behandelt werden können. Vielleicht ist bei der einen oder anderen Fallbeschreibung der Eindruck entstanden, dass die einmalige Verabreichung eines einzigen Arzneimittels ausreicht, um einen Fall »zu lösen«. Dies stellt jedoch nur den Idealfall dar. Tatsächlich braucht es meist mehrere Arzneimittelgaben und manchmal auch mehrere verschiedene Arzneien, um ein in Jahrzehnten gewachsenes System von Werten, Blockaden und Glaubenssätzen so zu beeinflussen, dass es sich auf eine ökonomischere Weise neu organisiert.

Bitte hüten Sie sich davor, Ihre Mitmenschen von nun an homöopathischen Arzneimitteln zuzuordnen. Erstens funktioniert dies nicht und zweitens ist die Kategorisierung von Menschen in »Typen« sehr unfreundlich, da das meistens auch eine Wertung enthält. Die Unterteilung der Arzneimittelbilder in Typen, wie ich sie in diesem Buch vorgenommen habe, dient vor allem dem Zweck, die Vielschichtigkeit der Homöopathie auf anschauliche Weise darzustellen. Jedes Arzneimittel beinhaltet freundliche, sympathische Aspekte und Eigenschaften genauso wie weniger sympathische und aggressive. In der homöopathischen Praxis müssen wir uns als Behandlerinnen ebenfalls vor Kategorisierungen hüten. Wenn eine Patientin einige Zeit Platin braucht, bedeutet das nicht, dass sie nun immer Platin braucht oder ausschließlich eine Platin-Persönlichkeit ist. Es bedeutet nur, dass sie zum Zeitpunkt der Behandlung Symptome zeigt, die durch die Arznei Platin gelindert oder geheilt werden können. Immer dann, wenn wir als Behandlerinnen Patient/innen kategorisieren und beginnen zu werten, dreht uns die Lebenskraft des Patienten eine Nase und die Behandlung verläuft ganz anders, als wir es erwartet haben, so als ob die Lebenskraft der Patientin sagen wollte: »Hey, du bist dir ein bisschen zu sicher in deiner Einschätzung, leider liegst du damit völlig daneben! Such dir erst mal eine neue Sichtweise und dann sehen wir weiter!«

Bitte hüten Sie sich auch davor, Ihre Freundinnen und Freunde selbst behandeln zu wollen. Stellen Sie sich nur mal vor, Ihre Arznei ist die richtige und Sie haben es auch geschafft, die richtige Potenz zu wählen, aber Ihre Freundin wird daraufhin wütend, traurig oder muss sich ihren sexuellen Fantasien stellen, über die sie jedoch gar nicht mit Ihnen sprechen möchte ... Was tun Sie dann? Ihnen fehlt es sowohl an Erfahrung mit homöopathischen Arzneien als auch an professioneller Distanz, um so ein zentrales Thema wie die Sexualität ihrer Freundinnen zu behandeln.

Akute Erkrankungen, wie eine leichte Blasenentzündung oder eine fiebrige Erkältung, können Sie durchaus gemeinsam mit der Freundin behandeln. Hier ist der Erfolg auch eher gewiss. Homöopathie ist eine sehr komplexe und kraftvolle Medizin, und der Behandlung von chronischen Krankheiten und persönlichkeitsnahen Problembereichen wie der Sexualität sollten sich nur ausgebildete Fachleute annehmen.

Anmerkungen

1 Enders, Norbert: *Enders' Handbuch Homöopathie.* Heidelberg 1998, S. 227.

2 ebd.

3 Schäfgen, Maria: *Liebe aus dem Netz. Onlinedating.* Berlin 2003.

4 Schäfgen, Barbara: »Sepia – Die Würde der Frau ist (un)antastbar oder Wahnidee, drei Ärzte kommen«, in: *Homöopathische Einblicke* Nr. 8, Berlin 1991, S. 19 f.

5 Schäfgen, Maria: *Kommen Sie doch, wann Sie wollen ...* Berlin 2003, S. 79.

9. Kapitel

Tantra: Sexualität, spirituelle Entwicklung und persönliches Wachstum

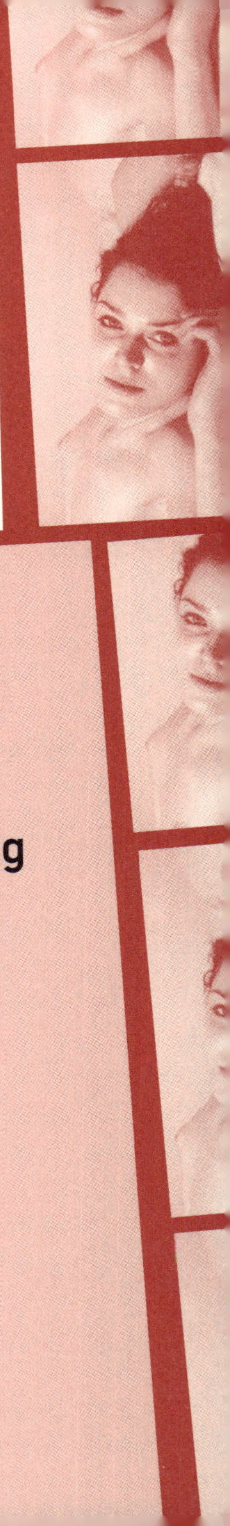

Erste Begegnungen

Als Therapeutin bin nun schon seit über einem Jahrzehnt nur deshalb der Homöopathie treu geblieben, weil mich die Resultate dieser Behandlungsmethode immer wieder neu beeindruckt haben. Oft scheint es mir so, dass die Arzneien etwas in einem Menschen freilegen, was als Anlage bereits vorhanden war. Sie scheinen ihm zu helfen, sein wahres Selbst zu leben. Ich kenne viele Patientinnen und Patienten, die im Laufe einer homöopathischen Behandlung Quantensprünge vollzogen haben, sich aus destruktiven Beziehungen gelöst und kreative, lustvolle Beziehungen begonnen haben, die einengende Arbeitsplätze verlassen und neue, förderliche Jobs angetreten haben. Und obwohl ich bisher keine andere Methode kennen gelernt habe, die mit relativ geringem Aufwand so viel bewegen kann, halte ich die Augen für neue Möglichkeiten und Weltbilder offen: Ich habe NLP (Neuro Linguistic Programming) gelernt und halte diese Methode für ein ganz passables Kommunikationswerkzeug. Ich bin über glühende Kohlen gelaufen und weiß, dass Menschen eine ganze Menge können. Ich habe eine Psychoanalyse erfolgreich abgeschlossen und vertraue meinem Unbewussten. Ich habe meine Familie aufgestellt und meine Eltern angenommen. Und bei all diesen wunderbaren Erfahrungen, die mich durchaus bereichert haben, bin ich immer überzeugte Homöopathin geblieben, weil ich nichts Vergleichbares gefunden habe, das Menschen derart unaufwendig auf neue Wege bringen kann.

Eines Tages begegneten mir Frauen und Männer, die mir aufgrund ihres Auftretens und ihrer Ausstrahlung auffielen. Wenn ich sie ansah, hatte ich den Eindruck, dass sie von innen heraus leuchteten. Die Frauen wirkten auf besondere Weise weiblich, erotisch und schön. Diese Wirkung war unabhängig von Kleidung, Make-up oder gängigen Schönheitsidealen. Das Gewicht spielte kaum eine Rolle, sie waren weder schlank noch androgyn, sondern hatten sinnliche, wohl proportionierte Körper voller Vitalität. Die Frauen gingen sehr zärtlich und liebevoll miteinander um, so dass man vermuten konnte, dass sie sich auch erotisch zugetan waren. Andererseits hatten viele von ihnen mehrere Partner, die wiederum ebenfalls mehrere Partnerinnen hatten. Einige waren verheiratet, andere nicht.

Bei den Männern fiel mir auf, dass sie einerseits sehr sanft und freundlich wirkten, andererseits jedoch auch männlich und robust. Ich habe vor allem in der Esoterik- und Therapeutenszene immer wieder Männer getroffen, die sich bemühten, immer femininer und den Frauen ähnlicher zu werden, und dabei ihre eigene männliche Erotik verloren hatten. Diese Männer gaben sich jedoch keine Mühe, ihre Männlichkeit zu verstecken oder zu verleugnen, sie waren laut und raumgreifend, kräftig, muskulös, sehr erotisch, dabei aber sehr wach und aufmerksam. Besonders auffallend war, dass die Männer die Frauen sehr zuvorkommend und respektvoll behandelten. Ich traf unter diesen Menschen Leute wieder, die ich seit einigen Jahren aus den Augen verloren hatte und war verwundert über ihre Entwicklung.

Was war passiert? Was hatte diese Menschen so zum Leuchten gebracht? Ich fragte sie und bekam immer nur eine Antwort: »Yoga und Liebe-Machen mit Kontinenz.« Ich hatte Yoginis und Yogis einer tantrischen Schule getroffen! Das wunderte mich sehr. Ich kannte viele Yogapraktizierende Westler, darunter auch einige Yoga-Lehrer und -Lehrerinnen, die mir von wenigen Ausnahmen abgesehen durch blasses Asketentum und weltfremdes Auftreten im Gedächtnis geblieben waren. Die wenigsten dieser »Eingeweihten« hatten einen Partner oder eine Partnerin, die meisten hatten gesundheitliche und finanzielle Probleme und schienen Schwierigkeiten mit dem Leben zu haben.

Bei meinen neuen Bekannten war das anders. Diese Yoginis und Yogis feierten drogenfreie Partys und nannten Sex »Liebe-Machen«.

Ich entschied mich, eine Yoga-Klasse zu besuchen und erlebte nun selbst, wie schnell das Yoga-System, welches hier unterrichtet wurde, Resultate brachte. Auch wenn ich mich vorher schon mochte, konnte ich mich jetzt noch besser annehmen. Dinge, die ich schon länger ohne Erfolg angegangen war, kamen nun ins Rollen. Die Qualität meiner Beziehungen verbesserte sich deutlich und ich wurde viel ruhiger und zentrierter. Den größten Gewinn zog ich jedoch daraus, dass ich meine Gedanken besser kontrollieren konnte. Wenn man sich vorstellt, dass jedem Gefühlszustand bestimmte, meist unbewusste Gedankengänge zugrunde liegen, so wurden mir diese Gedankengänge nun immer schneller bewusst, so dass ich sie eigenständig hinterfragen und verändern konnte.

Ich lernte mit diesem Yoga-System eine Möglichkeit kennen, die auf eine ebenso tiefe Weise Entwicklung möglich macht wie die Klassische Homöopathie.

Ist Tantra etwas für Sie?

Fortpflanzung, Partnerbindung und Befriedigung. Mit diesen drei Worten könnten die Funktionen menschlicher Sexualität kurz und knapp erklärt und damit abgehakt werden. Hinter diesen Begriffen verbergen sich jedoch vielleicht auch zentrale Problemfelder unserer Zeit. In der westlichen Welt scheint es mit der Fortpflanzung nicht mehr so zu klappen, der Bevölkerungszuwachs ist rückläufig, die Rentenversorgung ist gefährdet. Gleichzeitig nimmt die Anzahl von Singles, allein erziehenden Müttern und Ehescheidungen kontinuierlich zu. Auch mit der sexuellen Befriedigung scheint es nicht allzu weit her zu sein, wenn wir uns im Bekanntenkreis und in der Gesellschaft umschauen.

Zeit für Veränderung? Wer genauer hinschaut, erkennt vielleicht, dass Sexualität für immer mehr Menschen auch noch eine andere Bedeutung hat. Sie kann ein Weg zu spiritueller Entwicklung und persönlichem Wachstum sein. Wenn Sie zwar Sexualität leben, aber das Gefühl haben, das könne doch noch nicht alles gewesen sein, sollten Sie sich vielleicht mit der spirituellen Dimension von Sexualität befassen. Wenn Sie trotz glücklicher Partnerschaft immer noch auf der Suche nach etwas »Anderem« sind, könnte Tantra-Yoga ein Weg für Sie sein. Auch, wenn Sie beim Sex ekstatische Zustände erleben, könnte Tantra eine Möglichkeit sein, diese Dimension zu erweitern.

Ich möchte an dieser Stelle kurz erwähnen, dass Tantra-Yoga-Schulen mehrheitlich auf heterosexuelle Paare ausgerichtet sind. Die im Folgenden beschriebenen Lehren beziehen sich meist auf ein heterosexuelles Grundprinzip. Wo immer ich lesbische und bisexuelle Frauen einbeziehen konnte, habe ich es getan.

Tantra-Yoga: Jenseits von Sexorgien und Räucherstäbchen

Leider ist es in den letzten Jahren modern geworden, sexuelle Selbsterfahrungskurse als tantrische Einweihungen zu vermarkten. Männern und Frauen wird in diesen Kursen häufig vermittelt, sie müssten einfach nur ihre prüden Wertvorstellungen über Bord werfen und sich sexuell ausleben. Das Ganze wird mit einigen Informationen über die Energiezentren (Chakren) sowie die feinstofflichen Ebenen im Körper aufgepeppt. Nach solchen Seminaren haben die männlichen Teilnehmer oft die Botschaft verinnerlicht, dass sie von Frauen unverbindlichen, unkomplizierten Sex erwarten können, ohne sich näher mit ihnen befassen zu müssen. Die Frauen hingegen haben gelernt, dass sie sich »befreien« können, wenn sie ihre Sexpartner/innen häufig wechseln oder sich prostituieren. Die Ausrichtung dieser Art von Sexseminaren beruht auf einer fragwürdigen Anschauung von sexueller Befreiung, die vorgaukelt, es habe etwas mit Spiritualität zu tun, wenn man unverbindlichen Sex mit überwiegend unbekannten Partner/innen hat und sich dabei gut fühlt.

Tantra ist tatsächlich ein Weg, Sexualität und Spiritualität gleichermaßen zu entwickeln. Viele denken bei Tantra oder Tantra-Yoga an akrobatische Verrenkungen beim Sex, an Prostitution und an erotische Massagen. Tatsächlich stammt das Wort »Tantra« aus dem Sanskrit und bedeutet »verweben«, »ausdehnen«, »die Fäden eines Webstuhls« (vertikal und horizontal) oder »verlängern«. Die Silben »Tan« und »tra« werden mit »bedeuten« und »bewahren« übersetzt.

Im Tantra-Yoga wird das Universum als ein Netzwerk betrachtet. Wenn wir an einem einzelnen Faden ziehen, beeinflussen wir das gesamte Netzwerk. So wird der Alltag ebenso wie die Sexualität in die spirituelle Wirklichkeit einbezogen.

Die Wurzeln des Tantra reichen mehrere tausend Jahre zurück. Es entstand als eine Gegenbewegung zum asketischen Yoga und zum Buddhismus. Der asketische Yogi strebt nach Erleuchtung durch die Auflösung seiner Persönlichkeit. Er kasteit sich selbst, fastet und verweigert den Umgang mit allen Energien, auch der sexuellen. Tantra ist dagegen der einzige spirituelle Erfahrungsweg, der den Eros, die unglaublich große sexuelle Kraft des Menschen, integriert. So ist Tantra also nicht nur das Yoga des Sex, sondern das Yoga, »das alles umfasst«, »das nichts ausschließt« oder »das alles nutzt«, um wirklich frei zu werden.[1] Zwar geht es im tantrischen Sex auch um die Steigerung des Genusses, jedoch mit dem höheren Ziel, den Genuss in Glückseligkeit umzuwandeln: »From joy to happiness«.[2] Die sexualitätsbezogenen Dimensionen des Tantra-Yoga kommen erst dann zum Tragen, wenn die Yogini bzw. der Yogi ein gewisses Entwicklungsniveau erreicht hat.

Die Grundlage jeder tantrischen Sexualität ist traditionsgemäß das Hatha-Yoga. Im Hatha-Yoga geht es darum, den eigenen Körper kennen zu lernen und zu beherrschen. Die Yogini lernt im Hatha-Yoga die unterschiedlichen Energiequalitäten, die im Körper vorhanden sind, wahrzunehmen und zu lenken. Häufig vergehen viele Jahre, bis sie vom Hatha-Yoga zu den sexuellen Praktiken übergehen kann.

Die wirklich wichtigen Aspekte des Tantra-Yoga werden nur mündlich vermittelt, und wer daran interessiert ist, sollte sich einer Yoga-Klasse anschließen. Es braucht ein diszipliniertes Training über Jahre, um die feinstofflichen Ebenen wahrzunehmen und die Initiation dieser Ebenen geschieht nur mündlich.

Glossar zu Tantra

Asana:	Yoga-Stellung
Gott:	die höchste Bewusstseinseinheit, das Absolute; weder männlich, noch weiblich, sondern neutral
Resonanz:	von lat. »resonare«: zurückklingen, wiederhallen, Wiederholen einer Schwingung. Ziel einer Asana ist das Herstellen von Resonanz zwischen dem eigenen System und einer speziellen Schwingung im Universum, z.B. Liebe (Bhujangasana)

Shakti:	der weibliche Aspekt Gottes, vertreten durch die Frau
Shiva:	der männliche Aspekt Gottes, vertreten durch den Mann
Sublimierung:	lat. »sublimare«: erhöhen, emporheben. Im Tantra-Yoga geht es darum, die Sexualkraft zu verfeinern und auf die höheren Bewusstseinsebenen zu übertragen.
Transzendenz:	lat. »transcendere«: hinüberschreiten. Die Verlagerung des Bewusstseins in einen Bereich, der sich hinter der Manifestation befindet und sie gleichzeitig durchdringt; göttlicher Zustand, in dem die fünf Hauptbegrenzungen aufgehoben sind.
Yang:	wird repräsentiert durch den hellen Teil des Yin-Yang-Zeichens; der positive Pol, der Tag, die Sonne, das Männliche
Yin:	wird repräsentiert durch den dunklen Teil des Yin-Yang-Zeichens; der negative Pol, die Nacht, der Mond, Abwarten, Passivität, das Weibliche
Yogi:	Mann, der Yoga praktiziert
Yogini:	Frau, die Yoga praktiziert

Sexuelle Kontinenz

Eine Besonderheit des sexuellen Aspektes im Tantra-Yoga ist die Forderung nach Kontinenz beider Partner/innen. Diesen Anspruch haben alle östlichen Liebestechniken gemein. Die diesbezüglichen Lehren gehen davon aus, dass Frauen und Männer durch bestimmte Verhaltensweisen und Körperfunktionen Lebensenergie verlieren. Dies soll verhindert werden. Das Streben nach Kontinenz bezieht sich auf alle Lebensbereiche, die Sexualität eingeschlossen. Bei Männern findet der größte Energieverlust bei der Ejakulation statt, weshalb die sexuelle Kontinenz des Mannes eines der wichtigsten Ziele beim sexuellen Tantra-Yoga ist. Das bedeutet, dass tantrische Yogis lernen, ihre Ejakulation zu kontrollieren und die in der sexuellen Erregung befindliche Energie zu sublimieren und umzuwandeln. Sie erleben weiterhin Orgasmen, jedoch umfassender und tiefer als zuvor. Auch Frauen können durch eruptive Orgasmen Energie verlieren, viele sind aber bereits sexuell kontinent, das heißt sie erleben nährende, erfrischende Orgasmen. Ein nicht-eruptiver Orgasmus ist für eine Frau daran zu erkennen, dass sie danach Lust auf mehr bekommt und wacher ist, anstatt müde zu werden. Bei Frauen geht es darum, emotionale Kontinenz zu erreichen und Kontrolle über ihre Gefühle und die Monatsblutung zu entwickeln. Im Gegensatz zu Männern verlieren Frauen aus tantrischer Sicht den größten Teil ihrer Kraft nicht durch Orgasmen, sondern durch die Menstruation. Die monatliche Blutung bewirkt über viele Jahrzehnte hinweg körperliche Schwäche und geistige Abstumpfung. Deshalb soll diese Energie bewahrt und umgewandelt werden. Mit Hilfe von Yoga-Stellungen und weiteren Übungen bewirkt die Yogini, dass die Regelblutung nicht oder nur sehr schwach und ohne Beschwerden stattfindet. Die in der Gebärmutter aufgebaute Schleimhaut, die üblicherweise bei der Blutung abgestoßen wird, wird stattdessen nach innen resorbiert. So kann die in der Schleimhaut enthaltene Energie dem Körper weiter zur Verfügung stehen. Die so gewonnene Energie dient der Gesunderhaltung, dem spirituellen Wachstum und der Begegnung in der Liebe.

In der tantrischen Tradition sind sowohl die Selbstbefriedigung wie auch die Liebe zwischen Frauen erwünscht. Die Selbstbefriedigung hilft einer Frau, ihr Yin zu stärken und zu erhalten. Frauen leben heute im Vergleich zu früheren Jahrhunderten verstärkt die Yang-Aspekte ihres Wesens aus. Sie stehen meist voll im Berufsleben, versuchen Familie und Job unter einen Hut zu bringen, sind allein erziehend, karriereorientiert und zielstrebig. Häufig sind die Yin-Aspekte ihres Wesens dabei verkümmert. Dies führt zu Stresssymptomen, Krankheiten und chronischer Unzufriedenheit. Deshalb ist es wichtig, die Yin-Aspekte zu stärken und pflegen. Positive Yin-Aspekte sind beispielsweise, sich entspannen und (ab)warten zu können, dem Leben zu vertrauen, im Wissen, dass es schon das Richtige geschehen lässt. Yin-Energie fließt in dem Vertrauen, dass die oder der Richtige in unser Leben treten wird, in dem Vertrauen, dass alles, was geschieht, zu unserem Besten ist. Eine Frau pflegt ihre Yin-Aspekte, indem sie sich ohne Ziel und ohne Stress mit ihrem Körper und ihrer Schönheit befasst, sich selbst liebt und nährt, sich nichtstuend entspannt oder sich einer schönen Musik hingibt.

Sex mit einer Frau kann der Einzelnen helfen, die eigenen Energien kennen zu lernen, zu bewahren und zu transformieren und so die Vielseitigkeit von Shakti in sich zu manifestieren. Shakti ist das göttliche Prinzip der Manifestation. Die Aufgabe der Frau im Tantra besteht darin, eine vollkommene Shakti zu werden, was bedeutet, dass sie alles in sich manifestiert, was möglich ist. Eine Shakti soll alles darstellen können, was in der Schöpfung existiert. Wenn Frauen Sex miteinander haben, können sie voneinander lernen und Qualitäten in sich entwickeln, die die Partnerin schon in sich trägt. Eine schüchterne, passive Frau kann lernen, mutig und dynamisch zu sein, während eine expressive, bestimmende Frau lernen kann, auch Zartheit und Milde zu integrieren. Feministinnen vermuten hinter diesem Anspruch häufig die Absicht, Frauen in traditionellen Rollen festzuhalten. Dabei geht es in der tantrischen Entwicklung nur um Freiheit. Aus tantrischer Sicht ist Freiheit das höchste menschliche Ziel. Freiheit bedeutet, alles zu können und nichts zu müssen. Nicht alles, was im Inneren bereits entwickelt ist, muss auch im Außen gelebt werden. Selbst wenn es für eine autonome, karrierebewusste Anwältin darum geht, Mütterlichkeit, Milde und Zartheit zu entwickeln, ist die Konsequenz daraus nicht, dass sie Kinder bekommen muss und nicht mehr arbeiten soll. Es könnte jedoch wichtig für sie sein, aufzuhören, ihre Karriere als die einzige Möglichkeit der Selbstverwirklichung zu betrachten. Wenn das »Ich MUSS!« wegfällt, entsteht Freiheit.

Im Tantra hat die Frau eine Schlüsselposition. Der Mann braucht eine

Partnerin, um sich spirituell zu entwickeln. Frauen können dies auch zusammen mit Frauen tun. Als Shakti manifestiert die Frau die Energie des Universums, je nachdem, mit welcher Energie sie sich in Verbindung setzt. Der Mann kann nur über die Frau mit diesen verschiedenen Energien in Verbindung treten. Während sich der Mann mit der Transzendenz in Resonanz befindet, erlebt die Frau eine Resonanz mit den Energien des Universums. Transzendenz ist für beide Geschlechter das Ziel, aber diese ist im Alltag normalerweise abstrakt, weit weg und nur schwer erreichbar. In der tantrischen Sexualität werden vorhandene Energien potenziert und bis ins Göttliche ausgedehnt. So wird die Sexualität der Schlüssel zur Transzendenz.

Tantrischer Sex lebt von der Polarität der beiden Partner. Je größer die Polarität ist, desto größer ist auch die Anziehung. Je größer die Anziehung, desto mehr Energie entsteht zwischen den beiden Liebenden. Diese Energie wird im Tantra genutzt, um höhere Bewusstseinszustände zu erreichen und zu halten.

Shiva und Shakti

In der tantrischen Tradition steht Shiva für den männlichen und Shakti für den weiblichen Aspekt oder Pol Gottes. Shiva wird auch mit der Idee oder dem Geist gleichgesetzt, während Shakti das Phänomen oder die Manifestation verkörpert. Ursprünglich waren die beiden Teile eins, doch sie wurden getrennt und streben nun in jeder und jedem Einzelnen wieder zur Vereinigung. So leben in jedem Menschen Shiva und Shakti, ein männlicher und ein weiblicher Anteil.

C. G. Jung war wohl der erste westliche Psychologe und Bewusstseinsforscher, der die tiefe Bedeutung dieser beiden Seelen-Aspekte erkannte. Er nannte sie Animus (männlich) und Anima (weiblich). Dem Mann kann der innere Anima-Aspekt Inspiration, Kreativität und Einfühlungsvermögen geben und so seine männlichen Qualitäten ergänzen. Bei der Frau ergänzt der Animus-Aspekt die Weiblichkeit durch Zielstrebigkeit, Klarheit, Schnelligkeit und die Fähigkeit zur Abgrenzung. Jung betonte die Vorteile, die eine Entwicklung des eigenen Animus/Anima-Aspektes mit sich bringt.

Oft befinden sich Shiva und Shakti, Anima und Animus einer Person in Disharmonie. Sehr häufig sind sie auch unterschiedlich stark entwickelt. Die Gründe dafür liegen meistens in der Erziehung und in gesellschaftlichen Traditionen.

Traditionell sozialisierten Frauen ist ihre eigene männliche Seite oft wenig bewusst, und rollenfixierte Männer haben häufig den Kontakt zu ihrer weiblichen Seite verloren. Inzwischen gibt es aber auch Frauen, die ihre männlichen Anteile stärker entwickelt haben als ihre weiblichen. Sie »stehen ihren Mann« und konkurrieren mit den Männern. Und viele moderne Männer haben ihre weiblichen Anteile stärker entwickelt als ihre männlichen, sie rebellieren gegen überholte Rollenklischees und möchten ebenso wie Frauen behandelt werden. Es gibt keine starren Rollenvorgaben mehr, denen wir uns anzupassen haben. Dies ermöglicht zwar eine neue Freiheit, kann jedoch auch Gefühle von Orientierungslosigkeit und viele Missverständnisse hervorrufen. So entwickeln sich Männer und Frauen nicht wirklich zu mehr Ganzheit. Viele sind verwirrt und genervt voneinander.

Der tantrische Entwicklungsweg sieht vor, dass Frauen und Männer die jeweils gegengeschlechtlichen Qualitäten vor allem im Inneren entwickeln sollen und nicht im Außen leben, wie in der westlichen Welt oft üblich. Aus tantrischer Sicht scheitern Liebesbeziehungen zwischen westlichen Frauen und Männern vor allem aus diesem Grund. Frauen denken, sie müssen immer alles alleine können und alleine machen, nie um Hilfe bitten und im Restaurant ihre Rechnung selbst zahlen. Männer hingegen glauben, es wäre ein Ausdruck ihrer entwickelten weiblichen Qualitäten, wenn sie jammern und sich bemitleiden und dabei in hysterische Zustände geraten.

Hier zeigt sich ein Missverständnis: Es kann nicht darum gehen, die weniger »erhabenen« Fähigkeiten des anderen Geschlechts zu entwickeln und zu kultivieren. Weder angeblich weibliche Verhaltensweisen wie Jammern und Wehklagen noch angeblich männliche Hartkantigkeit und Ruppigkeit sind erhabene Qualitäten. Frauen können ihre männliche Seite tatsächlich entwickeln, indem sie sich um ein klares Bewusstsein und anstrengungslose Konzentration bemühen. Es geht um Ausgeglichenheit, innere Stärke und Stabilität.

Durch die Polarisierung in Shiva (verkörpert durch den Mann) und Shakti (verkörpert durch die Frau) entsteht in der tantrischen Begegnung

Anziehung, und nur durch die Anziehung entsteht neue Energie. Als Shiva nimmt der Mann die feinstofflichen weiblichen Energien seiner Geliebten in sich auf. Als Shakti nimmt die Frau die männliche Energie des Partners in sich auf. Gerade das, was das Gegenüber so begehrenswert macht, kann der/die jeweils Andere nun in sich aufnehmen und integrieren. Das Liebesspiel wird zu einer tiefen menschlichen Begegnung.

Yin und Yang

Im Tantra geht es weniger um gesellschaftliche Rollenansprüche als vielmehr um das Wechselspiel von Yin und Yang, von männlicher und weiblicher Energie. Das taoistische Bild von Yin und Yang stellt mit den Farben Weiß und Schwarz die Gegensätze von männlich und weiblich, Tag und Nacht, hell und dunkel usw. dar. Die weiße, männliche Seite enthält einen weiblichen Kern (den schwarzen Punkt), die schwarze, weibliche Seite hat einen männlichen Kern (den weißen Punkt). Die beiden Seiten sind in Bewegung, was in der S-förmigen Grenzlinie zum Ausdruck kommt: Männlich und weiblich sind ineinander enthalten und wechseln regelmäßig die Polaritäten, so wie Tag und Nacht. Ebenso können auch Mann und Frau mit den Polaritäten spielen. Dies ist vielleicht das größte Geheimnis des Tantra: Die Möglichkeiten für Frauen und Männer, die Pole zu wechseln, führt vom Kampf der Geschlechter zu einem Spiel zwischen den Liebenden. Wenn man die eigene aktive und passive Rolle, die dominante und rezeptive Seite im Liebesspiel und in der gesamten Partnerschaft immer wieder wechseln kann, beginnt ein magischer Prozess. Bevor dieser möglich wird, müssen die Rollen jedoch kennen gelernt, ausgelebt und gefestigt werden.

Wenn beide spontan zwischen Yin und Yang wechseln können, lösen sich Gegensätze und Grenzen zwischen Mann und Frau auf, und die Liebenden können in Ekstase verschmelzen, zu einer Einheit werden. Dieser Zustand der Ekstase findet in einem erweiterten Bewusstsein statt, das man alleine kaum erreichen kann. In dieser Ekstase besteht das tantrische Mysterium.

In den sexuellen Disziplinen von Tantra-Yoga geht es jedoch nicht darum, die eigene geschlechtliche Identität aufzulösen. Gerade für Frauen ist es oft erst dann möglich, die empfangenden, sinnlichen und hingebungsvollen Aspekte ihrer Weiblichkeit zu leben, wenn sie ihre dynamischen männlichen Aspekte entdeckt und entwickelt haben. Dadurch gewinnen sie Mut und Sicherheit, die es ihnen erlauben, sich als erotische Frau zu zeigen. Männer können erst wahre Männlichkeit und Souveränität jenseits von primitivem Macho-Gehabe entwickeln, wenn sie die passiven und berührbaren Aspekte ihres Wesens entwickelt haben. Es ist jedoch nicht unbedingt nötig, die im Inneren entwickelten Fähigkeiten auch auszuleben, das heißt, um Mütterlichkeit zu entwickeln, ist es nicht zwingend notwendig, ein Kind zu gebären. Um Konsequenz und Disziplin zu entwickeln ist es nicht zwingend notwendig, streng und hart zu werden.

Es geht bei den sexuellen Praktiken des Tantra-Yoga um die Entwicklung einer Androgynität der Seele. Die Seele ist der göttliche, unsterbliche Aspekt des Menschen, die immer wieder geboren wird, um sich in jeder Hinsicht zu vervollkommnen. Androgynität auf der Seelenebene bedeutet die Vervollständigung der erhabenen männlichen und weiblichen Aspekte der Seele und die Integration dieser in das Bewusstsein. Dabei darf die Seelenebene nicht mit der Persönlichkeitsebene verwechselt werden. Wie schon erwähnt, geht es im Tantra nicht darum, dass Frauen auf der Persönlichkeitsebene männlicher und Männer weiblicher werden, sondern vor allem darum, das Spiel der Anziehung zwischen zwei Polen zu erlernen. Dazu gehört, alle bereits vorhandenen Facetten der Persönlichkeit zu kultivieren und im Außen einzusetzen, während man die erhabenen Fähigkeiten des anderen Geschlechts im Inneren entwickelt.

Der innere Geliebte

Leben ist lernen. Jeder Mensch lernt zeit seines Lebens und kann sich auch in seiner Rolle als Liebhaber/in entwickeln. Wir lernen in Beziehungen und bei der Liebe hinzu, werden immer Liebhaber und hingebungsvollere Liebhaber/innen. Darüber hinaus gibt es im Tantra aber auch einen Geliebten/eine Geliebte des anderen Geschlechts im Innern. Jede Frau trägt das Bild ihres »inneren Geliebten«, der ihr entspricht, in sich, jeder Mann das seiner »inneren Geliebten«. Dies ist der eigene Seelenpartner, nach dem sich viele Menschen sehnen. Der innere Geliebte ist eine psychische Realität, die unsere Seele vollständig werden lässt. Je nachdem, wie der innere Geliebte beschaffen ist, gestalten sich die Beziehungen zum anderen Geschlecht. Eine heterosexuelle Frau sucht im Außen einen Partner, der möglichst genau dem Bild und den Eigenschaften des inneren Geliebten entspricht. Dies geschieht natürlich meist unbewusst und führt dadurch oft zu Projektionen auf den Partner und zu Problemen, da der reale Partner grundsätzlich viel weniger entwickelt ist als der innere Geliebte. Die Existenz des inneren Geliebten ist bisher jedoch nur wenigen bekannt. Deshalb versuchen viele Frauen, ihren Partner so »umzuformen«, dass er dem inneren Geliebten entspricht. Dies erweist sich jedoch als erfolgloses Unterfangen, vor allem, wenn die »Umgestaltung« vorwurfsvoll, lieblos und aggressiv geschieht.

Auch die lesbische Frau hat einen inneren Geliebten. Der innere Partner ist die andere Hälfte der androgynen Seele: Die Seele ist neutral und in zwei Teile zerfallen, von denen einer männlich und einer weiblich ist. Der inkarnierte Teil, also der Teil, der gerade einen Körper besitzt bzw. physisch existiert, ist das Gegenstück zum inneren, nicht inkarnierten Teil. Das Wissen um den inneren Geliebten kann so manche partnerschaftlichen Probleme in einem anderen Licht erscheinen lassen und sie auflösen. So ist es für eine Frau wichtig, den inneren Geliebten zu kennen und im Kontakt mit ihm zu sein. Wer im Kontakt mit dem inneren Geliebten ist, sich dieses Wesens annimmt und es liebt, erfüllt eine wesentliche Voraussetzung, um auch in der Außenwelt den passenden Liebespartner zu finden und eine Beziehung in Liebe und Klarheit zu führen. Je bewusster der Kontakt mit dem/der inneren Geliebten geführt wird, desto bewusster kann auch der Kontakt mit dem/der äußeren Geliebten wahrgenommen und gelebt werden. Die eigene Entwicklung spiegelt sich also in der Entwicklung des/der inneren Geliebten wider. Der Kontakt zum inneren Geliebten wird im Laufe der tantrischen Ausbildung entwickelt. Die Voraussetzungen dafür werden erst durch Yoga und Meditation geschaffen. Hier zeigt sich noch einmal, wie komplex der tantrische Entwicklungsweg ist.

Die Archetypen im Tantra: Mutter, Geliebte, Amazone und Zauberin

Im tantrischen Weltbild werden der Frau vier Archetypen zugeordnet. Bei der Entwicklung der eigenen Identität geht es darum, sich diese Archetypen in ihrer Ausprägung bewusst zu machen und ihre erhabenen Qualitäten zu kultivieren.

Diese Archetypen heißen Mutter, Geliebte, Amazone und Zauberin. Ihnen stehen die männlichen Archetypen König, Liebhaber, Held und Magier gegenüber. Jeder Archetyp hat positive und negative Yin- wie auch Yang-Aspekte. Einer dieser Archetypen wird in der Persönlichkeit besonders stark gelebt und ausgedrückt, häufig jedoch in seinem Schattenaspekt. Tantriker/innen versuchen, diesen aktiven Archetypen kennen zu lernen und auszugleichen.

Die Mutter

Die Mutter ist in ihren positiven Aspekten eine Frau, die durch Fürsorge, Mitgefühl, Warmherzigkeit und Opferbereitschaft geprägt ist. Vielleicht hat sie Kinder, vielleicht zeigt sie diese Qualitäten auch gegenüber ihren Schüler/innen, Freund/innen oder Mitarbeiter/innen. Wenn sie Kinder hat, gibt sie ihnen Halt und Struktur und lässt sie zum richtigen Zeitpunkt los. In einer Liebesbeziehung ist sie eine geduldige und respektvolle Lehrerin, die ihren Partner auch dann Mann bleiben lässt, wenn er ihr unterlegen ist. Die tantrische Mutter hat Geduld mit den Kontinenzproblemen des Partners und unterstützt seine spirituelle Erweckung ohne dominant zu sein.

In ihren negativen Aspekten ist die Mutter von Besitzdenken geprägt. Sie wird zur Übermutter, zur bösen Stiefmutter, die Macht über alle ausübt, die von ihr abhängig sind. In der Liebesbeziehung erdrückt sie den Partner mit ihrer Mutterliebe und macht ihn zum Sohn. Sie entmännlicht ihn, indem sie ihn verhätschelt und unter dem Deckmantel der mütterlichen Warmherzigkeit klein hält.

Die Mutter ist ein sehr weit verbreiteter und gesellschaftlich anerkannter Archetyp.

Die Geliebte

Die Geliebte wird auch als Hure oder Konkubine bezeichnet und ist in der Gesellschaft weniger beliebt als der Muttertyp. Wenn sie ihre positiven Qualitäten entwickelt hat, ist sie in der Lage, völlig im Genuss zu leben ohne abhängig zu werden. Sie ist spielerisch, spontan und sehr verführerisch, bei allem, was sie tut oder sagt. Dabei hat sie eine mysteriöse Ausstrahlung, die ihr den Anschein verleiht, dass man sie nie ganz besitzen kann. Durch ihr erotisches Auftreten ist sie bei Männern sehr beliebt. Frauen mögen die Geliebte nicht besonders. Sie halten sie für eine gefährliche Konkurrenz und werfen ihr vor, dass sie permanent ihre weiblichen Qualitäten einsetzt, um andere Frauen auszustechen.

Die Schattenseiten der Konkubine heißen Frigidität, Sucht und Abhängigkeit. Wenn die Konkubine ihre negativen Eigenschaften auslebt, steht sie entweder unter dem Zwang, alle verführen zu müssen und nicht »nein« sagen zu können, oder sie gerät in Abhängigkeit von ihren Partner/innen und hört deshalb irgendwann auf, ihre Sexualität zu leben.

Die Amazone

Die Amazone hat hohe Ideale, für die sie kämpferisch und radikal eintritt. Im ausgeglichenen Zustand ist sie zielstrebig und ehrgeizig, ohne dabei zu verletzen. Sie ist wichtig für gesellschaftliche Transformationen und Innovationen, die das Leben auf der Erde lebenswerter machen. Ihren Mitmenschen ist sie eine gleichwertige Schwester.

Wenn sich ihr Yang-Aspekt im Ungleichgewicht befindet, ist sie eine Frau, die grundsätzlich kämpft und sich auflehnt, egal worum es sich handelt. Aus tantrischer Sicht haben Feministinnen, die nicht akzeptieren wollen, dass sich heute sowohl die Probleme von Frauen wie auch ihre Ziele und Interessen verändert haben, und darauf beharren, dass die traditionelle Frauenrolle zu verachten ist, einen aktiven Amazonen-Archetypus, der in seinem Yang-Aspekt aus dem Gleichgewicht geraten ist.

Wenn jedoch der Yin-Aspekt der Amazone im Ungleichgewicht ist, entwickelt sie Feigheit und Unterwürfigkeit. Frauen, die in destruktiven Beziehungen verharren und sich schlagen und demütigen lassen, haben aus tantrischer Sicht einen aktiven Amazonenarchetypus, dessen Yin-Aspekt überhand genommen hat.

Die Zauberin

Die ausgeglichene Zauberin versteht die Natur und wendet ihre Gesetze mit Weisheit an. Sie kennt den richtigen Zeitpunkt und verfügt über eine gut ausgebildete Intuition. Während die Mutter ihre Fürsorge allen Bedürftigen zukommen lässt, kümmert sich die Zauberin nur um ausgewählte Schüler/innen. Sie selbst dient der höchsten göttlichen Einheit. Im tantrischen Pantheon vereint diese höchste göttliche Einheit männliche und weibliche Qualitäten gleichermaßen in sich. Wegen des Polaritätsprinzips werden Frauen eher durch die väterlichen Aspekte Gottes angesprochen, während sich Männer an die Göttin wenden. Die ausgebildete Zauberin ist nur noch Tochter des göttlichen Vaters und keinem anderen Mann auf diese Weise verpflichtet, was jedoch nicht heißt, dass sie sich nicht bindet oder auf Sexualität verzichtet.

Wenn die Zauberin in ihrem Yang-Aspekt verhaftet bleibt, versucht sie um jeden Preis den eigenen Erfolg durchzuboxen. Sie ist kaltherzig und wendet rücksichtslos und egoistisch auch negative Magie an. Wenn sie in ihrem Yin-Aspekt verharrt, ignoriert sie die Gesetze, verhält sich nur passiv und agiert überhaupt nicht. Sie leugnet die Realität.

Bezogen auf die eigene Persönlichkeit geht es darum, den aktiven Archetyp in seiner Ausprägung auszugleichen und nach und nach auch die anderen Archetypen, die uns innewohnen, zu entwickeln. Manchmal springen wir zwischen den Yin- und Yang-Aspekten hin und her. Wichtig ist, anzunehmen was ist und es bewusst zu gestalten.

Mütterlichkeit, Amazonentum, Weisheit und Eros können in allen Lebensbereichen gelebt und ausgedrückt werden. Eine glücklich verheiratete Mutter von vier Kindern muss nicht zwangsläufig eine ehrgeizige Karriere starten, um ihre innere Amazone zu entwickeln. Sie kann jedoch beginnen, ihren eigenen Standpunkt stärker zu entwickeln und für bestimmte Prinzipien einzutreten, sei es in der Kindererziehung, in ihrer Beziehung oder im Zusammensein mit Freundinnen und Nachbarn. Eine karriereorientierte Führungskraft muss keine Kinder bekommen, um ihren mütterlichen Archetypus zu entwickeln, es kann reichen, wenn sie ihre Werte überdenkt und ändert und fürsorglicher mit ihren Mitarbeiter/innen umgeht. Die Amazone wiederum muss nicht zum strapsetragenden Vamp werden, um die archetypische Geliebte zu erwecken, und die Geliebte muss nicht beginnen, rituelle Magie anzuwenden, um die Zauberin zu aktivieren. Aber vielleicht kann die Amazone lernen, dass der schwesterliche Kampf nicht in allen Situationen ganz oben auf der Liste stehen muss und es Frauen gibt, die andere Prioritäten setzen und das auch so beibehalten möchten. Weise, (herzens)gebildete und spirituelle Frauen können ihre Spiritualität in allen Bereichen des Lebens ausdrücken und dabei menschlich bleiben.

Die tantrische Praxis

Die sexbezogenen Übungen im Tantra-Yoga sind vor allem eines: eine Herausforderung an Disziplin und Aufmerksamkeit. Im Westen haben vor allem erotische Abbildungen von Liebestechniken aus dem *Kamasutra* und anderen Werken zweifelhaften Ruhm erlangt. Diese Abbildungen scheinen oft missverstanden zu werden, denn es kommt weniger auf Stellungen, sondern vielmehr auf die Feinheit der Wahrnehmung an. Viele tiefe und intensive Empfindungen werden erst dann wahrnehmbar, wenn wir aufgehört haben, nach dem nächsten Orgasmus zu lechzen und mit diesem Ziel vor Augen zu »bumsen«. Es sind die leisen Zwischentöne, die zu einem orkanartigen Brausen anschwellen können, auf die es bei den tantrischen Übungen ankommt.

Verschiedene Stellungen ermöglichen verschiedene Empfindungen. Diese Empfindungen spielen sich jedoch nicht ausschließlich im physischen Körper ab, weshalb die Schulung der Wahrnehmung der »subtilen Ebenen« notwendig ist. Wenn jemand das *Kamasutra* rauf und runterturnt und anschließend behauptet, die Stellungen würden gar nichts »bringen«, hat er oder sie die feineren Wahrnehmungsfähigkeiten noch nicht ausgebildet.

Im Folgenden finden Sie zwei Yoga-Stellungen, die sowohl Ihre Liebesfähigkeit wie auch Ihr Sexualerleben extrem verstärken können:

Bhujangasana

(Bhujang bedeutet im Sanskrit Kobra.)

Legen Sie sich für diese Übung flach auf den Bauch, wobei Sie die Beine nur wenig gespreizt und ganz gestreckt halten. Ihre Zehen befinden sich in

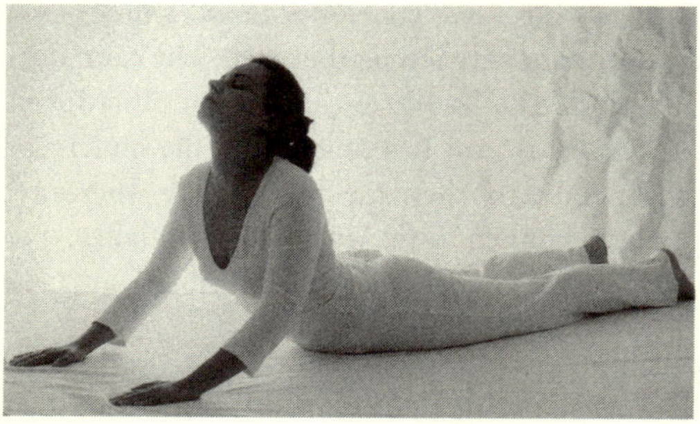

der Verlängerung, die Fußsohlen zeigen nach oben. Nun legen Sie die Arme gebeugt und die Handflächen in Schulterhöhe auf den Boden. Dabei sollten sich Ihre Ellenboden möglichst nah am Rumpf befinden. Das Kinn sollten Sie zunächst auf dem Boden aufstützen, indem Sie es so weit wie möglich nach vorne strecken. Nun richten Sie sich mit der Kraft der Arme auf, erheben den Kopf vom Boden und biegen Ihren Rumpf langsam nach hinten. In der Endstellung sind die Arme gestreckt und der Kopf ist so weit wie möglich nach hinten geneigt. Ganz wichtig ist, dass die Muskeln von Waden, Gesäß, Schenkeln und Rücken entspannt sind. Die Spannung sollte nur in den Armen liegen. Dabei strecken Sie die Brust möglichst weit nach vorne. Ihren Hals sollten Sie dabei nicht zwischen die Schultern fallen lassen, sondern nach hinten biegen, während die Schultern herunterhängen. Es ist ausschlaggebend für die Wirkung dieser Asana, dass die Wirbelsäule nur im oberen Teil maximal gebogen wird. Dies können Sie nur erreichen, wenn Sie Ihren Bauchnabel am Boden halten.
Führen Sie alle Bewegungen langsam und bedacht durch, um die Wirbelsäule zu schonen.

Zu dieser Asana gibt es auch eine vereinfachte Form:
Wenn es Ihnen an Geschmeidigkeit oder Muskelkraft fehlt, stützen Sie Ihren Rumpf nicht auf die Arme, sondern nur auf die Ellenbogen, die zusammen mit den Unterarmen in Schulterhöhe auf dem Boden aufliegen. Auch bei dieser vereinfachten Variante sollte der obere Teil Ihrer Wirbelsäule am stärksten gebogen sein.

Diese Asana verbindet mit der universellen Liebe, einer objektlosen Liebe. Sie können diesen Prozess unterstützen, indem Sie sich bewusst auf das Herzzentrum konzentrieren und versuchen, die feinen Schwingungen wahrzunehmen. Mit der Zeit wird Ihre Wahrnehmung immer deutlicher werden.

Vorsicht ist geboten:
Diese Asana sollten Sie nicht praktizieren, wenn Sie einen Leistenbruch haben. Wenn Sie Beschwerden mit den Halswirbeln haben, können Sie sie nur unter medizinischer Aufsicht machen. Bei einer Überfunktion der Schilddrüse dürfen Sie Ihren Kopf nicht nach hinten biegen.

Yoni-Asana

(Yoni bedeutet im Sanskrit Vulva.)

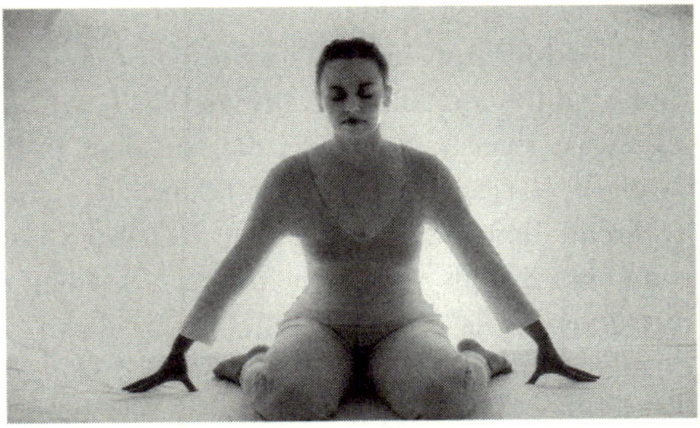

Knien Sie sich für diese Übung hin, so dass das Becken den Boden berührt und die Füße neben den Oberschenkeln liegen ohne sie zu berühren – die Fersen sollten ungefähr 10 Zentimeter von den Oberschenkeln entfernt sein. Die Füße sind dabei leicht nach außen gerichtet. Entspannen Sie Ihre Oberschenkelmuskeln. Wenn Sie es noch nicht schaffen, mit dem Becken direkt den Boden zu berühren, können Sie sich auch auf ein Kissen setzen.

Strecken Sie nun Ihre Arme seitlich aus und legen Sie die Hände in Schulterhöhe auf den Boden, wobei nur die Finger, möglichst nur Zeigefinger und Daumen, den Boden berühren. Dabei sollte der Daumen möglichst weit vom Zeigefinger gespreizt werden. Wichtig ist, dass Sie Ihre

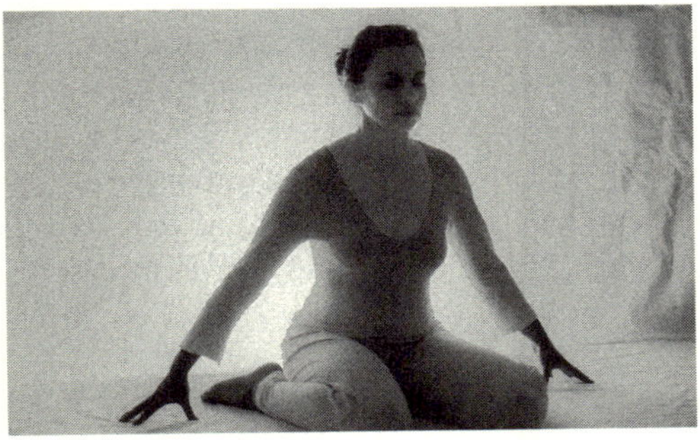

Ellenbogen ganz gestreckt halten und Sie die Arme weder vor noch hinter den Rumpf platzieren, sondern dass diese von oben gesehen mit den Schultern eine gerade Linie bilden und den Körper stützen. Halten Sie den

Rücken immer gerade, während Kopf und Hals die gerade Verlängerung der Wirbelsäule bilden.

Konzentrieren Sie sich bei dieser Asana auf ein Kraftzentrum im Bereich der Klitoris. Die Yoni-Asana verbindet mit den universellen erotischen Energien. Sie werden merken, dass Ihre Libido schon sehr bald zunimmt und Ihre Fähigkeit, sexuelle Energie zu beherrschen und zu verfeinern, verstärkt wird. Ihre Orgasmen werden intensiver und das innere Erleben während der Orgasmen erhabener und feiner.

Die Durchführung und Wirkung der Asanas, wie sie hier beschrieben sind, sind Bestandteil der Lehrmaterialien der »Akademie für Traditionelles Yoga«, einer Yoga-Schule, die von dem rumänischen Yogi Gregorian Bivolaru (Grieg) in den 80er-Jahren in Rumänien gegründet wurde. Während Tantra-Yoga unter dem Diktator Ceaucescu verboten war und rumänische Yogis vom Geheimdienst verfolgt wurden, gibt es heute in Rumänien zirka 50.000 Schüler/innen dieser Schule. Schwesterschulen existieren in Deutschland, den USA und Dänemark. Traditionell werden die subtilen Wirkungen der Asanas nur mündlich im Einzelunterricht oder in Yoga-Klassen weitergegeben. Die hier beschriebenen Asanas stellen aufgrund ihrer Bekanntheit eine Ausnahme dar. Um weiter in die Welt des Tantra-Yoga einzutauchen, ist es unerlässlich, eine Yoga-Klasse zu besuchen und unter kompetenter Anleitung zu praktizieren.

Tantra und die Liebe

Da es in diesem Buch um weibliche Sexualität geht, habe ich das komplexe Thema Liebe bisher eher außen vor gelassen. Aber zum Schluss soll es noch mal um die Liebe gehen, denn Tantra hat sehr viel mit Liebe zu tun.

Dass in der heutigen Zeit so viele Liebesbeziehungen scheitern, liegt aus tantrischer Sicht daran, dass viele Menschen ihre Liebesfähigkeit noch gar nicht entwickelt haben, sie würden sonst ihre Liebe nicht vom Verhalten des Partners abhängig machen. Ein anderer Grund liegt darin, dass sie ihre aktiven Archetypen noch nicht kennen und sich selbst zu wenig bewusst sind und lieben.

Frauen machen ihre Liebe oft abhängig vom Verhalten ihres Partners/ihrer Partnerin: Sie sind liebevoll, wenn er/sie sich so verhält, wie sie es erwarten. Viele verwechseln sexuelle Attraktion mit Liebe und fliegen wie ein Schmetterling von einer Blume zur nächsten, weil sie sich so schnell langweilen. Sie konsumieren Sex und benutzen ihre jeweiligen Partner/innen. Wieder andere verwechseln Liebe mit einem Kuhhandel, nach dem Motto: »Ich gebe dir meinen Körper und du gibst mir dafür emotionale Sicherheit«, oder: »Nur wenn du dich auf eine bestimmte Art und Weise verhältst, gebe ich dir Zuwendung in Form von Zeit, Aufmerksamkeit, Zärtlichkeit, Sex. Nur wenn du so handelst, wie ich es von dir gewohnt bin oder wie die Gesellschaft es erwartet, halte ich das aufrecht, was ich für Liebe halte.«

In Liebesbeziehungen geht darum, die eigene Motivation immer wieder zu überprüfen und sich zu fragen, inwieweit wir Dinge aus bedingungsloser Liebe tun oder ob wir bestimmte Erwartungen daran geknüpft haben.

Früher dachte ich, es sei Liebe, wenn ich mich erotisch zu einem Mann hingezogen fühlte. Ich geriet regelmäßig in Abhängigkeiten, wenn ich mich auf Sex einließ, konnte mich nicht mehr abgrenzen und verlor meine Integrität. Ich tat Dinge, die ich gar nicht tun wollte und erlebte furchtbare Zustände von Einsamkeit und Verlassenheit, wenn die Verbindung zu meinem Sex-Partner abriss.

Als Yoga so modern wurde, habe ich es auch ausprobiert und meine Yoga-Lehrerin gab mir eine Reihe von Asanas, also Yoga-Stellungen, die ich üben sollte. Ich habe das auch getan und gemerkt, dass es mir insgesamt schnell besser ging. Zuerst konnte ich nicht genau erklären, auf welche Weise es mir besser ging, aber dann merkte ich, dass es vor allem mit einer bestimmten Übung zu tun hatte: Bhujangasana, der Kobra. Dieses Asana wirkt besonders auf das Herzzentrum. Man sagt, durch das Üben von Bhujangasana verbinde man sich mit der objektlosen Liebe im Universum. Ich dachte, das sei nur esoterisches Blabla, aber dann ist mir etwas aufgefallen: Ich mochte diese Übung nicht, habe quasi gar nichts gespürt, wo man etwas spüren sollte. Außerdem habe ich nie lange durchgehalten, immer nur einige Sekunden. Einmal wollte ich unbedingt länger durchhalten und habe mich dabei wirklich gequält. Sofort, nachdem ich die Übung beendet habe, bin ich sehr traurig geworden und musste mehrere Stunden lang weinen. Irgendwann drängte sich ein Satz in mein Bewusstsein: »Du hast noch niemals geliebt.« Gleichzei-

tig spürte ich ein neues Gefühl in mir und um mich herum und ich wusste plötzlich, dass sich so Liebe anfühlt. Von da an konnte ich die Übung leichter durchführen und meine Beziehungen zu Menschen haben sich verändert. Ich spüre eine neue Gefühlsqualität von Zugewandtheit, die meine Freundschaften stark verändert hat. Ich habe jetzt viel mehr und intensiveren Kontakt zu Männern, und es passiert schon ganz viel in mir, bevor ich Sex habe. Ich spüre Liebe oder Zuneigung, lange bevor ich Liebe mache.

Dieser Prozess begann, nachdem ich zwei Monate Yoga praktiziert hatte. Das hat mich sehr beeindruckt, eben weil ich mich weder intellektuell noch emotional anstrengen musste, um willentlich eine Änderung herbeizuführen, sondern weil die Veränderung plötzlich da war.

Das Allerbeste ist, dass ich jetzt so viele Menschen lieben darf, wie ich lieben kann. Das war vor dem Yoga anders. Da war Liebe an Einmaligkeit und an Sex geknüpft. Freundschaft war zweckgebunden, und Beziehung hieß, den Partner zu besitzen. Das hatte aber nichts mit Liebe zu tun.
Martina, 37 Jahre, Rechtsanwältin

Dieses Yoni-Asana hat es in sich. Zuerst hat es nicht so gut geklappt, ich hatte Schwierigkeiten, meine Knie so stark zu beugen und dann noch mit dem Po auf den Boden zu kommen. Unglaublich! Nach der Übung hatte ich regelmäßig Schwierigkeiten, meine Beine wieder auseinanderzufalten. Nach einigen Wochen ging es dann plötzlich einfacher mit der Übung. Irgendwann habe ich beim Liebe-Machen Veränderungen gespürt. Ich glaube, der Prozess war schleichend, ich war einfach viel schneller und auch ganzkörperlich erregt, wenn mich mein Freund liebevoll berührt hat. Mein Herz flog ihm zu und mein ganzer Körper vibrierte. Seine Berührungen lösten heftige Schauer bei mir aus und ich musste oft schon zittern und mich schütteln, wenn er nur meinen Hals küsste. Wir fanden das beide faszinierend und unsere Sexualität wurde viel intimer und intensiver. Beim Liebe-Machen empfinde ich jetzt auch mehr. Wenn man mich fragt, welche Stelle meines Körpers berührungsempfindlicher geworden ist, so würde ich sagen, der ganze Körper, aber die Wellen und das Zittern gehen von der Gegend um die Klitoris aus, auch wenn sie dabei gar nicht berührt wird.

Ich mache weiter, weil ich es so faszinierend finde, zu erleben, was noch an sexueller Kraft in mir verborgen ist.
Petra, 35 Jahre, Grafikerin

Was können Frauen durch Tantra lernen?

Interview mit Meike Angelika Hünefeld, Tantra-Yoga-Lehrerin

Die Heilpraktikerin und Yoga-Lehrerin Meike Angelika Hünefeld leitet die Berliner Schule für Traditionelles Yoga, AHAM. Das AHAM-Zentrum gehört zur Yoga-Schule des rumänischen Yoga-Meisters Gregorian Bivolaru.

Maria Schäfgen: Meike, was ist Tantra-Yoga? Worin besteht der Unterschied zu anderen Formen von Yoga?

Meike Hünefeld: Tantra-Yoga ist ein System, innerhalb dessen der Schüler lernt, mit allen verfügbaren Energien umzugehen. Es gibt zwei große Yoga-Richtungen, den Weg der Askese und den Weg des Tantra.

Auf dem Weg der Askese sucht der Schüler Gott hinter der Illusion, hinter der Maya, der illusionären Kraft Gottes. Im Tantra-Yoga gilt: Nichts kann aus Gott erschaffen werden, was nicht Gott ist. Daraus folgt, dass alles, was existiert, die göttliche Wahrheit widerspiegelt, also auch die Maya.

Die Asketen wollen keine Energien in sich anhäufen, weil sie zur Maya gehören. Die Tantriker dagegen häufen Energie an, kultivieren und sublimieren sie. Sie beschäftigen sich mit den Illusionen, mit den Chakren, mit der Kundalini, der großen Kraft, die am Ende der Wirbelsäule liegt. Im Tantra-Yoga werden Zustände sehr verschieden entwickelt, verstärkt und kontrolliert.

Es ist im Westen kaum möglich, den Weg der Askese zu gehen. Man müsste sich völlig von der Gesellschaft zurückziehen und sich einen Baum im Wald aussuchen, um dort der Erleuchtung entgegen zu meditieren.

Maria Schäfgen: Welche Rolle spielt die Sexualität im Tantra?

Meike Hünefeld: Wir nutzen die sexuelle Energie, weil sie die stärkste und kraftvollste Energie ist, die überhaupt existiert. Der tantrische Weg ist genauso schwierig wie alle anderen Wege auch, man muss schon über innere Freiheit verfügen, um Tantra praktizieren zu können. Früher kam Tantra erst nach 20-25 Jahren regelmäßiger Hatha-Yoga-Praxis dran. Um

Tantra praktizieren zu können, ist es wichtig, dass man in der Lage ist, alle sexuellen Energien genießen und steigern zu können. Zur inneren Freiheit gehört auch die Orgasmusfähigkeit.

Maria Schäfgen: Was können Frauen bei Euch lernen?

Meike Hünefeld: Frauen können in Gruppen lernen, die Scham über die körperlichen Vorgänge und das, was beim Sex passiert, zu verlieren. Eine schöne Übung, um mentale Freiheit zu erreichen ist der Striptease. Wir haben viel Spaß dabei. Frauen können ganz verschiedene Arten von Orgasmen erleben. Ob es dazu kommt, muss man nicht dem Zufall überlassen. Frauen müssen es häufig erst einmal erfahren, und dann lernen, worauf sie sich beim Sex konzentrieren müssen. Wir klären sie über die Funktionsweise des weiblichen Körpers genauso auf wie über die verschiedenen Möglichkeiten, einen Orgasmus zu bekommen, aber auch über die Bedeutung von Schlaf, Nahrungsaufnahme und Aphrodisiaka. Körperliche Vitalität ist eine wichtige Voraussetzung für eine erfüllte Sexualität. Frauen, die hungern oder sich erbrechen um immer noch schlanker zu werden, sind nicht vital.

Maria Schäfgen: Du bist da ein gutes Beispiel für sinnliche Vitalität.

Meike Hünefeld: Als ich mit 20 unsere Yoga-Schule in Kopenhagen kennen gelernt habe, habe ich zum ersten Mal verstanden, warum ich so aussehe wie ich aussehe und dass ich so wie ich bin, richtig bin. Es gibt im Tantra kein Schönheitsideal. Vitalität gilt als schön und Vitalität ist unabhängig von der Konfektionsgröße. Statt dessen ist die Harmonie der Proportionen des Körpers wichtig.

Maria Schäfgen: Welche Übungen eignen sich für Frauen, die Orgasmusfähigkeit lernen möchten oder ihre sexuelle Empfindungsfähigkeit verändern möchten?

Meike Hünefeld: Da sind zunächst die Muskelübungen. Es ist wichtig, dass Frauen lernen, sowohl den kleinen Klitorismuskel wie auch die Vaginalmuskeln und den Schließmuskel absichtlich und getrennt voneinander anzuspannen. Hier gibt es spezielle Übungen, die diese Muskeln aufbauen und bewusst machen. Dann sind alle Asanas (Yoga-Stellungen) wichtig, die die unteren Energiezentren stärken. Aber es ist genauso wichtig, dass Frauen von den Männern erwarten, dass sie umdenken und ihr Verhalten ändern. Wenn eine Penetration durchschnittlich 3:22 Minuten dauert, kann keine Frau einen vaginalen Orgasmus bekommen. Wenn

Männer im Singer-Nähmaschinen-Takt vögeln, bleibt die Empfindung ebenfalls auf der Strecke. Es geht beim Liebe-Machen darum, sich zu lieben, und nicht, die eine oder andere Technik anzuwenden. Wenn diese Grundregel von beiden Partnern eingehalten wird, rücken ekstatische Orgasmen in greifbare Nähe.

Anhang

Bibliografie

Aristoteles: *Von der Zeugung und Entwickelung der Thiere.* Leipzig 1860; Neudruck Aalen 1978.

Beier, Klaus M./Bosinski, Hartmut, A. G./Hartmann, Uwe/Loewit, Kurt: *Sexualmedizin. Grundlagen und Praxis.* München, Jena: Urban & Fischer 2001.

Bloch, Iwan: *Das Sexualleben unserer Zeit in seinen Beziehungen zur modernen Kultur.* Berlin: L. Marcus Verlagsbuchhandlung 1907.

ders.: *Handbuch der gesamten Sexualwissenschaft in Einzeldarstellungen.* Berlin: L. Marcus Verlagsbuchhandlung 1912-1925.

Carnes, Patrick: *Wenn Sex zur Sucht wird.* München: Kösel 1992

Cordasco, C.F.: »Sex addiction«, in: *N C Medical Journal* 1993 Sept.; 54(9):457-60.

De Graaf, Regnier: »New treatise concerning the generative organs of women.« (1672) In: *Journal of Reproduction and Fertility*, Supplement No. 17, 77-222. H. B. Jocelyn/B. P. Setchell (Hg.). Oxford, England: Blackwell Scientific Publications 1972.

Der Spiegel, Nr. 35, 1998.

Ellis, Havelock: *Studies in the Psychology of Sex. Sexual Selection in Man.* Philadelphia: F. A. Davis 1919 (Erstausgaben 1897-1910).

Enders, Norbert: *Enders' Handbuch Homöopathie.* Heidelberg: Haug Verlag 1998.

Föderation der Feministischen Frauen Gesundheits Zentren (USA) (Hg.): *Frauenkörper - neu gesehen. Ein illustriertes Handbuch.* Berlin: Orlanda 1997.

Freud, Sigmund: *Drei Abhandlungen zur Sexualtheorie.* Leipzig: Deuticke 1910. (Erstausgabe 1905).

Freud, Sigmund: *Gesammelte Werke in 18 Bänden mit einem Nachtragsband.* Frankfurt a. M.: Fischer TB 1999.

Haeberle, Erwin J.: *Anfänge der Sexualwissenschaft. Historische Dokumente - Auswahl, Kommentar und Einführung.* Berlin: de Gruyter 1985.

Hirschfeld, Magnus: *Die Homosexualität des Mannes und des Weibes.* Berlin: L. Marcus Verlagsbuchhandlung 1914.

Hirschfeld, Magnus: *Die Transvestiten. Eine Untersuchung über den erotischen Verkleidungstrieb mit umfangreichem casuistischem und historischem Material* Berlin: L. Marcus Verlagsbuchhandlung 1910.

Hite, Shere: *The Hite Report. A Nationwide Study on Female Sexuality.* New York: McMillan 1976. Dt. Übers.: *Hite Report I. Das sexuelle Erleben der Frau.* München: Bertelsmann 1989.

dies.: *The Hite Report on Male Sexuality.* New York: Alfred Knopf 1978. Dt. Übers.: *Hite Report II. Das sexuelle Erleben des Mannes.* München: Bertelsmann 1990.

Kinsey, Alfred C./Pomeroy, Wardell B./Martin, Clyde E./Gebhard, Paul H.: *Sexual Behavior in the Human Female.* Philadelphia: W.B. Saunders Co. 1953. Dt. Übers: *Das sexuelle Verhalten der Frau.* Frankfurt a.M.: S. Fischer 1963.

Kinsey, Alfred C./Pomeroy, Wardell B./Martin, Clyde E.: *Sexual Behavior in the Human Male.* Philadelphia: W.B. Saunders Co. 1948. Dt. Übers: *Das sexuelle Verhalten des Mannes.* Frankfurt a.M.: G. B. Fischer 1955.

Knowlton, Charles: *The Fruits of Philosophy: or the Private Companion of Adult People.* Mount Vernon: Peter Pauper Press 1937 (Erstausgabe 1882).

Krafft-Ebing, Richard von/Bataille, Georges/Brede, Werner/Caraco, Albert: *Psychopathia sexualis.* München: Matthes & Seitz 1997 (Erstausgabe 1868).

Krauss, Friedrich Salomon: *Antropophyteia. Jahrbücher für Folkloristische Erhebungen und Forschungen zur Entwicklungsgeschichte der geschlechtlichen Moral.* Leipzig: Ethnologischer Verlag 1904-12.

Ladas, Alice K./Whipple, Berverly/Perry, John D.: *The G Spot and Other Recent Discoveries About Human Sexuality.* New York: Dell Publishing 1983. Dt. Übers.: *Der G-Punkt. Das stärkste erotische Zentrum der Frau.* München: Heyne 1983.

Lightfoot-Klein, Hanny: *Der Beschneidungsskandal.* Berlin: Orlanda 2003.

Maines, Rachel: *The Technology of Orgasm: »Hysteria«, the Vibrator, and Women's Sexual Satisfaction.* Baltimore: Johns Hopkins University Press 1999.

Masters, Virginia/Johnson, William: *Human Sexual Response.* Boston: Little, Brown 1966. Dt. Übers.: *Die sexuelle Reaktion.* Berlin: Akademische Verlagsgesellschaft mbH 1982.

dies.: *Human Sexual Inadequacy.* Boston: Little, Brown 1970.

dies.: *Liebe und Sexualität.* Frankfurt/M., Berlin: Ullstein 1987.

Meyer, Heinz: *Sexualität und Bindung.* Weinheim: Beltz Psychologie Verlags Union, 1994.

Moll, Albert: *Die Conträre Sexualempfindung.* Belin 1891.

ders.: *Das Sexualleben des Kindes.* Berlin 1909.

ders.: *Untersuchungen über die Libido sexualis.* Berlin 1897.

Platon: *Protagoras;* Dt. Übers. in: *Platon, Sämtliche Werke,* Bd. 1. Hamburg 1957.

Schäfgen, Barbara: »Sepia - Die Würde der Frau ist (un)antastbar oder Wahnidee, drei Ärzte kommen«, in: *Homöopathische Einblicke* Nr. 8, Berlin: Verlag Medizinisches Forum 1991.

Schäfgen, Maria: *Kommen Sie doch, wann Sie wollen ...* Berlin: Orlanda 2003.

Schäfgen, Maria: *Liebe aus dem Netz. Onlinedating.* Berlin: Orlanda 2003.

Sprai, Konrad W.: *Liebe, Lust, Frust. Das Rammler-Syndrom. Über die Unfähigkeit der Männer, Frauen glücklich zu machen.* Berlin: Holzinger-Verlag 1995.

Symons, Donald: *Evolution of Human Sexuality.* New York: Oxford University Press 1979.

Tissot, Samuel Auguste: »Die Onanie, oder Abhandlung über die Krankheiten die von der Selbstbefleckung herrühren.« Nach der beträchtlich vermehrten 6. Originalausgabe aus dem Französischen neu übersetzt (1774). Erstausgabe 1758.

van de Velde, Theodor Hendrik: *Die vollkommene Ehe. Eine Studie über ihre Physiologie und Technik.* Leipzig, Stuttgart: Benno Konegen/ Medizinischer Verlag 1927.

Whipple, Beverly: »G spot and female pleasure«, in: V. L. Bullough & B. Bullough (Hg.): *Human Sexuality: An Encyclopedia.* New York: Garland Publishing 1994.

Literaturhinweise

Weibliche Sexualität

Dodson, Betty: *Sex for one. Die Lust am eigenen Körper.* München: Mosaik bei Goldmann 1995.
Groult, Benoîte/et al.: *Schamlos.* München: Knaur 1999.
Haines, Staci: *Ausatmen. Wege zu einer selbstbestimmten Sexualität für Frauen, die sexuelle Gewalt erfahren haben.* Berlin: Orlanda 2001.
Newman, Felice: *Sie liebt sie. Das Lesbensexbuch.* Berlin: Orlanda 2000.
Swift, Rachel: *Ich komme, wann ich will.* München: Knaur 2000.

Anatomie

Frick, Hans/Leonhardt, Helmut/Starck, Dietrich: *Taschenlehrbuch der gesamten Anatomie II. Spezielle Anatomie II.* Stuttgart: Thieme 1992.
Hirsch, Hans A./Käser, Otto/Iklé, Franz A./Neeser, Eva: *Atlas der gynäkologischen Operationen.* 6. Aufl. Stuttgart: Thieme, 1994.
Leonhardt, Helmut: *Innere Organe. Taschenatlas der Anatomie.* Stuttgart: Thieme 1986.
Netter, Frank: *Atlas der Anatomie des Menschen.* 3. Aufl. Stuttgart: Thieme, 2003.

Homöopathie

Allen, H.C.: *Leitsymptome.* Göttingen: Ulrich Burgdorf Verlag 1995.
Coulter, Catherine R.: *Porträts homöopathischer Arzneimittel,* Bd. I-II. Heidelberg: Haug Verlag 1991.
Gallavardin, J.P.: *Homöopathische Beeinflussung von Charakter, Trunksucht und Sexualtrieb.* 7. Aufl. Heidelberg: Haug Verlag, 1985.
Hahnemann, Samuel: *Organon der Heilkunst: Aude sapere.* 6. Aufl. Heidelberg: Haug Verlag, 1988.

Künzli von Fimmelsberg, Jost/Barthel, Michael (Hrsg.): *Kent's Repertorium Generale.* Schäftlarn: Barthel & Barthel 1992.

Metzger, Julius: *Homöopathische Arzneimittellehre.* Heidelberg: Haug Verlag 1951.

Samuel-Hahnemann-Schule: Unterrichtsmaterial, Berlin: o.J.

Schroyens, Frederik, Dr. (Hrsg.): *Synthesis, Repertorium homoeopathicum syntheticum.* Ed. 7 Greifenberg: Hahnemann Institut für homöopathische Dokumentation, 1998.

Schäfgen, Maria: *Kommen Sie doch, wann Sie wollen .... Homöopathische Wege zur Potenz.* Berlin: Orlanda 2003

Tantra & Yoga

Anand, Margot: *Ekstase für jeden Tag. Der Weg zum tantrischen Lebensgefühl.* München: Heyne 1999.

Anand, Margot: *Magie des Tantra. Skydancing. Die hohe Kunst der Erotik für Paare und Singles.* München: Goldmann 1995.

Chia, Mantak/Maneewan: *TAO YOGA der heilenden Liebe.* 7. Aufl. München: Ansata Verlag 2000.

Schulte, Christa: *Tantra für Genießerinnen.* Berlin: Krug & Schadenberg 2001.

Vatsyayana: *Kamasutra. Leitfaden der Liebeskunst.* St. Gallen: Otus Verlag 1999.

Webadressen

Sextoys

www.erotischesfuerfrauen.de
www.ladiesfirst.de
www.libida.com
www.nobra.com

Yoga

www.traditionelles-yoga.de
www.sivasakti.de
www.yogaesoteric.net
www.tantricyoga.net
www.taracentre.com
www.umaatantra.com
www.natha.net
www.tantramag.com